심부전과 살아가기

프롤로그

환자와 의료진의 이야기에서
심부전을 이겨낼 정보와 희망을 얻도록

오늘도 어김없이 외래 진료가 30분 넘게 지체됐습니다. 대기실에서 기다리는 환자분들 생각에 저도 조바심이 났지만 그렇다고 눈앞의 환자분을 바삐 돌려보낼 수도 없었습니다. 환자 한 분 한 분이 정확한 설명을 듣고 자신의 병을 좀 더 깊이 이해할 수 있도록 해야 하니까요. 제 나름대로는 주어진 시간을 최대한 활용해 열심히 설명해보지만 그래도 늘 아쉬움이 남습니다.

대부분의 환자들이 처음 심부전 진단을 받으면 얼굴에 그늘이 집니다. 깊이 좌절하고 절망하는 환자도 적지 않습니다. 심부전은 고혈압, 관상동맥질환, 판막질환, 심근질환 등 각종 심장질환으로 심장 기능이 악화돼 전신에 혈류를 충분하게 보내지 못하는 상태를 말합니다. 원인이 다양한 만큼 치료법도 다양합니다. 원인을 밝혀 적절한 치료를 받으면 얼마든지 정상적인 심장으로 회복될 수 있습니다. 그러니 심부전 진단을 받았다고 해서 겁먹을 필요가 없습니다.

심부전을 극복하려면 전문가의 정확한 진단, 원칙에 따른 치료 그리고 스스로 병을 이겨내려는 노력이 필수입니다. 환자의 노력이란 기본적으로 운동과 올바른 영양 섭취를 일컫습니다. 외래 때마다 운동과 영양에 대해 거듭 강조합니다만 많은 환자들이 약 처방과 수술적 치료에만 의존하거나 '병원에 꼬박 오니 됐다'고 여기시는 듯합니다. 가장 중요한 생활 습관 개선, 질 좋은 영양과 수면, 꾸준한 운동,

술과 담배의 중단 등에는 소홀한 분들이 많습니다.

그렇기 때문에 심부전을 다루는 의사는 환자의 '동행자' 역할도 수행합니다. 명확한 진단과 치료에 더해 환자의 상태와 노력을 꾸준히 살피며 환자 스스로 어떻게 해야 좋아질 수 있는지, 정보와 방법을 제공하죠. 때로는 잔소리와 독려의 말을 번갈아 하며 스포츠 코치처럼 환자를 이끌어야 합니다.

물론 심한 심부전이나 이식이 필요할 때, 위중한 상황에서는 주치의만으로 부족합니다. 흉부외과, 심장내과, 재활의학과, 감염내과, 중환자의학과, 신경과, 신장내과, 영양과, 심부전 전문 간호사 등 많은 인력이 유기적으로 협력하고 노력해야 환자가 살 수 있습니다.

환자와 의료진이 함께 기울어야 할 노력. 이 책은 심부전을 극복하기 위한 우리의 노력을 글로 풀어낸 책입니다. 고령화사회로 접어들며 심부전 인구는 점차 늘어나는데 아직 많은 분들이 심부전에 대해 잘 모르시는 것 같습니다. 이 병에 대해 제대로 알아야 노력도 효과적으로 꾸준히 잘 할 수 있겠지요. 심장질환의 종착역이라 불리는 심부전을 미리 예방하고 환자는 자신의 병에 대해 더 잘 이해할 수 있도록 진료 현장에서 만난 환자들의 사례를 토대로 책을 엮었습니다.

제 주변에는 정말 훌륭하고 뛰어난 선후배와 동료들이 많습니다. 그분들 앞에 책을 낸다고 하려니 쑥스럽습니다마는 아무쪼록 우리 환자들과 독자들에게 조금이나마 도움이 되길 바라는 마음입니다.

책을 펴낼 용기를 주신 환자분들과 그분들이 호전되기까지 함께한 세종병원의 수많은 식구들에게 깊은 감사의 말씀을 드립니다. 아울러 환자 진료와 연구에 매진하느라 많이 신경 쓰지 못했음에도 잘 자라준 아이들과 늘 저를 지지해주시는 부모님, 그리고 언제나 제 환자를 보살펴 주시고 저에게 힘을 주시며 이 순간에도 환자들과 함께 조금씩 나아질 수 있도록 도와주시는 하나님께 감사드립니다.

추천사

심부전 환자들이 대폭 늘고 있다. 협심증, 심근경색, 고혈압, 심근병증 등의 심장질환이 만연하고 고령화사회가 진행되면서 심장질환의 종착역인 심부전이 누적되고 있기 때문이다. 반면 심부전의 예후가 위암보다 좋지 않아 평균 여명이 더 짧다는 점은 잘 알려지지 않았다. 이러한 상황에서 김경희 박사의 책 〈심부전과 살아가기〉는 심부전 환자뿐 아니라 일반분들에게도 매우 가치 있는 정보를 제공한다.

내용을 보니 기존의 심장 건강 관련 책과 상당히 다르다. 심부전의 원인이 된 기저 심장질환에 따라 챕터를 달리해서 해당 환자들에게 필요한 메시지를 구체적으로 전달했다. 환자의 사례를 생생하게 서술해 마치 옴니버스식 영화를 보는 듯한 치밀한 구성과 문장력도 돋보인다.

김경희 박사는 나의 오래된 제자이다. 제자 중에서도 특히 뚝심, 의지력, 성실함에 있어서 발군이다. 나의 평가가 틀리지 않았다는 것은 김경희 박사가 세종병원에 부임하면서 심부전클리닉을 개설해 자리 잡게 하고, 그 어렵다는 심장이식 프로그램을 만들어 여러 과 전문의들을 리드하면서 세종병원에 심장이식 수술을 도입한 것으로 증명됐다. 그리고 대한심장학회에서 심부전 분야의 핵심 의학자로서 학회 활동을 열심히 하면서 우리 학회의 대내외적인 성가를 높이는 데 기여해 왔다.

스승으로서 그리고 대한심장학회 이사장으로서, 김경희 박사에게 격려와 응원을 보낸다. 아울러 이 책이 환자들과 시민들에게 널리 전달되기를 빈다.

– 서울대학교병원 순환기내과 교수, 대한심장학회 이사장 김효수

모든 심장질환의 종착역인 심부전은 인구 고령화에 따라 유병률이 늘고 있다. 이 책은 심부전과 함께 살아가기 위해 꼭 알아야 할 정보를 저자의 진료 경험을 토대로 쉽게 풀어냈다. 특히 여성의 심부전에 대한 내용은 흥미롭다. 희망적인 메시지는 과거에 비해 내과적, 외과적 치료 기술이 발전해 심부전의 예후가 많이 좋아졌다는 것이다. 심부전 환자와 가족뿐만 아니라 관심 있는 의료인들에게도 일독을 권한다.

― 대한심장학회 회장, 충북대학교병원 심장내과 교수 조명찬

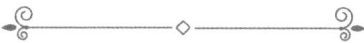

다양한 심장질환에 자주 동반되는 심부전에 대한 원인, 내과적 치료는 물론 외과적 치료 및 재활에 대한 광범위한 내용을 환자 입장에서 자세히 쉽게 서술해 많은 심부전 환자분과 의료진에 큰 도움이 될 것으로 믿어 의심치 않는다.

― 인천세종병원 심장혈관센터장 박표원

이 책은 심부전 환자들과 함께 만든 '심부전 환자들을 위한 안내서'이다. 치료 과정과 의학 지식까지 심부전의 모든 것을 실제 치료 사례를 통해 자세하게 그리고 쉽게 풀어냈다. 심부전 환자는 물론 일반 대중에게도 필요한 심부전의 길잡이가 될 것이다.

― 서울아산병원 심장내과 교수 김재중

'동행'은 같은 방향이 아니라 같은 마음으로 가는 것이라고 한다. 인생에서 동행할 여러 사람이 있다. 평생의 반려자인 배우자와 가족들, 선후배, 직장 동료 및 친구들 그리고 의사에게는 필히 돌보아야 할 환자들이 동행자다. 나도 심부전 질환을 전공하는 심장내과 의사로서 부족하나마 심부전 환자와 동행하려고 노력했다. 또 다른 곳에서 환자와 동행 중인 김경희 박사가 출간하는 〈심부전과 살아가기〉는 실제 의료 현장에서 느낀 심부전 환자의 고뇌에 더해 아픈 이들에게 희망을 주는 내용으로 구성돼 있다. 김경희 박사는 항상 심부전 환자 치료에 적극적이고 심장이식, 심장재활 분야에서 많은 업적을 쌓고 있다. 이번 〈심부전과 살아가기〉 발간을 통해 많은 심부전 환자들이 건강한 삶을 회복하고 새로운 원동력을 찾는 계기가 되길 바란다.

— 대한심부전학회 회장 강석민

환자를 회복이라는 목표 지점으로 이끄는 일이 의사의 몫이라면, 환자가 자신의 병에 대해 잘 아는 것은 의사가 짊어진 짐에 바퀴를 달아주는 셈이다. 의사로서는 좀 더 수월하게 환자의 입장에서는 좀 더 빨리 목표 지점에 도달할 수 있다. 김경희 박사의 오랜 경험과 지식뿐 아니라 따뜻한 마음마저 담겨있는 이 책은 그 바퀴를 다는 데 도움이 될 것이다.

— 서울대학교 의과대학 명예교수 손대원

김경희 박사는 환자를 사랑하는 의사다. 한밤중에도 환자에게 달려가는 일이 많다. 이 책은 저자의 사랑과 헌신 그리고 심부전에 대한 의학 지식이 균형을 이루고 있다.

— 삼성서울병원 심장뇌혈관병원장 권현철

이 책에는 고통 속에 신음하던 많은 심부전 환자들과 가족들을 회진 때마다 자신의 일부처럼 두 손 잡아주고, 아껴주고, 위로해주고, 체휼한 의사의 이야기가 담겨있다. 진정한 전문인으로서 도움이 절실히 필요한 이웃을 섬기고 희망을 건넨 의사와 심금이 울리는 환자의 사연이 녹아 있어 일반 독자가 보아도 큰 감동과 의학적 도움을 받을 수 있으리라 생각된다.

김경희 박사는 오랜 시간 많은 질고와 어려움 속에서도 부단하고 끈기 있게 심부전 분야에서 기초와 임상의학, 다양한 연구 경험을 쌓아왔다. 이러한 자산에 환자에 대한 지극한 사랑이 결집했을 때 전문가로서 어떤 시너지를 낼 수 있는지 보여주는 작품이라 생각된다. 단순한 수필집이 아니라 모든 의료인이 읽어 볼 필요가 있는 가뭄의 단비와 같은 저술이 아닌가 생각된다.

― 고려대학교의료원 순환기내과 주임교수 나승운

조금만 걸어도 숨이 차고, 심지어 누워 있는 것 만으로도 물속에 잠긴 것처럼 숨이 막혀서 앉아서 밤을 지샌 경험이 있는 환자들에게 심부전은 두려움의 대상이기도 하지만 잘 달래서 함께 살아가야 할 동반자이기도 하다. 김경희 박사의 〈심부전과 살아가기〉는 심부전과 함께 살아가는 환자들의 이야기를 현장 경험을 바탕으로 써 내려간, 환자에 대한 애정과 안타까움이 가득한 책이다. 심부전을 앓고 있는 환자에게는 용기를, 가족에게는 환자에 대한 이해를 그리고 의료업에 종사하는 사람에게는 자부심과 책임감을 느끼게 해줄 것이다.

― 세종병원 이사장 박진식

오래 보아온 김경희 박사는 환자를 항상 정성스럽게 보고 열정적으로 모든 일에 최선을 다해 왔다. 자신이 돌보았던 환자들의 경험을 하나씩 모아 다른 환자들에게 희망을 전해주려는 김경희 박사의 책을 통해 많은 환자들이 용기를 얻기를 바라는 마음이다.

— 서울대학교 의과대학 내과 교수 김용진

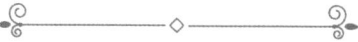

전공의 시절부터 10년 넘게 알고 지낸 후배한테서 연락이 와 이 책을 들여다보았다. 바쁜 진료와 연구 활동 가운데서 어떻게 책까지 썼나, 펴낸 것만으로도 대단하다 싶었는데 페이지를 넘길수록 절로 고개가 끄덕여졌다. 실제 의료 환경의 이야기를 풀어내면서 심부전이라는 질환에 대한 전문가적 설명을 곁들여 심부전 환자와 가족 그리고 심부전이라는 병에 대해 알고 싶은 모든 이들이 부담 없이 읽을 수 있는 이 책은 그 자체로 진료의 연장선이다. 치료는 의사와 환자가 함께 이루는 하모니다. 질병에 대한 환자의 이해도가 올라가면 의료진도 힘을 얻는다. 〈심부전과 살아가기〉는 이러한 면에서 분명 도움이 될 것이다.

— 삼성서울병원 순환기내과 교수 장성아

환자의 질병뿐 아니라 마음까지 돌보며 말 그대로 환자와 '동행하는' 심장내과 의사인 저자의 따뜻함이 고스란히 묻어나는 글이다. 글을 읽으며 함께 치료했던 환자들 얼굴 하나 하나가 새록새록 떠올라 가슴 훈훈했다.

— 서울아산병원 흉부외과 교수 유재석

의사가 되려고 하는 청소년에게 이 책을 권한다. 생명의 중심인 심장을 알고 심장병을 가진 환자와 가족의 마음을 이해하면, 의사가 되는 길이 보일 것이다. 어려워도 즐겁게, 멀어도 꾸준히, 절망을 헤쳐나가는 지혜 그리고 왜 의사가 돼야 하는지를 말해준다.

— 서울대학교 의과대학 명예교수 서정욱

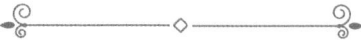

탈무드에 "한 생명을 구하는 것은 전 세계를 구하는 것과 같다"는 말이 있다고 한다. 사람의 생명은 하느님의 소관이나 심장내과 의사로서 사람의 생명이 구해지고, 환자의 삶이 변하는 모습을 보는 것은 말할 수 없는 기쁨이다. 이런 면에서 김경희 박사는 아주 많은 분에게 새로운 삶을 살도록 하는 것뿐 아니라 다양한 심부전 환자들을 성심껏 진료하는 유능한 심장내과 의사이다. 이 책을 통해서 많은 환자들에게 행복한 삶을 줄 것을 믿어 의심치 않는다.

— 충남대학교병원 심장내과 교수 박재형

심부전 분야에서 세계적인 진료 및 연구 업적을 이룩한 김경희 박사의 심부전 환자들을 위한 소중한 저서 출판에 진심으로 기쁜 마음이다. 김경희 박사의 환자를 위한 따뜻한 마음과 어려운 여건 속에서도 효과적인 치료법을 꾸준히 연구하고 개발하는 열정을 진심으로 존경하는 바이다. 본 저서를 통해 많은 심장질환 환자들이 희망을 얻고 건강해지길 기원한다.

— 전남대학교 의과대학 교수 정명호

content

프롤로그 · **002**

추천사 · **004**

SECTION 01
고혈압과 심부전

01 "내가 벌써 심부전이라고요?" · **017**

02 중년 여성의 다이어트와 이완기심부전 · **020**

03 "혈압은 왜 잴 때마다 다를까요?" · **025**

SECTION 02
판막질환에 의한 심부전

01 100세 시대, '심장의 문' 대동맥판막협착증과 심부전 · · · · · · · · · **031**

02 새내기의 심장에 자리잡은 불청객, 감염성심내막염 · · · · · · · · · · **039**

03 혈액응고를 방지하는 약, 와파린 · **046**

04 "대동맥이 찢어졌다고요?" · **050**

SECTION 03
관상동맥질환

01 "숨쉬기 힘들어요! 살려주세요" · **057**

02 "이제껏 병 하나 없이 살아왔는데… 심부전이라니?" · · · · · · · · · **061**

03 협심증, 사람마다 양상 달라 적극적으로 대처해야 · · · · · · · · · · · **069**

SECTION 04
부정맥과 심부전

01	모두가 머리를 맞대 15살 소녀의 심장을 다시 뛰게 하다	**075**
02	심방세동에서 뇌졸중과 편마비까지, 악화일로를 끊는 4시간의 골든타임	**080**
03	"박동기 덕분에 이제 호흡곤란이 없어졌어요"	**086**

SECTION 05
심근병증에 의한 심부전

01	심장벽이 두꺼워져 급사하거나 심부전으로 발전할 수 있는 비후성심근병증	**093**
02	급사 위험 높은 확장성심근병증, 수술 없이 치료할 수 있을까?	**097**
03	"제세동기를 몸에 삽입한다고요?"	**103**

SECTION 06
선천성심질환 & 희귀질환

01	사람이 죽으면 어디로 갈까?	**111**
02	폐동맥고혈압, 세상에서 가장 슬픈 병?	**114**
03	어려서 막혔어야 할 혈관이 불러온 병, 동맥관개존증	**117**
04	손발끝부터 찾아온 청년의 희귀병, 파브리병	**122**
05	가족력 희귀난치질환, 유전성 TTR 아밀로이드증 치료 가능성은?	**125**
06	건장한 남성을 쓰러뜨린 선천성 마르판증후군	**130**

SECTION 07
심장 문제라기보다는…

01	심장에 문제없는데 호흡곤란을 보인다면?	137
02	심장 유전자검사, 내게 새겨진 심장병 예측 고지?	141
03	크릴 오일과 오메가-3를 먹어도 될까?	146

SECTION 08
여성에게 나타날 수 있는 심부전

01	병이 부른 또 다른 병, 유방암과 심부전	155
02	임신과 출산, 심장이 견뎌야 할 또 하나의 고비	159
03	임신 중 실신을 일으킬 수 있는 폐색전증	162
04	명절 홧병, 제때 병원 찾아 치료해야	166

SECTION 09
심장이식

01	신장이나 간 기능 망가지면 심장이식 어려울 수도	175
02	스무 살의 심장이식	179
03	삶과 죽음이 공존해야 가능한 수술, 심장이식	184
04	심부전 환자의 시간을 벌어주는 인공심장, 좌심실보조장치	187

05	좌심실보조장치의 발전	192
06	하늘이 도운 전격성 심근염 환자	196
07	말기 심부전 환자의 마지막 희망, 심장이식	200

SECTION 10
심장재활 & 의료 환경

01	마음속부터 손끝까지, 의료진과 함께 가꾸는 심장재활	209
02	"나는 심장질환으로 일찍 죽나요?"	215
03	진정한 의료 복지는 무엇일까?	220
04	3분 진료의 진실	224

SECTION 11
코로나19와 심장병

01	코로나19 백신과 심혈관계 부작용	233
02	"코로나19에 독감, 폐렴 예방 백신 맞아야 하나요?"	241
03	코로나19 시대에 맞이하는 심부전 환자의 임종	246
04	코로나19 바이러스 오미크론과 심부전	252

에 필 로 그   260

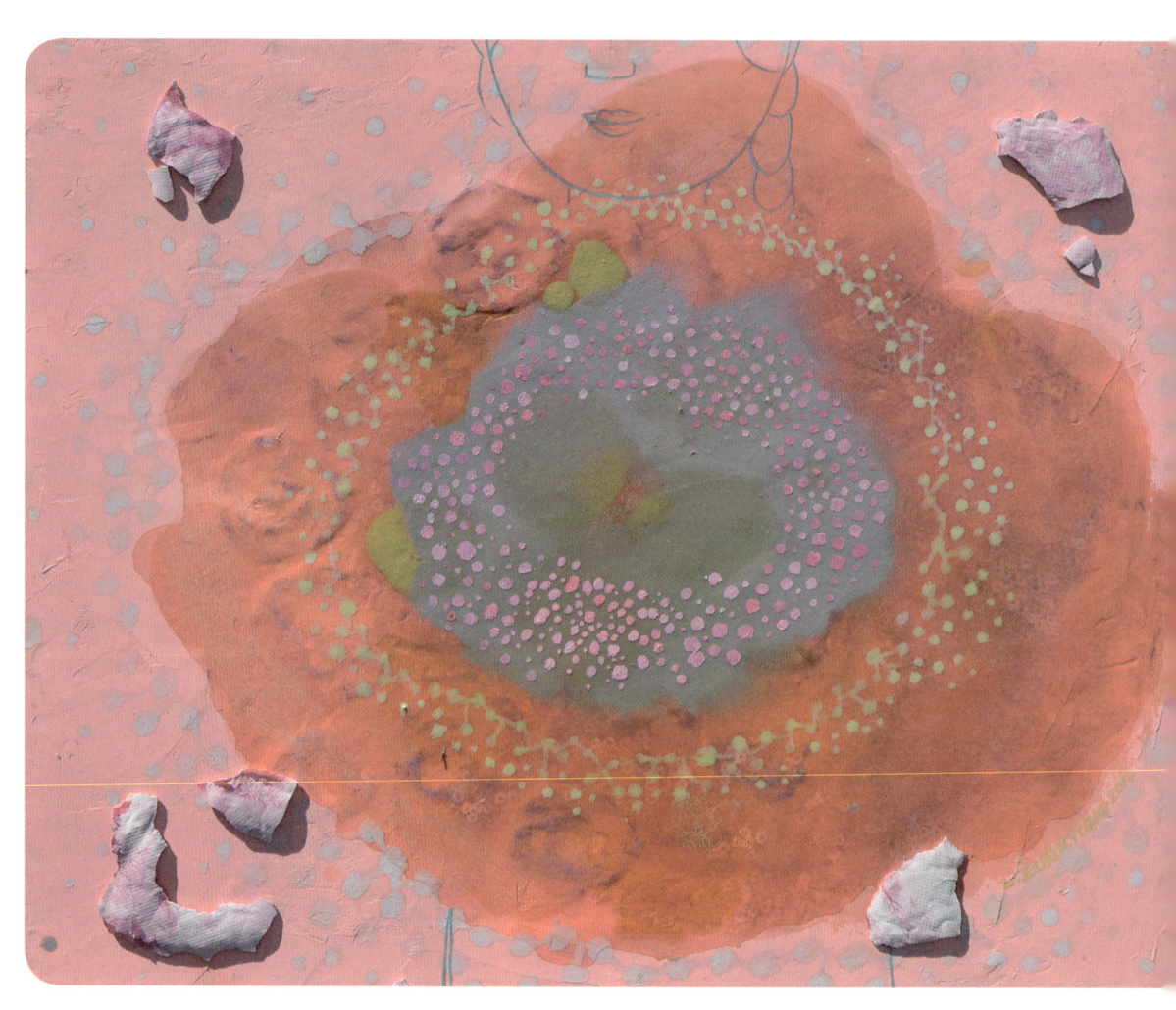

고대 그리스 신전의 기둥에는 이런 말이 새겨져 있었다고 하죠. "너 자신을 알라."

수천 년 전의 이 조언은 현대인도 새겨듣는 말입니다.

그런데 의사 입장에서 현대인의 '나를 안다'는 개념에 조금 서운한 마음이 들 때가 있습니다.

이 말은 흔히 내 성격을 파악하고, 내 마음, 내 미래, 내 목표를 인지하는 것을 뜻하니까요.

안타깝게도, 그 앎의 과정에 나의 몸속 상태를 점검하는 일은 쉬이 뒤로 밀리곤 하지요.

어떤 아픔이든 완벽하게 피해 갈 사람은 없습니다.

꾸준히 내 몸과 상태에 관심을 두는 것,

그것이야말로 '나를 앎'과 내 건강을 위한 시작입니다.

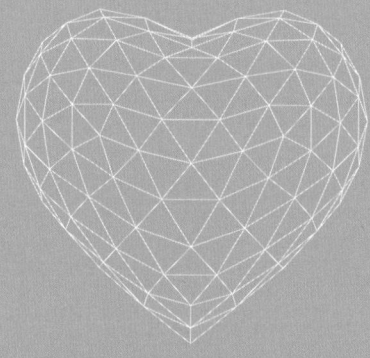

SECTION 01

고혈압과 심부전

"내가 벌써 심부전이라고요?"
중년 여성의 다이어트와 이완기심부전
"혈압은 왜 잴 때마다 다를까요?"

"내가 벌써 심부전이라고요?"

37세 남성 김 모 환자는 평소 혈압이 다소 높았지만 대수롭지 않게 여겼다. 그러다 내원하기 6개월 전부터 간헐적으로 호흡이 곤란하고, 점점 심한 기침과 수면장애에 더해 식사도 불편할 정도가 돼 다른 병원 응급실을 찾았다. 검사 결과 급성심부전에 좌심실 구혈률이 10%라는 소견으로 심장이식이 필요할 것이라고 판단, 우리 병원으로 전원됐다.

좌심실 구혈률은 심장에서 전신으로 피를 짜는 양을 말한다. 예컨대 심장에 들어온 100ml의 피를 한 번에 60ml 정도 짤 때 좌심실 구혈률을 60%라고 하며, 보통의 구혈률은 50~65% 정도이다. 이 환자는 젊은 나이에도 좌심실 구혈률이 정상인의 6분의 1 정도인 10%밖에 되지 않아 심한 호흡곤란에 빠졌다.

'심장병의 종착역'이라 불리는 심부전은 심장의 구조적 또는 기능적 이상으로 다른 장기에 산소를 전달하지 못하는 상태를 일컫는다. 심부전이 생기면 점차 심박동수가 빨라지고 심장과 심장근육이 비대해진다. 심부전이 생길 확률은 나이 들수록 높은데, 우리나라가 고령화사회로 진입하면서 심부전 유병률도 빠르게 늘고 있다. 2020년 심부전 팩트 시트에 따르면 2018년 기준 국내 심부전 유병률은 10만 명당 2,261명, 발생률은 579명으로 나타났다. 2002년 0.77%에서 2018년 2.24%로 유병률이 시간이 지날수록 증가하는 양상을 보여 2018년 심부전 환자는 약 115만 명에 이르렀다.

심부전이 심장병의 종착역이라는 표현은 여러 가지 점을 시사한다. 우선 병이 얼마나 중한지 짐작하게 하는데 실제로 심부전 환자의 생존율은 암 환자에 견준다. 연구마다 대상의 범위와 성격이 달라 단정할 수는 없지만, 여러 보고에 따르면 심부전 환자의 1년 생존율은 50~70%, 2년 생존율은 30~50%로 알려져 있다. 증상이 심한 말기 심부전 환자는 2년 내 사망률이 80% 정도로 암 환자보다 사망률이 높다. 여러 역을 거쳐 종착역으로 치닫는 기차처럼 제때에 치료하지 못한 질환들을 거쳐 심부전에 이르는 환자도 많다. 대표적인 원인 질환으로는 협심증, 심근증, 고혈압, 판막질환 등이 있다.

이 젊은 환자 또한 마찬가지로 혈압을 조기에 관리하지 못해 심부전으로 이어진 케이스였다. 갑자기 상태가 악화돼 심장이식 이야기까지 나왔던 이 환자는 어떻게 됐을까? 우리 병원에 입원해 검사 수치 등을 지속적으로 모니터링하며 조심스럽게 심부전 약제를 사용하자 증상이 호전됐다. 심부전 진단 후 1년 정도 지난 시점부터는 심장이 정상화돼 일상생활을 누리는 데 전혀 지장이 없다.

이 환자처럼 최상의 결과를 얻으려면 우선 복합적인 약물치료가 필요하고, 환자는 처방약을 올바른 수칙대로 꾸준하게 복용해야 한다. 생활 습관 관리도 무척 중요하다. 금연과 금주, 규칙적인 운동, 스트레스 관리, 저염식 등의 건강한 생활 습관은 아무리 강조해도 지나치지 않다.

심부전은 나이가 들수록 그 유병률이 높아진다고 하지만, 젊은 고혈압 환자가 늘어난 만큼 젊은 심부전 환자도 증가하는 추세다. 어떤 병이든 완벽하게 피해 갈 사람은 없다. 꾸준히 내 몸과 상태에 관심을 두고, 병을 조기에 발견해 대처하는 것이 언제나 최선이다.

김 모 환자의 엑스레이 사진

혈압이 높은 상태로 지속돼 좌심실 기능 부전과 함께 폐부종이 있던 환자는 혈압 조절을 하면서 호흡곤란이 크게 호전됐고, 1년 후 외래에서 확인한 심장은 아래와 같이 크기와 기능이 모두 정상화됐다.

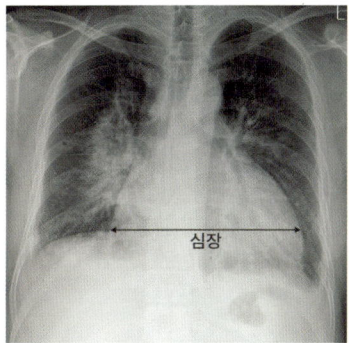
입원 초기 검사

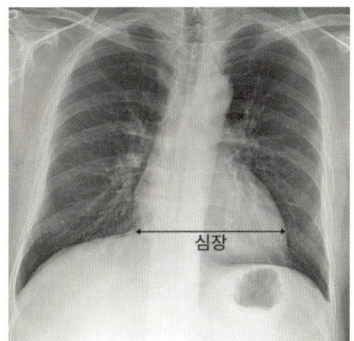
1년 후 외래에서 시행한 검사

심부전의 원인

매우 다양한 원인에 의해 심부전이 초래할 수 있는데, 심장혈관(관상동맥)질환(예—심근경색 등)이 가장 흔한 원인이고, 고혈압, 판막질환, 심장근육(심근)질환(예—원인 미상이거나 유전적 원인인 비후성심근병증, 바이러스 감염 등의 심근염) 등이 주요 원인이다. 그 밖에도 장기간의 빠른 맥박(빈맥), 지속적인 과도한 음주, 극심한 스트레스 등도 원인을 제거하면 좋아지는 가역적인 심부전의 원인이 될 수 있고, 드물지만 출산 전후에 원인 미상의 심부전이 발생하는 산후(또는 임신성)심근(병)증도 있다. 항암제 중 일부도 누적되는 사용 용량에 비례해 심부전을 발생시키는 경우가 있다.

중년 여성의
다이어트와 이완기심부전

많은 환자들과 면담을 마치고 오후 외래가 거의 끝날 무렵이었다. 이미 해는 졌고, 당일 접수를 한 마지막 외래 환자가 근심 어린 표정으로 진료실에 들어왔다. 의도치 않게 오래 기다리시게 해 정말 죄송하다는 말씀을 드리며 환자의 얼굴을 보았다. 순간, 수많은 환자의 얼굴을 살핀 경험이 머릿속에서 사이렌을 울렸다. 혈압을 재고 가슴 엑스레이 결과를 보는데 역시, '이런, 입원하셔야겠네' 하는 생각이 들었다.

55세로 폐경을 한 지 몇 년이 지난 환자는 키 160cm에 체중은 80kg 정도였고, 복부비만이 있었다. 측정한 혈압은 수축기 240mmHg에 이완기 120mmHg로 매우 높았다. 가슴 엑스레이로 보이는 심장의 크기는 비교적 큰 상태였다. 머뭇거리며 말씀을 잘 못하는 환자를 보며, 안타까운 마음에 먼저 손을 잡고 가슴 청진을 하면서 이야기를 건넸다.

"많이 힘드셨죠. 가슴이 많이 답답하시고 머리도 아프셨을 텐데 왜 이제 오셨어요. 기다리시느라 고생하셨습니다. 중풍이 안 온 게 다행이네요. 입원해서 우선 혈압을 조절하고 필요한 검사들을 진행하겠습니다."

환자는 응어리진 게 많았는지 울먹이며 이야기를 시작했다. 환자는 젊을 때 이혼한 후, 싱글맘으로 두 아이를 키우면서 오로지 아이들만을 위해 이것저것 가리지 않고 일했다. 원래는 약간 복스럽게 생겼다는 말을 들을 정도의 체격이었는데, 밤에 들어와 겨우 한 끼를 때우고, 먹자마자 피곤해서 자고, 다음날 아침 바로 일을 나가는 일정에 운동할 시간이 없었다. 당연히 체중이 늘었다. 그러다 문득, 거울 속 자신의 모습이 너무 뚱뚱해보여서, 마음먹고 식사량을 줄여 보았지만 작심삼일에 그쳤다. 덜 먹은 다음날엔 폭식하거나 반사적으로 국수나 초콜릿, 음료수처럼 칼로리가 높은 음식이 당겼다. 폐경 이후로는 정말 식사량이 많은 것 같지도 않은데 살이 전혀 빠지지 않았다.

한편, 아이들은 이제 다 대학에 진학해 각자의 일로 바빴다. 옆에 아무도 없다는 생각이 들면서 심한 우울증에 빠지게 됐다. 평소 아이들을 챙기느라 정작 자신의 건강은 돌아보지 못한 환자는 언제부터인가 가슴이 답답하고 숨쉬기가 불편했다. '스트레스가 심해서 그런가보다' 하고 넘겼지만, 내원하기 일주일 전부터는 도대체 밤에 잠을 잘 수가 없었다. 안되겠다 싶어 찾은 병원에서 혈압을 재 보니 수치가 너무 높았다. 환자는 그때부터 덜컥 겁이 났다.

심장초음파검사에서 환자의 심장 수축기, 즉 심장이 피를 짜내는 능력은 정상적이었으나 심한 고혈압으로 심실이 두꺼워져 있었다. 그로 인해 심장이 피를 받는 능력, 즉 이완 기능이 매우 떨어진 이완기심부전으로 진단됐다.

이완기심부전은 고령, 폐경기 이후의 여성, 비만, 고혈압, 당뇨 환자 등에게 잘 동반되는 심부전으로 우리나라에서도 점차 그 수가 증가해 심부전 진단의 약 절반을 차지하고 있다. 심부전 치료는 기저질환인 당뇨와 고혈압을 잘 조절하고, 적정 체중을 유지하는 것이 원칙이다.

 환자는 우선 입원해 혈압을 조절했다. 고혈압 환자와 폐경기 여성에게 나타날 수 있는 협심증을 확인했을 때 심한 관상동맥 협착이 발견돼 스텐트 시술도 받았다. 퇴원 후에도 환자가 복용할 약물은 고혈압, 당뇨, 고지혈증, 협심증 약 등 10가지 이상이었다. 시술과 치료를 받고 안정화된 환자는 퇴원 시 열심히 운동하고, 체중조절을 하겠노라고 약속했다.

 한 달 후, 환자가 다시 외래를 방문했다. 퇴원할 때의 다짐이 무색하게 전보다 체중이 늘고, 당 조절도 더 안 됐으며, 혈압도 퇴원할 때보다 더 높아 약물이 더 필요한 상태였다. 환자는 억울함을 호소했다. 조금만 먹어도 살이 찌고, 남들보다 더 오래 일해 운동량이 많을 것 같은데 살이 전혀 빠지지 않는다고. 어쩌다 한두 번 폭식하면 2~3kg가 훌쩍 늘어나니 어찌할 도리가 없다고 했다.

 여성호르몬 즉, 에스트로겐이 감소하기 시작하는 갱년기 전후의 여성은 몸 안, 특히 배 주변으로 지방이 잘 쌓인다. 기초대사량과 근육량이 점차 감소해 젊은 시절과 비슷하게 움직이거나 식사해도 당연히 체중은 더 늘어날 수밖에 없다. 또한, 에스트로겐이 감소하면 근골격 탄력성도 떨어져 조금만 과격하게 운동해도 다치기 쉽다. 그뿐인가, 기분을 좋게 하는 세로토닌의 감소가 동반돼 갱년기 여성은 이전보다 더 심한 우울감이나 외로움을 겪는다.

 문제는 이런 스트레스에 반응하는 호르몬, 코르티솔이다. 음식을 잘 참다가도 식욕과 밀접한 관계가 있는 이 호르몬 때문에 국수류나 초콜릿, 음료수 등 단 음식을 찾거나 한 번 먹을 때 과식을 하게 된다. 그리고 나면 식욕을 못 참은 자신이 초라하고, 죄책감이 생겨 다시 우울감이 찾아오는 악순환이 반복된다. 환자 또한 이 악순환의 가운데 있었다. 나는 다시 한번 환자의 손을 잡고 차근차근 이야기했다.

 "괜찮아요. 저랑 같이 해보시죠. 이제껏 아이들과 가정을 위해 헌신하느라 자신을 위해 뭘 해야 하는지 몰라서 그런 것 같네요. 의학적인 부분은 제가 책임지고 같이 가겠습니다. 제 외래 때 오시면 좋아하는 것, 마음이 설레었던 것 한 가지씩만 이야기해주세요."

환자와 면담 시간을 늘리기 위해 외래 마지막 시간에 예약을 잡고, 환자에게 몇 가지 숙제를 드렸다. 아침, 저녁으로 스트레칭 10분하기. 저녁에 30분만 즐거운 음악 혹은 라디오를 들으면서 조금 빠른 걸음으로 걷기. 면 종류, 달거나 짠 음식, 기름진 식사는 삼가고 콩과 두부, 생선 등 단백질이 풍부한 음식, 제철 채소와 과일 그리고 해조류를 잘 챙겨 먹도록 했다.

환자와 약속한 후 9개월이 지났다. 환자는 그간 어떻게 달라졌을까? 외래 진료실의 문을 여는 환자는 표정부터 밝다. 몸무게는 80kg에서 60kg로, 무려 20kg이나 줄었다. 체지방도 반 이상 줄었고, 혈압과 당 수치는 거의 정상화돼 퇴원 시 복용했던 10알 이상의 알약이 2알로 줄었다. 비대했던 심장도 많이 줄어 정상화됐다.

환자는 내가 내준 숙제를 바빠서 다 못할 줄 알았다고 한다. 그런데 시작이 반이었다면서 스트레칭으로 근육이 부드러워지고, 걷다 보니 기분이 좋아져서 더 걷고 싶어졌다고 했다. 긍정적으로 변한 환자는 무엇보다 자신을 돌아보고 자신을 사랑하게 된 게 고무적이었다. 최근에는 민화에 취미를 붙여 외래에 오면 물감을 어떻게 구입하는지 어떤 붓이 좋은지 소녀처럼 이야기하고는 고맙다며 자신의 작품을 건넨다.

주치의로서 한 건 의학적인 진단과 치료에 덧붙여 따뜻한 말과 용기로 친구가 돼 드린 것밖에 없는데 환자는 스스로 자신을 찾아가며 새로운 삶을 살고 있다. 이 환자를 통해 다시금 깨닫는다. 한 가정의 어머니로 자신을 돌보는 데 익숙하지 않던 중년 여성의 다이어트는 체중이라는 숫자에 얽매여선 안 된다고. 자신을 찾고 알아가면 저절로 아름다움과 건강이 따라오게 된다는 것을 말이다.

수축기심부전과 이완기심부전이란?

심부전은 여러 가지 원인에 의해서 발생하는 질환으로 심장이 약해지거나 딱딱해지면 정상적으로 펌프 작용을 하지 못하고 심부전이 발생하게 된다. 심부전은 크게 수축기심부전과 이완기심부전, 두 가지로 나뉜다.

수축기심부전은 심장의 펌프 기능이 떨어져서 대동맥으로 나가는 혈액의 양이 줄어 한 번에 많은 양의 혈액을 내보내기 위해 심장이 커지는 경우로 전체 심부전 환자의 50~60%를 차지한다.

이완기심부전은 심장 내 압력이 상승하면서 폐혈관에 혈액이 정체되는 병으로 고령, 고혈압, 심근비후질환이 있을 때 발생하며 전체 심부전 환자의 40~50%를 차지한다. 이완기심부전 환자는 좌심실 수축기 구혈률이 정상인 경우가 대부분이나, 문제는 이완기 즉 심장이 늘어나야 할 때에 있다. 심장은 피를 내보낼 뿐 아니라, 심장근육이 이완하면서 공간을 만들고 피를 받아들인다. 피를 채우고 밀어내는 과정이 정상적으로 반복돼야 하는데, 심실이 뻣뻣해져서 잘 늘어나지 않아 정상보다 적은 양의 혈액을 받아들이면 혈액을 심실로 보내는 심방이 커진다. 심방에서 피를 잘 받지 못하면 폐에 울혈이 일어나 폐부종이 발생하고 호흡이 곤란해진다. 앞서 소개한 환자의 경우는 혈압에 의해 발생한 이완기심부전이었다.

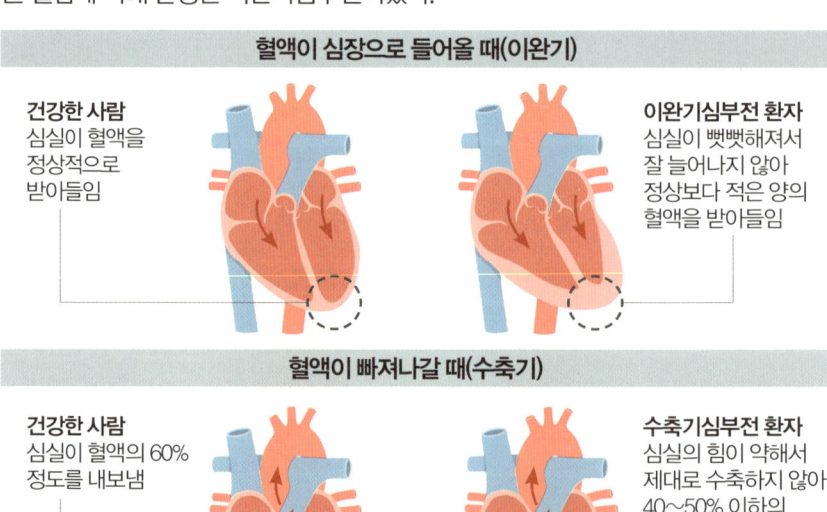

"혈압은 왜 잴 때마다 다를까요?"

외래에서 환자와 인사를 나누고 나면 간호사나 환자로부터 혈압 기록지를 전달받는다. 이때 대부분의 환자가 한 번씩은 하는 말씀이 "밖에서 자동 혈압계로 잰 혈압은 잴 때마다 다르다"는 것. 그러면서 다시 수동 혈압계로 혈압을 측정해달라고 요청하는데, 실은 혈압은 잴 때마다 다른 게 맞다.

혈압은 호르몬에 영향을 받아서 놀라거나 신경을 많이 쓰는 상황에서 재면 평상시와 다르고, 또 운동, 짠 음식 섭취, 체중 증가로도 혈압이 오르내릴 수 있다.

혈압 수치에 민감한 우리 환자들의 마음도 물론 이해된다. 심부전을 일으키는 가장 큰 원인이 고혈압이기 때문이다. 좌심실 기능이 감소하는 수축기심부전은 물론 이완기심부전까지 일으킬 수 있어 나도 특히 중요하게 관찰하는 증상 중 하나이다.

한국고혈압학회가 2002년부터 2019년까지 국민건강보험 빅데이터를 분석해서 발표한, 2021년 고혈압 팩트 시트에 따르면 우리나라 20세 이상 성인 인구의

28%, 약 1,200만 명이 고혈압을 앓고 있는 것으로 추정된다. 2019년 기준 20세 이상 연령 표준화 성인 인구의 고혈압 유병률은 22%이며 이는 나이가 증가할수록 많아져서 65세 이상의 연령대에서는 고혈압 유병률이 50%를 넘어간다. 고혈압 관련 사회적 비용이 경제에 미치는 영향을 따져 보는 시선도 있을 만큼, 무시 못할 규모이다. 고혈압이 미치는 영향 또는 위험성에 대해 과거보다 관심이 커진 것은 사실이나, 혈압을 목표치(정상 범위)로 유지하는 조절률은 아직 44%에 머문다.

고혈압 환자들 중 양 극단에 선 분들이 있다. 주요 심장질환임에도 불구하고 혈압을 너무 대수롭지 않게 여기거나, 반대로 혈압약 복용 중 혈압 변화에 매우 민감해, 잴 때마다 다른 수치를 지나치게 걱정하는 경우다. 외래 전 혈압을 10번이나 재고는 제각각인 수치에 잔뜩 걱정하며 결과지 묶음을 내민 환자도 있었다.

혈압은 잴 때마다 다른 게 정상이며 처해진 상황이나 장소, 때에 따라 일시적으로 오르거나 떨어진다. 진료실에서 재는 혈압은 측정 주기가 일정하지 않고 상황에 따라 혈압이 실제 수치와 다르게 측정될 수 있다. 활동혈압검사로 시간별 혈압 변화를 알 수 있지만 24시간 동안 측정 장치를 달고 있느라 불편하거나 피로가 쌓여 저녁쯤 혈압이 높아지는 경우도 있다.

종종 외래에서 잰 혈압은 정상이지만, 집에서 잰 가정혈압이 높은 경우가 있다. 이런 경우 장기적인 측면에서 예후가 더 나쁠 수 있기 때문에 집에서 아침 저녁으로 측정하고 추이를 살피는 것이 좋다.

혈압은 의료진이 직접 청진하면서 재는 방법과 기계를 이용한 측정법이 있는데 심방세동 등이 있어서 기계가 잘 인지하지 못하는 경우를 제외하고는 청진을 이용한 측정법과 기계를 이용한 측정법은 원칙적으로 큰 차이를 보이지 않는다. 다만, 집에서 자동 혈압계로 측정하는 혈압은 병원에서 측정하는 것과 약 5mmHg 정도의 오차가 있다고 알려져 있고 이것은 혈압계의 오차뿐 아니라 병원이라는 환경에서 오는 긴장 등의 심리적, 환경적 요소가 더해진 현상으로 본다.

그런데 어떤 환자들은 병원에 오면 혈압이 가정에서 재는 것보다 훨씬 더 높게 나오기도 하고 혹은 편안함에 적게 나오기도 하기 때문에 반드시 혈압약을 먹기 전에 가정혈압을 재 보고 심장초음파를 시행해 심장의 기능과 심장 벽의 두께를 확인하며 소변검사 상 단백뇨가 없는지 살핀다. 병원에서 잰 혈압은 높지 않았지만 가정에서 잰 혈압이 높고 소변에서 미세 단백뇨가 나오고 있다면 평소 혈압이 잘 조절되지 않는 환자로 판단, 약물을 조정받아야 한다.

정확한 가정혈압 측정의 핵심은 '동일한 혈압계로 하루 두 번, 올바른 방법과 자세로 측정하는 것'이다. 정확한 혈압을 확인하기 위해서는 아침 2회, 저녁 2회씩 측정해야 한다. 아침 혈압은 기상 후 1시간 이내, 아침식사와 약물 복용 전에 화장실을 다녀온 뒤 5분간 휴식 후에 측정한다. 저녁에는 잠자리에 들기 전 화장실에 다녀온 후 측정한다. 측정 전 30분 이내에는 흡연 및 카페인 음료를 피하는 게 좋은데 이는 맥이 빨라질 수 있기 때문이다.

커프(압박대)의 위치는 심장의 높이와 같아야 하며(팔꿈치 안쪽에서 2~3cm 위), 손가락 1~2개 정도가 들어갈 수 있도록 여유를 준다. 커프는 되도록 맨 팔이나 얇은 옷 위에 감는 것이 좋다. 자신의 팔보다 더 큰 커프를 사용하면 혈압이 낮게 나올 수 있고 더 작은 커프를 사용하면 혈압이 높게 나올 수 있어 커프도 자신에게 잘 맞는 것인지 확인해야 한다. 커프 착용 후 손바닥은 위로 향하고, 팔꿈치는 테이블 바닥에 대고 긴장을 풀어준다. 측정 버튼을 누른 후에는 측정이 완료되기 전까지 움직이거나 말하지 않는 것이 좋다.

일반적으로 수축기 140mmHg 이상 이완기 90mmHg 이상일 경우 혈압이 높다고 이야기한다. 환자가 젊을수록 그리고 위약감이 없는 사람일수록 혈압을 좀 더 낮게 조절하면 예후가 좋은 것으로 본다. 당뇨나 심혈관계질환이 있는 환자는 좀 더 낮게 130/80mmHg을 목표로 조절하는 편이 낫다. 가정혈압은 진료실 혈압보다 낮아 135/85mmHg 이하로 조절하는 것을 추천한다.

환자들이 고혈압 진단 후 약을 계속 복용해야 하는지 자주 묻는데 대부분의 혈압약은 장기간 사용해도 큰 부작용이 없는 약들로 이루어져 있고 혈압 조절이 안 되면서 발생하는 심부전이나 중풍을 예방하기 위해 혈압이 높을 경우 반드시 사용해야 한다.

그러나 체중이 과도하게 나가거나, 수면무호흡증 등이 있거나 혹은 부신의 기능 항진에 따른 이차성 고혈압이 있는 경우 약물 복용 못지않게 그 원인 파악 및 조절이 중요하다. 생활 습관 교정을 철저히 하고, 목표 체중을 유지해야 하는데 젊은 나이에 발생한 고혈압, 다른 가족력이 없는데 발생한 고혈압 혹은 3개 이상의 약물 조절에도 호전되지 않는 고혈압이 있다면 다른 원인을 반드시 찾아보고 교정해야 한다.

안타깝게도 한국 의료 현장에서는 진료실의 환자에게 주어진 시간이 3에서 5분뿐이다. 그 사이에 환자에게 정보를 전달하는 데 한계가 있기에, 환자 스스로 자신의 병에 대해 잘 알고 관리하는 것도 중요하다.

혈압은 가장 유병률이 높은 심장질환 중 하나이며 심부전과 중풍으로도 이어질 수 있다. 기본적으로 가정혈압을 제대로 측정하고 음식을 골고루 먹으며 적당한 운동 및 체중조절과 함께 필요시 약물을 복용하고 자신이 먹는 약에 대해 잘 알아보는 등의 노력이 꼭 필요하다.

가정혈압 측정 가이드

준비물
- 책상이나 식탁 등 팔꿈치 높이의 테이블, 의자
- 검증된 전자 혈압계
- 혈압 기록 수첩이나 모바일 앱

1. 조용하고 편한 장소에서 5분간 안정을 취하며 혈압 측정 준비.
2. 다리를 꼬거나 하지 않고, 의자에 등을 기대 바르게 앉는다.
3. 커프를 위팔, 심장 높이에 착용한다.
4. 혈압 측정 버튼을 누르고, 움직이거나 말을 하지 않는다.
5. 혈압 측정 완료 후, 혈압 수치를 기록한다.
   (날짜, 시간, 수축기 최고 혈압, 확장기 최저 혈압, 맥박수 등)
6. 1분 휴식 후 다시 한 번 측정해 기록한다.
   ※ 누워서 잴 경우 혈압계를 심장과 같은 높이에 두고 잰다.

▶ **올바른 가정혈압 측정법**

QR코드를 인식하면 대한고혈압학회에서 제공한 가정혈압을 측정하는 올바른 방법에 대한 자세한 안내와 동영상을 볼 수 있다.

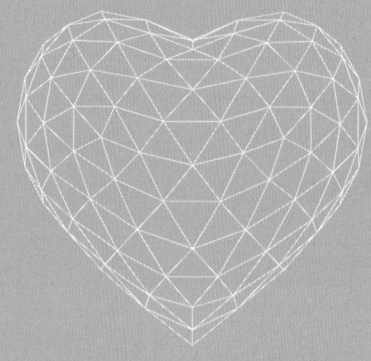

SECTION 02

판막질환에 의한 심부전

100세 시대, '심장의 문' 대동맥판막협착증과 심부전
새내기의 심장에 자리잡은 불청객, 감염성심내막염
혈액응고를 방지하는 약, 와파린
"대동맥이 찢어졌다고요?"

100세 시대,
'심장의 문' 대동맥판막협착증과 심부전

　이 할머니 환자를 처음 만난 건 그분 나이 83세 때였다. 자녀와 함께 진료실 밖에 대기하고 있던 환자는 안에서도 쌕쌕거리는 소리가 심하게 들렸다. 청진기로 들은 폐음도 매우 거칠었다. 검사를 더 해보니 수축기 심잡음이 심해 심부전과 동반된 판막질환 그리고 폐부종이 의심되는 상황이었다.

　왜 이제야 오셨을까, 그간 많이 불편했을텐데…. 아마도 자식들 부담 안 주려다가 늦었을 거란 추측이 들었다. 이미 외래 진료실 밖에서 보호자가 "왜 이제야 이야기하셨느냐"며 걱정 가득한 타박을 한 참이었다. 이런 환자라면 아마 입원도 거부하겠지 싶었다.

　그렇지만 체격과 근육량이 좋은 편이라 치료를 잘 받는다면 더 오래 잘 사실 것 같았다. 치료를 잘 할 자신이 있던 나는 환자의 귀에 얼굴을 가까이 대고 말했다.

　"할머님, 숨 많이 차셨죠? 어제도 못 주무신 거 아니세요? 왜 이제 오셨어요? 며칠만 입원해서 숨 안 차게 해 드릴 게요. 입원해도 괜찮으시죠?"

귀가 잘 안 들리시는 환자를 위해 손을 잡고 큰 소리로 설명하자, 그런 내가 편했는지 할머니는 속내를 털어 놓았다. 한 손으로는 손사래를 치고, 다른 손으로는 가슴과 목을 잡으면서.

"나이도 많은데 뭐해. 자식들 돈이나 쓰고. 병원 와서 낫는 것도 아닌데, 더 살아서 뭐하나 싶어 참았는데 너무 숨차. 아이고 너무 힘들어. 나 좀 살려주구려."

도와달라는 환자를 바로 입원시키고, 우선 폐부종을 없애는 치료와 혈압 조절을 하면서 호흡곤란을 완화시켰다.

환자는 고혈압에 의한 이완기심부전과 동반된 폐부종 그리고 대동맥판막협착증이 있었지만 다행히 중등도라 우선 약물치료만 하면서 상태를 지켜보기로 했다. 며칠 입원하면서 호흡이 호전돼 퇴원한 환자는 이후 외래에서 "이제는 살 것 같다"며, "오래 살고 싶다"고 말했다. 환자의 어린아이 같은 웃음에 보호자도 한결 마음이 놓여 보였다. 외래 때마다 어머니의 손을 꼭 잡고 할머니 환자의 귀에도 잘 들릴 만큼 큰소리로 이야기해주는 나를 보면서 친딸 못지않다며 고맙단 말도 해주었다.

5년 정도 이 환자를 진료하다가 해외 연수를 가면서 2년간 만나지 못했다. 연수를 마치고 병원에 돌아온 후 어느 날, 환자가 쌕쌕 소리를 내며 외래로 들어왔다.

"아이고, 교수님 왜 이제야 오셨어. 나 숨 넘어가. 너무 숨차."

양쪽 다리가 붓고 폐부종이 다시 생긴 환자는 대동맥판막협착증이 심했다. 이 정도면 심부전도 더욱 악화됐을 텐데…. 환자는 한국 나이로 90세가 됐다. 심한 대동맥판막협착증은 수술이나 시술을 하지 않으면 호전될 수 없는 질환이기 때문에 환자 그리고 보호자와 충분히 논의를 하고, 병원 내에서 다학제협진을 시행했다.

대동맥판막협착증은 좌심실에서 대동맥으로 피가 유출되는 부위에 있는 판막인 대동맥판막이 좌심실이 수축할 때 잘 열리지 않는 질환이다. 선천적으로 구조에 문제가 있는 경우, 어릴 적에 류마티스열을 앓아 막 주변에 염증이 발생해 협착이 오는 경우가 주요 원인이다. 그러나 생활수준이 향상되면서 감염성질환이 감소하고, 고령인구가 증가하면서 현재는 퇴행성 변화에 의한 판막질환이 가장 흔한 원인으로 대두되고 있다. 대동맥판막협착의 정도는 크게 경한 정도, 중등도, 심한 정도로 나누고, 증상은 정도에 따라 다르다.

협착의 정도가 중등도 이하라면, 증상을 느끼는 경우가 매우 드물다. 협착의 정도가 중증이더라도 3분의 1 정도의 환자는 일상생활에 아무런 문제가 없다. 하지만 협착의 정도가 더 심해져 흉통, 실신, 호흡곤란 등의 증상이 나타나면 예후가 급격히 나빠진다. 이 경우 수술하지 않으면 대부분 2년에서 5년 이내에 사망한다.

안타깝게도 두껍고 경직된 판막*을 개선하는 약물은 아직 없다. 따라서 대동맥판막협착증은 대부분 손상된 판막을 제거하고 인공판막을 삽입하는 인공판막치환술로 치료한다. 판막 치환을 위해서는 심장을 여는 개심술을 시행할 수 있고, 수술 위험도가 높은 환자들을 대상으로 비수술적 치료인 경피적대동맥판막삽입술을 시행하기도 한다. 경피적대동맥판막삽입술은 대퇴동맥을 천자(속이 빈 가는 침을 몸속에 찔러 넣는 것)하고 카테터를 대동맥판에 접근해 조직판막을 삽입하는 시술로 가슴을 열지 않아도 된다는 게 큰 장점이다. 최근 우리나라에서도 많은 케이스가 매우 성공적으로 시행되고 있다.

환자는 83세였을 때는 중등도의 대동맥판막협착증이었으나 나이가 들면서 협착이 더 진행됐고, 뚜렷하게 협착증을 막을 만한 약이 없기에 중증까지 왔다. 그러면서 내원 즈음 증상이 심하게 나타났다.

사실 연세가 많은 환자에게는 경피적대동맥판막삽입술을 권하지만 이 환자는 다른 방법이 나을 것 같았다. 판막 주변으로 너무 심한 석회화가 동반돼 있고, 환자

---

* 판막은 심장의 문과 같은 부분으로 혈액이 한쪽으로 지나가게 한 후 문을 닫아 역류되지 않도록 한다. 정상적인 대동맥판막은 3개의 판엽이 'ㅅ'자 모양으로 모여 있다.

의 몸이 심장을 여는 개심술을 충분히 견딜만하다고 판단한 나는 심장판막팀과 긴밀하게 협의한 후 심장판막치환술을 진행했다.

다행히 환자는 90세의 나이에도 개심술을 잘 견디고 수술 당일 마취에서 깨어나 말씀도 했다. 다음날부터는 몸 주변에 관이 주렁주렁 달려 있어도 거동이 가능했다. 또 다행인 점은 수술 전에 시행한 혈액검사에서 빈혈이 있어 위내시경을 해본 것이다. 위암을 조기에 발견해 내시경적 절제를 시행했다. 심장을 고치면서 위암으로 받았을지 모를 고통도 미리 제거한 셈이다.

집에 돌아간 환자의 자녀를 비롯한 가족들은 어머니의 혈색이 좋고, 다리 부종도 빠져 예쁜 발이 정말 잘 보인다며 감사 편지를 보냈다. 이제 손자, 손녀를 비롯한 가족들과 즐거운 시간을 보낼 환자의 심장은 100세까지 거뜬하리라 짐작한다.

고령화사회가 되면서 이제 외래에서 80세, 90세 환자를 자주 뵙는다. 90세에 처음 심한 심부전으로 진단돼 중환자실에서 며칠을 치료받았던 다른 환자도 이제는 97세가 됐지만 호흡곤란 없이 약물을 복용하면서 산책을 하고, 가족들과 시간을 보내신다.

단순히 나이만 많은 것보다 고통과 호흡곤란 없이 사랑하는 사람들과 보람된 시간을 보내며 살아가는 게 더 중요하다. 나이가 많아서 이제는 그냥 죽어야 한다고 이야기하는 환자들 중 정말 삶이 끝나는 시점에서 세상을 뜨고 싶어 하는 환자는 보지 못했다.

두렵다고 수술을 미루고, 가족들 부담 안 주겠다고 늦게 내원하는 환자들이 오히려 나중에 병원비도 더 많이 들고, 뒤늦은 수술로 주치의인 나를 더 힘들게 하는 경우가 많다. 의학은 어르신들이 젊었을 때보다 많이 발전했고 또 날로 발전 중이다. 두려워하지 말고 증상이 있을 때 병원을 방문해 정확한 진단과 치료를 하는 것이 추후 비용 면에서도 그렇고, 가족들을 더 힘들게 하지 않는다는 점을 꼭 이야기하고 싶다. 아울러 오랜 시간 함께 했던 믿음으로 90세라는 연세에도 수술을 결정하고 완쾌됨은 물론 암까지 발견해 치료한 환자가 100세, 아니 100세 넘어서까지 건강하고 행복하게 사실 수 있도록 최선을 다해서 돕고 싶은 마음이다.

정상 대동맥판막과 협착, 이엽 대동맥판막

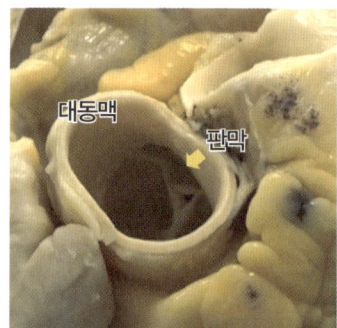

정상 대동맥판막을 대동맥 쪽에서 바라본 모습

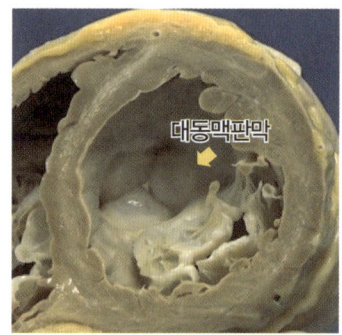

정상 대동맥판막을 좌심실 쪽에서 바라본 모습

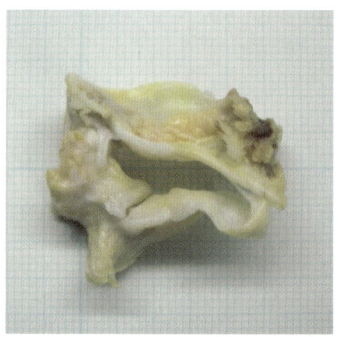

심한 대동맥판막 협착. 주변이 심하게 칼슘으로 뒤덮여 있다.

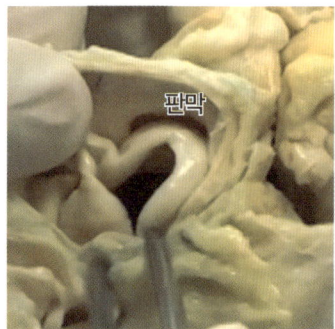

이엽(엽이 2개) 대동맥판막의 모습

대동맥판막질환 치료 방법

1) 경피적대동맥판막삽입술(Transcatheter Aortic Valve Implantation, TAVI)

심한 대동맥판막협착증이 있을 때 과거에는 흉골을 절개하는 개심술(開心術) 밖에 방법이 없었지만, 최근에는 가슴을 열지 않고도 시술 혹은 수술이 가능해졌다. 인공판막이 부착된 스텐트를 다리 혈관을 통해 심장까지 넣은 후 기존의 좁아진 판막을 벌리고 새 판막을 삽입하는 경피적대동맥판막삽입술(이하 TAVI)이 대표적이다. 과거에는 건강보험 적용이 되지 않아 비용이 3천만 원 내외로 비쌌으나 최근에는 80세 이상인 경우, 개심술이 어려운 환자에게 건강보험이 적용된다. 다만 흉부외과와 심장내과의 다학제협진을 거쳐 TAVI가 환자에게 더 이득이 된다고 판단될 때 시행하며, 비교적 젊고 건강한 환자는 수술적 치료가 원칙이다.

TAVI는 시술 후 회복이 빠르고 일상생활이 가능하다. 하지만 이 시술이 만능은 아니며 100% 성공률까지는 아니라서, 시술 전 충분히 의사의 설명을 듣고 결정해야 한다.

주의할 점은 TAVI 시술 후 부정맥 발생률이 5~10% 정도로 수술보다 다소 높은 편이다. 대동맥판막 주위에는 심장박동을 조절하는 전기회로가 있는데, 대동맥판막을 넓히고 인공판막을 삽입하는 과정에서 그 회로가 눌리면서 맥이 느려지는 서맥이 발생할 수 있어 시술 후 모니터링한다. 이런 환자들은 시술 후 심장의 전기신호를 조절해주는 박동기를 삽입하면 일상에는 큰 지장이 없다. 판막질환으로 시술이나 수술을 받은 후에는 감염성심내막염의 발병 위험이 높으므로 치과 치료나 다른 시술 혹은 수술을 받기 전에 먼저 심장내과 주치의에게 이야기하고 관련 처치를 받아야 한다.

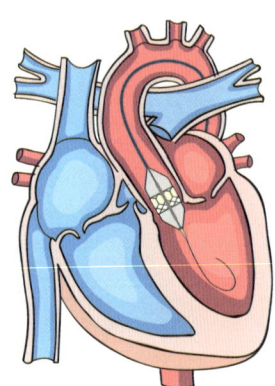

경피적대동맥판막삽입술

 TAVI 시술 영상

2) 비봉합대동맥판막치환술

최근에는 수술 시간을 단축시킨 비봉합대동맥판막치환술도 가능하다. 대동맥판막의 경우 환자에 따라 최소 침습을 통해 수술적 치료를 했을 때 성적도 좋고 수술 후 회복이 빠르기 때문에 환자의 임상 양상에 따라 수술 혹은 시술을 결정하게 된다. 대동맥판막치환술 방법이 하나만 있는 건 아니기 때문에 흉부외과와 심장내과의 협진을 통해 최선의 방법을 환자에게 적용해야 한다. 아래 사진처럼 최소 침습 대동맥판막치환술을 진행하면 상처 부위를 줄일 수 있다.

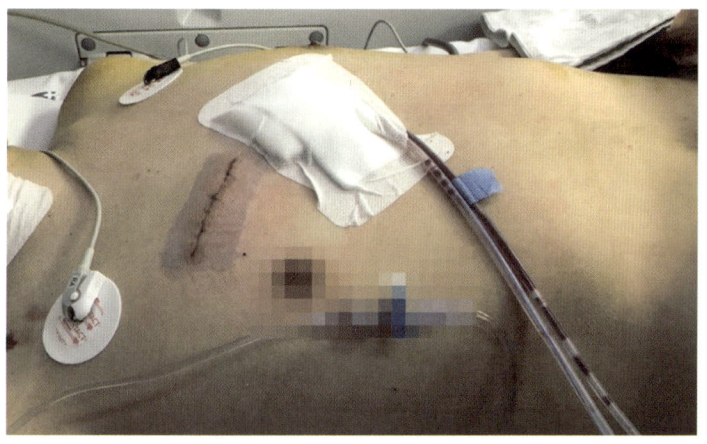

 환자 보호자의 편지

김경희 교수님은 생명의 은인입니다!

저희 어머니는 올해 91세입니다. 몇 년 전부터 숨이 차시고 손발이 붓고 많이 힘들어 하셨습니다.

어머니 연세를 생각해 가까운 동네 병원에 다니는 게 낫지 않나 생각했는데, 세종병원으로 와 김경희 교수님을 주치의로 만난 게 정말 행운이었어요.

귀도 잘 안 들리시고, 당뇨와 고혈압으로 불편한 어머니께 어찌나 다정하게 진찰해주시던지….

딸인 제가 반성하게 되더군요. 5~6년이란 세월을 한결같이 친절하게 봐주신 덕분에 어머니는 증세가 많이 좋아져 나름대로 걱정을 잊고 살았습니다.

한동안 김경희 교수님이 해외 연수를 가셔서 만날 수 없는 상황일 때도, 어머니는 교수님의 사랑과 친절을 떠올리며 기다리는 동안 회복하는 데 좋은 영향을 받았습니다.

마침내 김경희 교수님이 연수를 마치고 돌아온 것을 확인하고 빨리 예약해 만났습니다.

교수님은 당장 입원해야 하며, 수술이 불가피하다고 하셨죠. 대동맥이 막혀 숨을 제대로 못 쉬시는 데다 더 안 좋아질 수 있는 상황이라고…. 연세 때문에 수술도 쉽지 않지만 그렇다고 손 놓고 있을 수도 없다고 하시면서 심장내과에 새로 오신 박표원 교수님이 있으니 희망을 갖자며, 어머니의 마음을 어루만져주셨습니다.

인공판막으로 교체하는 수술이 90세가 넘은 어머니에겐 고된 수술이었지만, 김경희 교수님을 신뢰한 어머니는 무사히 수술을 마치고 고령에도 불구하고 아주 빠른 속도로 회복하셨습니다.

지금은 부기도 완전히 빠지고 숨이 차지 않으시대요. 아주 건강하십니다. 부기 빠진 얼굴이 아주 고우셔요. 발의 부기도 빠지니까 신발도 헐렁해진 것이 너무 신기합니다.

어머니는 교수님을 은인이라고 부르세요. 의술도 좋으신 데다 환자를 정말 사랑으로 대하시는 교수님! 이런 분이니 앞으로 못 고치는 환자가 없을 겁니다. 다시금, 정말 고맙습니다.

새내기의 심장에 자리잡은
감염성심내막염

　수능을 마치고 대학에 합격한 박 모 환자는 입학 전까지의 짧은 여유를 알차게 보냈다. 공부하느라 밀린 잠을 푹 자고, 치과 치료도 받고, 친구들과 겨울 스포츠를 즐겼다. 그러다 어느 날부터 미열이 지속되고 감기에 걸린 듯 오한이 들었다. '겨울이니까, 그리고 입시 준비하느라 스트레스를 받아 면역력이 떨어져서 그런 거겠지'라고 대수롭지 않게 여겼지만, 점차 기력이 떨어지고 밤에는 숨이 차서 자다 깨기 일쑤였다. 심한 감기인가 싶어 가까운 병원에서 감기약을 처방받고, 항생제도 일주일 이상 복용했다. 그럼에도 점차 호흡곤란이 심해져 아빠와 함께 우리 병원 외래를 찾았다.

　환자의 가슴을 청진하는 순간, 매우 심한 수축기 심잡음이 들렸다. 한 달 이상의 미열, 치과 치료, 심잡음 등의 증상을 보았을 때, 감염성심내막염이 강력히 의심됐다. 이미 폐울혈까지 동반돼 환자의 아버지인 보호자에게 바로 입원해야 하고, 필요할 경우 수술도 고려해야 하는 상황이라고 설명했다. 젊은 나이라 폐울혈은 어느 정도 견딜 수 있겠지만, 외래 앞 의자에 기운 없이 앉아 있는 환자를 보니 착잡했다. '수술을 하면 저 어린 환자의 가슴에 생길 그 흉터는 어떻게 하지?' 아마 나도 보호자도 비슷한 걱정을 했을 테다.

심장초음파로 살핀 환자의 심장은 예상대로 좌심실 승모판막에서 심한 역류가 있고, 주변으로 세균 증식 덩어리가 크게 붙어 있었다. 환자의 판막 모양을 보면 근래에 세균이 증식된 부분도 있지만 승모판탈출증이 있어 중등도 이상의 승모판막 폐쇄부전으로 이어진 듯했다.

심내막염은 심장 안쪽을 싸는 막(심내막)이나 심장판막에 생긴 염증성 변화를 말한다. 일반적으로 감염성심내막염이 가장 흔하다. 치과 치료나 수술 혹은 장의 용종 등을 절제할 때 세균이 혈액 속으로 유입될 수 있지만 건강한 사람은 대부분 세균이 자연적으로 제거되므로 큰 문제가 없다. 반면 심장판막에 병이 있거나, 선천적으로 심장 구조에 이상이 있는 경우 혹은 인공판막으로 치환한 경우에는 세균이 손상된 심내막이나 판막에 쉽게 들러붙어 세균 감염을 일으킬 수 있다.

환자는 기저로 승모판탈출증에 의한 폐쇄부전이 있던 상태에서 증상이 없어 일상생활을 했지만, 치과 치료 후 서서히 균이 증식한 듯했다. 다른 병원에서 지독한 감기인 줄 알고 처방받은 항생제를 오래 복용해서 그런지 본원에 방문했을 때 혈액에는 균이 없었지만, 완전히 사라지지 않고 심장에 자리잡은 균이 점차 몸집을 키우면서 심장판막을 망가뜨렸다.

감염성심내막염을 제때 치료하지 않으면 염증이 심해지고, 심장의 전도계(근육이 움직이도록 자극하는 전기신호 전달체계)까지 감염되면 심장박동에 이상이 생겨 사망할 수 있다. 또한 이 환자의 경우처럼 판막을 심하게 망가뜨려 심부전증에 빠지게도 한다. 균 덩어리가 떨어져 나가 다른 기관에 붙는 것도 문제인데, 만약 머리쪽으로 가면 뇌졸중의 원인이 된다.

감염성심내막염의 발생 빈도는 문헌마다 다르지만 인구 10만 명당 3~10명 정도 발생하는 것으로 알려져 있다. 한국인을 대상으로 한 연구에 따르면 지난 40년 동안 환자의 평균 연령이 점차 증가했으며, 여전히 높은 사망률을 보였다. 특이한 점은 과거에는 거의 모든 환자가 판막 혹은 선천성 심장질환 과거력이 있지만 최근에는 특별한 심장질환의 과거력 없이 비교적 건강하게 살다가 심내막염으로 처음 병원을 방문하는 경우가 늘었다는 것이다. 물론 이런 환자들의 심장이 정상이라는 건 아니다. 이 어린 환자처럼 일상생활에 큰 지장을 주지 않고, 일반적으로 직장에서 시행하는 신체검사나 정기 건강검진에서 미처 발견하지 못한 판막질환 혹은 선천성 심장질환을 갖고 있다가 심내막염으로 처음 임상 발현했음을 의미한다. 이 경우 심장질환의 과거력이 없기 때문에 심내막염을 일찍부터 의심하기가 쉽지 않고, 필요한 검사를 하지 못해 진단이 늦어질 위험이 있다. 특히, 심내막염 환자에게서 전형적으로 나타났던 손바닥이나 손가락, 발가락의 붉은 반점이 최근의 환자들에게선 거의 발견되지 않는다. 특징적인 증상이 없고, 이 환자처럼 심하지 않은 미열과 전신 쇠약감만을 호소하는 경우가 종종 있어 이런 증상이 지속된다면 심내막염의 가능성을 초기부터 의심해보는 것이 좋다.

감염성심내막염은 뇌졸중 등 치명적인 질환으로 이어지거나 심장 조직과 판막에 영구적인 손상을 입히기 때문에 꾸준히 치료해야 한다. 우선 원인 균주에 가장 효과적으로 작용할 항생제를 선택해 4~6주간 정맥 주사를 놓는다. 항생제로 충분히 치료했더라도 균이 사라지지 않아 농양(고름이 몰려 있는 곳)이나 인공판막의 불안정 등 합병증이 발생한 경우, 심한 판막 손상에 의해 심부전증이 발생하는 경우에는 심장 수술을 해야 한다.

환자는 이미 심한 판막 손상으로 심부전증이 발생했고, 염증 크기가 매우 커서 머리 혈관으로 떨어져 나갈 가능성이 컸기 때문에 항생제 치료와 더불어 심장 수술이 필요했다. 다만, 이제 막 20대로 접어든 미혼 여성의 가슴 한가운데에 흉터를 남기고 싶지 않았다. 아울러 추후 임신 및 출산 가능성을 고려하면 환자의 판막을 최대한 살려 두는 게 나았다. 흉부외과와 심도 있게 논의해 방법을 찾았고 오른쪽 겨드랑이 밑부분을 절개해 최소 절개, 최소 침습으로 판막을 수선하는 수술을 진행했다.

수술은 성공적으로 끝났지만, 주변으로 유착이 심한 데다 균의 증식 덩어리가 크고, 판막이 많이 손상돼 판막의 역류가 소량 남았다. 그러나 추가적인 시술 혹은 수술이 불가능했기 때문에 항생제 치료를 하며 경과를 지켜보기로 했다.

아빠와 둘이 씩씩하게 살아온 환자는 큰 수술도 잘 견디고, 병원 생활도 무리 없이 했다. 그래도 아버지 눈에는 병상에 누운 딸아이가 한없이 가여운 게 당연했다. 건강한 줄 알았는데 날벼락처럼 심장 수술이라니…. 다행히 퇴원할 때쯤에는 경과가 좋아서, 환자도 아버지도 기쁜 마음으로 퇴원할 수 있었다.

이후 외래를 통해 판막을 경과관찰했고 환자는 수년간 별다른 문제없이 잘 지냈다. 대학생활을 잘 했고 졸업 후에는 바로 결혼도 했다.

결혼 후 환자는 자연임신이 잘 되지 않아 인공수정과 시험관시술을 시도했다. 수년간 아이를 갖기 위해 노력한 환자는 스트레스를 많이 받았고 그로 인해 체중이 10kg 이상 급격히 늘었다. 과도한 스트레스와 체중의 변화는 혈압에 영향을 미치고 말았다. 혈압이 올라가고, 고혈압으로 다시 심부전 수치가 증가하면서 고질적으로 남아있던 약간의 판막 역류가 갑자기 심해졌다. 판막 역류를 관리하고자 어쩔 수 없이 혈압약을 썼다. 난임에 더해 심장 문제까지, 이중으로 마음 고생하는 환자가 안타까워 같은 여자로서, 엄마처럼 용기를 주고 싶었다.

"지금 혈압으로는 판막 역류가 걱정돼요. 이 상태로 임신하면 임신중독증이 올 수도 있고요. 자연적으로 임신하고 자연분만하는 게 얼핏 당연해 보이지만, 그런 평범한 일상이 어찌 보면 더 어려울 수 있어요. 주변에 제 환자들도 난임이 많아요.

너무 스트레스를 받으면 환자의 건강도 문제가 될 수 있고, 설령 이 상태에서 임신을 해도 심부전으로 더 크게 문제가 될 수 있어요. 그러니 환자의 몸부터 돌아보는 게 좋겠어요. 임신을 위한 시술이나 인공적인 시도는 잠시 중단하죠. 체중 관리도 해야 하니 제철 과일과 채소 같은 건강한 음식을 먹고, 가공식품과 짠 음식은 삼가고요. 하루에 30분 정도는 빠른 걸음을 걷도록 해요. 그리고 마음을 다잡을 수 있게 기도해보세요. 우선 환자의 몸을 잘 돌보면 분명 예쁜 아이가 생길 겁니다."

환자는 남편과 함께 내가 당부한 일들을 지켰다. 빠른 걸음으로 걷기와 근력운동을 하고 건강식으로 식단을 바꿨다. 인공수정을 위한 과배란 치료도 멈췄다. 인공수정이나 시험관시술은 환자 부부가 고심 끝에 선택한 방법이지만, 당시의 환자는 오롯이 자신의 몸에 집중할 필요가 있었다. 이 부부도 나도, 그래야 아이가 찾아오지 않을까 생각했다.

몇 개월이 지난 후, 환자의 체중은 건강할 때로 돌아갔고 판막 역류도 다시 소량으로 줄었다. 경과가 좋아 혈압약을 중단할 즈음 외래에 온 환자는 유난히 밝은 표정이었다. 그리고는 "어제 임신 테스트를 했는데 두 줄이 떴다"며, 내일 산부인과에 갈 거라는 기쁜 소식을 전했다. 아기가 어쩜 이렇게 딱 좋은 날에 찾아와 주었는지. 약을 먹지 않아도 될 때였기에 두 배는 더 기쁜 마음으로 복용 중인 약을 모두 끊었다. 그리고 좋은 생각만 하고, 가벼운 산책과 더불어 식이요법을 철저히 하기로 환자와 약속했다.

출산까지 환자의 심장은 내가 책임지기로 했다. 외래를 방문한 환자가 문제없이 진료실을 나설 때마다, 나는 거듭 기도했다. 산모도 아이도 건강하기를. 그리하여 환자 부부가 아이와 만날 그날에는 오롯이 기쁨만 가득하기를. 이런 바람대로 몇 달 뒤, 환자는 모두의 축복 속에서 건강하고 예쁜 아이를 낳았다.

심장의 또 다른 문 승모판막

승모판막은 좌심방에서 좌심실로 피가 들어가게 한 후 문을 닫아 좌심실의 피가 역류하지 않도록 해주는 심장의 또 다른 문이다. 여러 가지 원인으로 제 기능을 하지 못할 경우 피가 다시 뒤쪽으로 역류하거나 혹은 협착이 있을 경우 좌심방에서 좌심실로 피가 이동하지 못한다. 승모판막은 아래 그림과 같이 송편을 닮은 모양으로 두 개의 엽으로 이루어져 있다. 승모판막 협착 혹은 역류가 발생하면 병의 진행 정도에 따라 판막을 수선하거나, 인공판막으로 치환한다.

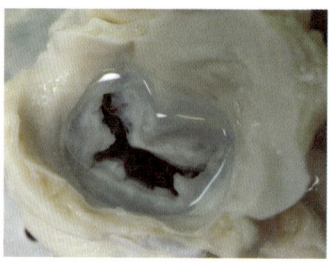

승모판막

 승모판막협착증 증상과 치료법

최소 침습 수술 상처는 어느 정도?

최소 침습을 통한 판막 수술 시 회복이 빠르고 절개 부위가 여성의 경우 거의 티가 나지 않아 외관상으로도 만족도가 높다. 그러나 수술 시 유착 부위, 수술 부위, 여러 판막 수술, 혈관 수술 여부 및 흉부외과의의 선호도 등에 따라 수술의 위치는 달라지니 주치의와 충분한 상의를 통해 결정해야 한다. 아래는 최소 침습을 통한 수술 시 상처 부위의 모습이다.

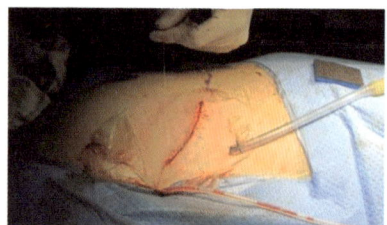

최소 침습을 통한 수술 시 상처 부위

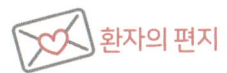 환자의 편지

처음에 열이 나고 감기 기운으로 아팠을 때, 심장 문제라고는 생각도 못 했어요. 심박수가 140이 넘게 나오고, 심장초음파검사 결과 판막에 문제가 있다는 말을 들었을 때까지도 얼마나 심각한 상황인지 인지하지 못 했답니다.

의료진으로부터 병에 대한 설명을 듣고 나서야 비로소 어떤 병인지 알고 많이 무서웠어요. 아직 어린 제가 왜 이런 병에 걸렸을까 모든 게 원망스러웠습니다.

그러다 세종병원으로 전원 돼 김경희 교수님을 만났어요. 교수님은 우리가 이 병을 잘 이겨낼 수 있을 거라고 하셨는데 이상하게도 그 말씀을 들으니 겁이 덜 나더라고요. 뭔가 치료가 잘 될 것 같다는 느낌이 들었습니다. 그리고 희망대로 수술 후 학교도 다니고 일상을 회복했습니다.

임신이라는 또 다른 인생의 고비를 맞았을 때도 교수님이 많이 도와주셨어요. 임신을 포기해야 하나 싶었지만, 교수님과 치료와 관리법에 대해 많은 이야기를 나누며 이 고비 또한 잘 넘어갈 수 있을 거라는 용기를 얻었습니다. '남들 다 하는 일인데 왜 난 어려워야 하나' 싶어 치료 과정에서 문득 지칠 때마다 교수님께 의지하면서 잘 버텨냈습니다. 그 결과 아이도 얻었고요.

교수님 덕분에 출산을 무사히 하고, 제 곁에는 예쁜 아이가 새근새근 잠들어 있습니다. 이런 순간이 오기까지 도와주신 모든 분들께 감사하며, 아이 건강하게 잘 키우고 저도 몸 관리 열심히 하겠습니다.

혈액응고를 방지하는 약, 와파린

50대 여성 환자 최 모 씨는 30대 때 심한 류마티스 심장판막질환(류마티스열의 합병증으로 판막이 손상된 질환)으로 승모판막과 대동맥판막을 기계판막으로 치환했다. 50대가 된 환자의 심장은 치환된 대동맥판막 주변으로 점차 살이 자라고 있었다. 재수술을 고려하되, 특별한 증상이 없고 일상생활에도 문제가 없어 추적 관찰을 하기로 했었다.

기계판막을 달면 판막 주변에 혈전이 생기지 않도록 혈액응고를 방지하는, 즉 피를 다소 묽게 해주는 약물인 와파린을 복용한다. 와파린 복용 시에는 혈액응고 검사의 INR(International Normalized Ratio, 국제표준화비율)이라는 수치를 관찰하는 게 중요하다. 와파린 복용 환자는 보통 정상인의 2배 정도에 달하는 INR 수치가 나와야 한다. 만약 그보다 더 높게 나오면 피가 잘 응고되지 않아 어디에 부딪히지 않아도 멍이 들거나 출혈이 생기기 쉽다. 반대로 수치가 낮으면 와파린 복용 효과가 없어 몸에 혈전이 생길 수 있다.

와파린 복용 시 몇 가지 주의 사항이 있다. 와파린이 다른 약제와 상호작용할 수 있기 때문에 와파린을 복용하면서 다른 질환으로 병원을 찾을 경우 해당 의사에게 고지하거나, 와파린을 처방한 주치의와 상의해야 한다.

음식도 신경 쓰는 게 좋다. 와파린은 비타민K의 의존성 응고인자와 내인성 항응고 단백의 생성을 방해하기 때문에 비타민K가 많은 상추, 시금치 등 녹색 채소와 콩류를 너무 많이 섭취하지 않고 적당량 골고루 섭취하는 것을 권한다. 그렇다고 억지로 섭취하거나 위의 음식들을 절대 멀리할 필요까진 없다. 음식은 몸 안에서 여러 가지로 대사를 하므로 심하게 편식하지 않는다면 크게 영향을 미치지 않는다는 보고도 있다. 그래서 항상 와파린을 복용하는 환자들에게 색깔별로 골고루 섭취하도록 이야기한다. 어떤 환자들은 상추를 매일 먹거나 토마토를 한 박스씩 먹으면서 주치의를 난감하게 한 적도 있다. 초록색, 붉은색, 하얀색 등 색깔별로 음식을 먹으면 각 영양소가 골고루 들어가게 돼 한쪽으로 치우치는 일이 없다.

가장 주의해야 하는 상황은 출혈이 있을 만한 시술 또는 수술이 예정돼 있을 경우이다. 이때는 반드시 주치의와 와파린을 언제 어떻게 끊을지, 다른 주사제를 맞을 필요는 없는지 상의해야 한다. 이전에 판막 수술을 한 이력이 있다면 예방적 항생제의 필요 여부에 대해서도 살펴야 한다.

최근 와파린을 대신하는 약물들이 나왔다. 이런 대체 약물 중에는 용량 조절을 위한 피검사가 필요하지 않거나, 다른 약물과의 상호작용이 없는 약물도 있다. 하지만 최 모 환자처럼 기계판막을 한 환자라면 와파린 말고 다른 대체 약물이 없기 때문에 정기적인 경과관찰과 약물 용량 조절이 반드시 필요하다.

최 모 환자는 기계판막 수술 후 20년간 와파린을 복용했다. 그간 별 이상 없이 잘 지내던 환자는 어느 무더운 여름날 고추 농사를 하다 허리 통증이 생겼다며 주변의 한의원을 찾았다. 왠지 치료가 더딘 듯했지만 꾸준히 다니며 침을 맞았고 허리 주변에 약간의 멍이 들어도 대수롭지 않게 여겼다. 그 상태로 지인들과 함께 여행을 떠난 환자는 다음날 아침에 일어났을 때, 다리를 움직일 수 없었다. 감각과 운동 모두 마비돼 대소변을 보는 일조차 어려웠다. 청천벽력 같은 상황에 주변 병원으로 먼저 이송됐지만, 치료가 불가능했고 하필 주말까지 겹쳐 환자가 우리 병원에 온 시점에는 이미 하지 마비가 온 지 48시간이 지나 있었다.

환자는 허리를 지나는 신경이 아주 큰 혈종(혈액 덩어리)에 눌려 사지 마비가 온 케이스였다. INR 수치도 너무 높았다. 응급수술로 혈종을 제거했지만 이미 신경이 눌려 다리를 움직이기 어려웠다. 3개월 이상 병원에 입원하며 재활치료를 받자 다행이 감각이 살아나기 시작했다. 그런데 다른 곳에서 문제가 터졌다. 미열이 나기 시작한 것이다. 항생제를 쓰면서 소변검사 등 여러 검사 끝에 문제의 시작점을 찾았다. 소변줄이었다. 여길 통해 소변에 균이 들어가고, 피가 감염된 후, 기계판막까지 균이 붙어 감염성심내막염으로 이어졌다.

환자는 감염성심내막염이 상당히 진행돼 판막이 거의 뜯어지기 직전이고 심장 내 농양이 생겨 당장 수술이 필요했다. 워낙 고위험 수술이라 환자가 수술 이후 깰 수 있을지 걱정이 컸다. 응급으로 주말에 모든 팀이 나와서 감염된 대동맥판막과 승모판막을 조직판막으로 치환하는 수술을 하고 중환자실로 환자를 옮겼다.

수술은 성공했지만, 긴장을 놓을 수 없었다. 감염성심내막염 환자를 수술할 때 감염된 심장판막에서 미세한 조각이 떨어져 나가 혈관을 타고 머리까지 흘러 들어가면 의식 회복이 오래 걸리거나 중풍이 올 수도 있다. 게다가 환자는 아직 하지를 못 움직이는 상황이라 수술 후 재활도 걱정됐다.

다행히 수술 후 우려하는 상황은 일어나지 않았고, 환자는 지속적인 재활로 거동할 수 있게 됐다. 5년이 지난 지금은 지팡이를 짚고 늘 밝게 웃으면서 내원한다. 녹록지 않은 재활 과정을 잘 견뎌낸 환자는 외래 때마다 오히려 내게 "걱정은 말라"고 말씀한다. 덕분에 나도 긍정적인 기운을 얻는다. 한편으로는 이 환자에게 허리 통증이 있었을 때, 나와 함께 상의하고 조치했더라면 조금 덜 힘들지 않았을까 하는 생각이 들기도 한다.

심장질환은 완치보다는 의료진과 함께하는 관리의 개념이 강하다. 이 환자를 통해 보다 세심한 관리가 필요하다는 교훈을 얻은 나는 심부전 환자를 위한 SNS를 운영해 주치의와 상의하고 관리해야 할 내용과 심부전 관련 건강 정보를 공유한다. 모든 환자를 만족시킬 수는 없겠지만 한 분이라도 힘을 얻고, 병에 대한 올바른 지식을 바탕으로 꾸준히 관리할 수 있다면, 나로서는 성공적이라 생각한다.

조직판막과 기계판막의 장단점

조직판막은 동물이나 인간의 조직으로 만든 판막으로 부착 시 항응고제 사용 기간이 짧고, 수술 후 관리가 편하다. 심방세동이 발생해도 다양한 최신 항응고제를 사용할 수 있다. 다만, 수명이 10~15년 정도로 짧아 재수술이 필요할 수 있다. 다행히 최근 내구성과 확장성, 편의성까지 업그레이드한 차세대 조직판막이 개발되고 있으며, 건강보험도 적용돼 부담은 덜고, 더 오래 사용할 수 있을 것이라 기대를 모으고 있다.

기계판막은 주로 인조 다이아몬드로 만든다. 내구성이 탄탄해 거의 평생 사용 가능하다. 다만, 몸이 판막을 이물질로 받아들여 주변에 혈액이 응고되면 판막 움직임이 용이하지 않기 때문에, 항응고제를 복용해야 한다. 기계판막용 응고제는 현재 와파린만 사용 가능하다. 기계판막도 주변에 새살이 자라 재수술을 요하는 경우가 있으므로 각각의 장단점에 관해 의료진에게 충분한 설명을 듣고 판막을 선택해야 한다.

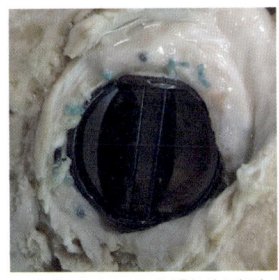

기계판막으로 치환된 판막
(이식 환자)

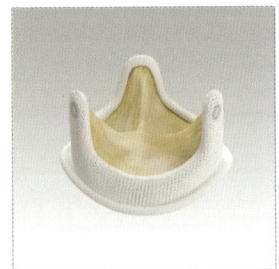

인공 조직판막

"대동맥이 찢어졌다고요?"

중동에서 건설 쪽 일을 하는 50세 알리 씨는 두바이와 협력을 맺을 한국의 심장병원을 찾기 위해 본원을 방문했다. 마라톤과 수영으로 몸을 관리한다는 그는 체격이 좋고 꽤 건강해 보였다. 그런데 회의 차 모인 자리에서 지나가는 말로 "지난밤 가슴이 살짝 불편해 뒤척이느라 잠을 이루지 못했다"고 하는 것이다. 본인은 7,000km나 되는 장거리 비행 때문이라 여겼지만, 우리는 그의 말을 흘려들을 수가 없었다. 이왕 병원에 온 김에 심장초음파검사를 받아보라고 권했고, 그가 흔쾌히 응했다.

내가 검사를 맡았는데 가슴에 탐촉자를 댄 순간 '이런 큰일이네' 하는 생각이 머리를 꽉 채웠다. 알고 보니 알리 씨는 선천적으로 이엽성 대동맥판막을 가지고 태어났다. 그로 인해 심한 대동맥판막협착과 이차적인 대동맥 확장으로 이어졌고, 그러다 대동맥 혈관벽이 찢어지는 대동맥박리까지 진행되면서 흉통이 생긴 것이다. 대동맥박리 환자의 절반 정도는 극심한 가슴 통증을 느끼다 실신하거나 심한 경우 급사한다. 발생 즉시 30~40%가 사망에 이를 정도로 초기 사망률이 매우 높은 편이다.

이런 걸 천운이라고 하는지, 알리 씨는 심장 주변으로 혈액이 차서 심장을 누르는 현상(심낭압전)까지는 진행되지 않아서 대동맥박리가 된 상태에서도 다음날 병원에 회의를 하러 올 정도로 큰 문제가 없었다. 그렇다고 결코 느긋한 상황은 아니었다. 최악의 경우를 막기 위한 마지막 기회를 잡았다는 생각으로 이제는 우리 환자가 된 알리 씨를 급히 휠체어에 태워 CT검사를 하고 수술을 준비했다.

환자는 영어는 유창해도 한국말은 전혀 하지 못했다. 언어의 벽이 느껴지는 머나먼 한국 땅, 아파서 온 것도 아니고 회의하러 온 병원에서 갑자기 대동맥박리 수술을 받아야 한다니 얼마나 황당할까. 게다가 환자의 혈액형은 한국에는 잘 없는 RH-였다. 출혈이 동반되는 심장 수술에 수혈 가능 혈액까지 부족해 그야말로 엎친 데 덮친 격이었다.

이 급박한 상황의 시작점은 이엽성 대동맥판막이라 할 수 있다. 폐에서 산소를 받은 피는 좌심방을 거쳐 좌심실에서 대동맥판막을 지나 대동맥을 통해 온몸의 장기로 공급된다. 대동맥이 커다란 수로라면 대동맥판막은 수로에 놓인 큰 관문이다. 수로를 열어 피가 지나가게 하고, 피가 다 지나가면 수로를 닫아 피를 전신으로 밀어내기 위해 심장이 수축할 때, 엉뚱한 곳으로 피가 새거나 역류하지 않게 한다. 이 관문이 닫히거나 수로가 찢어지면 전신으로 피가 도는 데 문제가 생겨 심한 호흡곤란이나 장기 부전 혹은 급사에 이를 수 있다.

정상적인 대동맥판막은 3개의 막으로 이루어져 위에서 보면 "ㅅ" 글자 모양을 한다. 이엽성 대동맥판막은 3개여야 할 판막이 2개뿐인 것으로 연구마다 다르지만 세계 인구의 약 1%를 차지하는 비교적 흔한 선천성 심장 기형 중 하나라고 알려져 있다. 이엽성 대동맥판막으로 태어났더라도 소아기나 청년 때는 대부분 정상적으로 기능한다. 그러나 세월이 흐르면서 절반 정도는 대동맥판에 석회화 등 변화가 오면서 40~50대에 협착이나 판막 역류 등을 일으킨다. 또한 협착이 되면 알리 씨의 케이스처럼 대동맥의 확장이 함께 동반되면서 흔하지는 않지만 박리가 생길 수 있으므로 이엽성 대동맥판막을 가진 사람은 주기적으로 심장초음파검사를 받아 판막과 대동맥의 변화를 관찰해야 한다.

대동맥박리를 유발하는 가장 큰 원인은 고혈압이나 마르판증후군 같은 유전성 결체조직 질환이다. 알리 씨의 경우처럼 이엽성 대동맥판막 환자는 조직의 일부가 선천적으로 약해진 상태에서 박리가 발생할 수 있다. 이에 주기적인 관찰을 통해 박리가 발생하기 전 조기 치료를 추천한다.

이제껏 병원 생활이라고는 해본 적 없는 알리 씨는 낯선 땅에서 대동맥박리 수술과 대동맥판치환술을 성공적으로 받았다. 다행히 RH- 혈액형을 가진 사람들이 헌혈해주어, 수술 후 합병증 없이 회복하고 안전하게 고국으로 돌아갔다. 수준 높은 한국 의료 기술을 몸소 체험한 알리 씨는 칭찬을 아끼지 않았고 고국에서 한국 의료를 많이 알리고 있다.

팬데믹 이전에 교류가 자유로웠을 때, 나는 한국 의료의 우수성을 알리기 위해 보건산업진흥원과 함께 UAE(아랍에미리트)를 방문해 심장-신장이식 학술 교류회에서 발표한 적이 있다. 그때 알리 씨를 다시 만났다. 그는 철인삼종경기에 나갈 만큼 건강을 회복했다. 이런 기적을 이룬 한국 의료에 대해 무한한 신뢰를 보낸 그는 한국 의료 홍보 영상을 찍는 데도 적극적으로 참여했다.

알리 씨는 처음 문제를 발견했을 때, "수술을 받고 싶지 않다"고 했다. 한국에 대한 믿음이 없었기 때문에 대동맥이 찢어진 상태에서 "유럽에 가서 수술받게 해달라"고 이야기했다. 물론 그렇게 비행기를 탔다면 그는 지금 이 세상에 없는 사람이 됐을지도 모른다. 그때의 알리 씨를 떠올리면 의심의 눈초리, 경계의 눈빛 등이 생각난다. 하지만 작은 검사와 치료까지 꼼꼼하게, 구체적으로 설명해주고, 수술 전후로 최선을 다해 곁을 지키면서 환자와 의사 사이에 신뢰가 다져졌다. 퇴원 후 알리 씨는 볼 때마다 "Life saver!"라며 반갑게 맞아준다. 건강하게 회복해 우리의 의료 기술을 극찬하는 그가 고마운 한편, 지나가는 말도 놓치지 않고 이상 신호를 발견해 더 늦기 전에 조치를 취한 우리 의료진들이 참 고맙고 뿌듯하다.

 한국에서 구한 생명, 수술 후 알리 씨 인터뷰

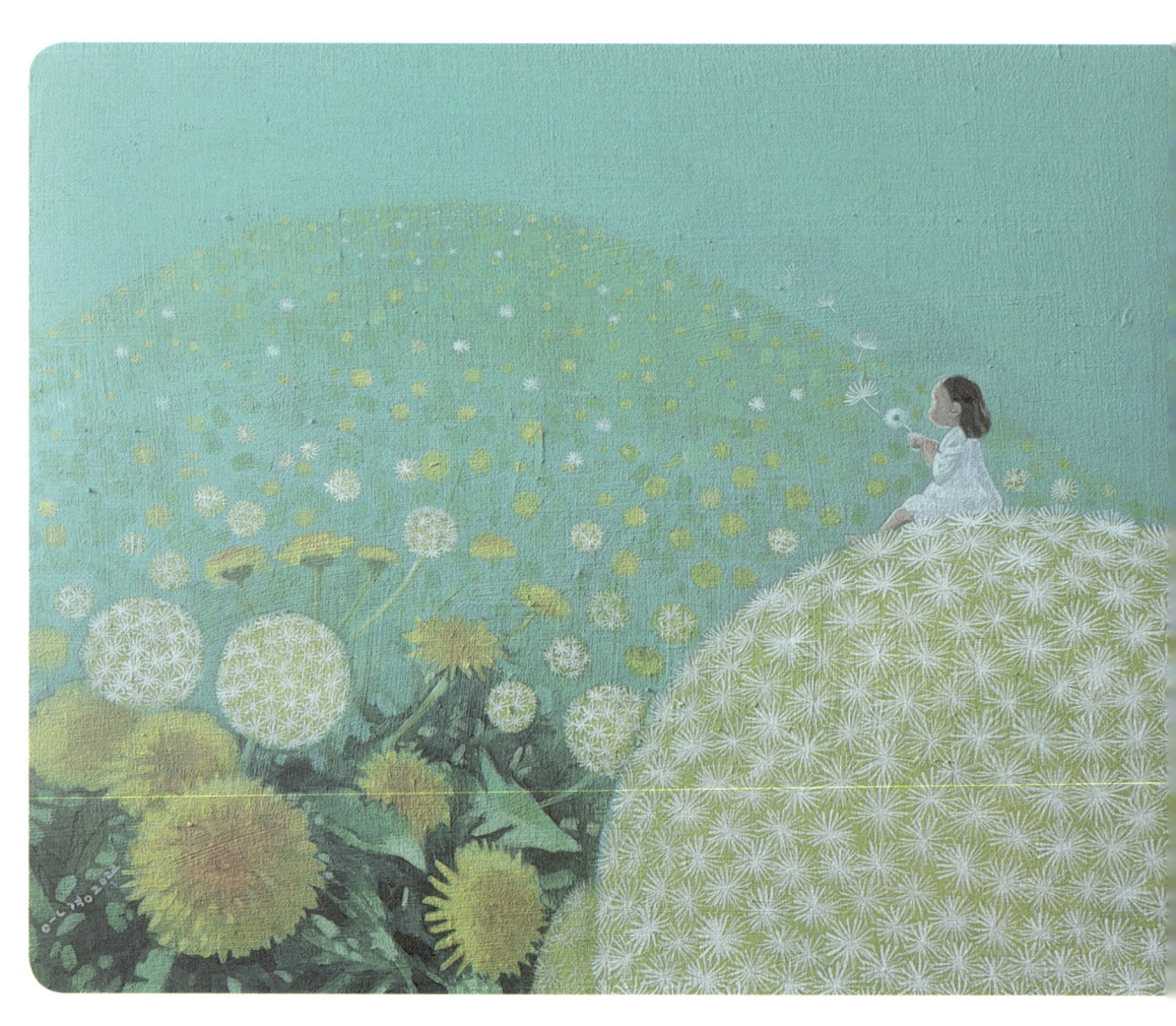

우리는 잠들어 있는 중에도 의식하지 않고 숨을 쉽니다.

여러 가지 일로 마음이 복잡할 때는 깊은 한숨이 절로 나오지요.

잘 때도 쉬고, 마음에 따라 절로 나오기도 하는 깊은 숨.

이 한 모금의 숨이 쉽지 않은 사람들도 있습니다.

숨의 소중함을 되새길 겸, 복잡한 마음을 떨쳐버릴 겸

지금 깊이 숨을 들이마셨다가 내쉬어보세요.

오래도록 편하게 숨쉴 방법을 함께 찾아보는 것도 좋겠습니다.

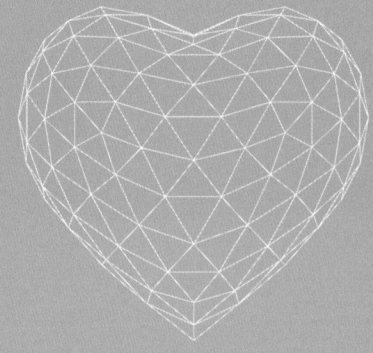

SECTION 03

관상동맥질환

"숨쉬기 힘들어요! 살려주세요"
"이제껏 병 하나 없이 살아왔는데… 심부전이라니?"
협심증, 사람마다 양상 달라 적극적으로 대처해야

"숨쉬기 힘들어요! 살려주세요"

　살아가면서 쉽게 얻기 때문에 소중함을 못 느끼는 것들이 있다. 공기, 물, 햇볕, 자연… 그리고 숨. 우리는 노력 않고도 숨을 쉬기 때문에 이를 당연하게 여긴다. 늙고 병이 들고 죽기 전까지는 숨쉬기가 힘들다는 말을 체감하기 어렵다. 그래서 편하게 마시고 내쉬는 숨에 고맙기보다는 오늘 하루 나를 힘들고 화나게 한 일에 더 마음을 쓰곤 한다. 그 마음이 병을 키운다는 걸 간과하고서 말이다.

　그날도 나는 숨을 못 쉬어 고통스러운 환자를 만났다. 여느 때처럼 많은 환자와 학회 일, 논문 작업 등으로 밤늦게야 연구실을 나선 참이었다. 막 응급실 근처를 지나는데 고함 소리가 들렸다. "숨쉬기 힘들어요! 살려주세요, 너무 힘들어요!" 다급히 들어간 응급실에는 40세 남자 박 모 씨가 남은 힘을 쥐어짜 절박하게 외치고 있었다. 환자를 살펴보니 산소포화도가 많이 떨어져 있었다. 이는 산소를 보충하면서 끌어올렸지만, 호흡곤란과 가슴이 답답한 증상은 여전했다.

　이 환자는 응급실에 들어오기 1~2년 전쯤 심근경색을 앓았다. 스텐트를 3개 삽입했는데 안타깝게도 관리를 잘 못해 혈관이 재협착됐다. 다른 병원에서 재협착 부위에 또다시 스텐트 시술을 했으나 이미 심장의 모든 근육에 경색이 왔다. 심장 기능은 일반인의 5분의 1 정도밖에 되지 않고, 섬유화가 전체적으로 진행돼 심장 벽이 매우 얇았다. 시술을 해도 심장이 회복될 가능성은 희박했다. 이런 이유로 심장이식을 권유받은 환자는 호흡곤란이 생기자 본원 응급실을 급하게 찾은 것이다.

환자의 상태는 그야말로 첩첩산중이었다. 젊은 나이에 당뇨와 고혈압을 앓았고, 이로 인해 많은 혈관이 망가졌다. 심근경색에 의한 심부전에다 감기 이후 폐렴까지 동반돼 상태가 급격히 악화됐다.

심장은 온몸에 혈액을 보내 산소와 영양소를 전달한다. 심장도 근육으로 구성돼 있기 때문에 마찬가지로 산소와 영양소를 공급받을 혈관이 필요하다. 심장의 표면에 왕관 모양으로 생긴 관상동맥은 심장이 움직일 때 심장근육에 혈액을 공급한다. 이 혈관에 당뇨, 고지혈증, 혈압, 담배, 비만 등으로 인해 기름기가 쌓이면 탄력을 잃고 딱딱해지는데, 이를 동맥경화라고 한다. 동맥경화에 의해 심장근육을 먹여 살리는 관상동맥이 좁아져서 심장근육에 혈액이 부족하게 공급되면 가슴 통증을 일으키거나 숨을 쉬기가 어려워지는 협심증 또는 심근경색이 유발된다.

협심증은 일시적인 허혈 상태(혈류가 부족한 상태)로 약 5분 미만의 가슴 통증을 호소하는 질병을 말한다. 안정 시에는 괜찮지만 걷거나 운동 중에 통증이 발생한다.

심근경색은 허혈이 지속돼 심장근육에 손상이 오는 상태를 말한다. 심근경색이 발생하면 안정 시에도 식은땀이 나거나 심한 흉통 혹은 호흡곤란을 호소하기도 하고, 심한 경우 부정맥이 발생하면서 급사로 이어진다.

막힌 관상동맥은 의료용 풍선이나 스텐트라는 금속 그물망을 이용해 혈관을 확장하는 관상동맥확장성형술을 하거나 혹은 관상동맥우회술이라는 수술적 요법으로 치료한다. 이후 심근경색이나 허혈이 재발하지 않도록 혈전 생성을 억제하는 항혈소판제와 심장근육의 회복에 도움이 되는 약제를 사용한다. 아울러 당뇨와 고혈압, 고콜레스테롤혈증, 비만 등 동맥경화증의 위험인자를 억제하기 위해 생활 습관을 개선해야 한다.

즉, 처음에 협심증이나 심근경색이 발생했을 때, 빠르게 병원을 방문해 혈관을 확장시키는 시술을 하고, 재발을 방지하기 위해 생활 습관 교정과 금연이 필수다. 당뇨와 고혈압 같은 기저질환을 잘 관리하고 약물을 꾸준히 복용하는 것도 중요하다. 그렇지 않을 경우, 심근경색의 재발과 스텐트로 확장된 혈관의 재협착이 오면서 심장근육이 다시 괴사되고, 돌이킬 수 없는 심부전이 발생해 박 모 환자처럼 평소에도 숨쉬기가 매우 곤란해진다.

환자는 심장근육이 전반적으로 괴사돼 심장이식 이외에는 방법이 없었다. 승압제와 폐렴 치료를 병행하면서 심장이식을 대기했다. 마땅한 공여자가 나타나는 건 인력으로 어찌할 수 없는 일. 의료진의 목표는 이식 전까지 환자의 체력과 신장 또는 간 등 다른 장기의 기능을 유지하며 잘 버티는 것이다. 그렇게 3개월을 버티고 공여자가 생겨 이식을 성공적으로 진행했다. 심장이식 후 한 달 정도 지나 퇴원한 환자는 숨 쉬는 게 이렇게 편하고, 감사한 일인 줄 몰랐다고 이야기했다. 이 소감을 잊지 않고 작은 일에도 감사하며 좋은 일로 세상에 보답하겠다는 다짐도 했다.

환자는 이 다짐을 잘 지켰다. 약 1년 정도는 말이다. 5년이 흐른 지금은 전보다 몸 관리, 당뇨 관리에 소홀해 내게 잔소리를 듣고 있다. 바빠 살다 보면 건강관리가 느슨해질 수 있음을 이해하지만, 주치의로서 그가 겪은 고통을 되풀이하고 싶진 않기에 잔소리를 하게 된다.

늘 가까이 있고, 누리고 있어 당연한 것들. 자연스레 숨 쉬는 것이 얼마나 소중한지 우리는 편안한 호흡을 잃기 전까지는 알지 못한다. 그 소중한 숨을 잃었다가 우여곡절 끝에 다시 찾아도 어느 순간 또 당연시 여기게 되는 게 사람 마음이다. 그러니 지금 이 순간 나의 환자들이, 나의 독자들이 편하고 안정된 숨의 가치를 한 번 되새겨 보기를 소망한다. 그러면 고마운 마음도 들고, 내 몸을 더 잘 돌보려는 마음도 들지 않을까.

CT로 관찰한 관상동맥의 모습

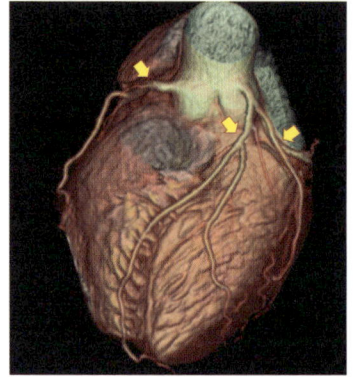

심장근육에 혈액을 공급하는 관상동맥. 좌측에 2개, 우측에 1개가 있다(화살표).

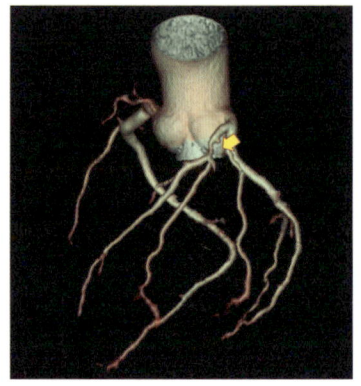

다른 혈관에 비해 좁아진 관상동맥 (화살표)

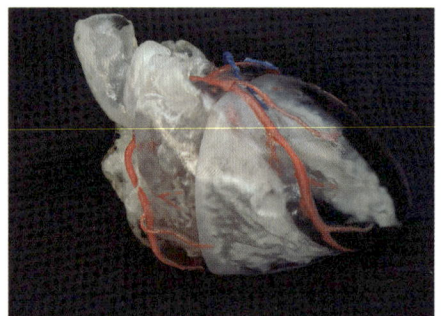

3D 프린팅을 통해 심장과 관상동맥을 재현한 모습

"이제껏 병 하나 없이 살아왔는데… 심부전이라니?"

　　서울 근교에서 과수원을 가꾸는 58세 남성 환자는 평소 자신의 건강에 자신 있었다. 술과 담배를 즐겨했지만 그 흔한 감기도 잘 걸리지 않았다. 농사일을 무척 좋아하고, 이제껏 정말 열심히 살아온 환자는 몸을 열심히 움직였으니 아플 틈도 없다고 여겼다. 가끔 혈압을 재보면 수축기 혈압이 140mmHg 내외였지만 그다지 높다고 생각하지 않았고, 증상도 없으니 굳이 병원을 방문한 적도 없었다.

　　그런 환자가 나에게 방문하기 한 달 전부터 일할 때마다 약간씩 호흡곤란이 생겼다. 가슴도 약간 묵직한 느낌을 받았으나 과식하면 심해져 음식 때문이겠거니 생각했고 며칠 지나면 좀 좋아지는 것 같아 지켜보았다. 그런데 며칠 전부터는 밤에 답답한 증상 때문에 잠에서 깨고, 늘 해오던 일인데 약간만 해도 호흡곤란이 생겼다. 보다 못한 아내의 손에 이끌려 다른 병원을 방문한 환자는 심장이 크고, 심전도에 이상이 있다는 이야기를 듣고 본원을 방문했다.

　　환자의 수축기 혈압은 150mmHg 정도로 다소 높았고, 폐 청진 시 폐부종이 의심됐으며 심장 청진 시 심잡음이 들렸다. 심전도 상 심장을 먹여 살리는 혈관인 관상동맥의 허혈이 의심되는 상황이었다. 그러나 환자의 이야기를 들어보면 급성관동맥증후군(급성으로 생긴 크고 작은 혈전 때문에 관상동맥이 심하게 폐쇄돼 심장에 혈류 공급이 부족해지는 질환)은 아니었을 것으로 생각됐으며, 만성허혈질환과 동반된 2차적인 심장판막질환에 의한 심부전으로 판단됐다.

심장초음파검사를 해보니 역시나 심장 기능이 떨어져 있고, 관상동맥질환이 의심되는 부분에 이미 경색이 진행됐다. 이로 인해 판막이 끌려가면서 제대로 닫히지 않아 승모판폐쇄부전이 심하게 발생해 심부전과 호흡곤란이 생긴 것이다. 아울러 과거에 류마티스열을 앓은 탓으로 판막과 그 판막을 지지하는 끈들이 많이 두껍게 변형돼 있었다. 관상동맥조영술을 해보니 관상동맥의 3개 혈관 중 2개의 혈관이 완전히 막혀 겨우 남은 혈관 하나가 막힌 혈관 주변으로 피를 공급해주고 있었다.

아직 심장근육이 모두 섬유화가 된 건 아니어서 혈관의 재관류(장기나 조직에 혈액의 흐름을 복구하는 일) 요법이 수술이나 시술로 필요한 상태였다. 수술은 가슴뼈를 열고 막힌 관상동맥을 다른 혈관, 주로 내흉동맥 혹은 다리 정맥을 이용해 우회로를 만들어 혈류를 회복시켜 주는 방법이고, 시술은 주로 대퇴동맥 혹은 손목동맥을 이용해 심장까지 관을 삽입해 막힌 혈관에 스텐트를 넣고 나오는 방법이다. 관상동맥질환에 의해 심장근육이 수축하지 않으면 이차적으로 승모판막폐쇄부전이 나타날 수 있어 이 경우는 관상동맥질환을 먼저 해결해야 한다. 이후 약물을 사용하면서 시술과 약물치료로 진행할 수 있다.

그러나 환자는 관상동맥의 큰 혈관이 2개나 막힌 관상동맥만성완전폐색으로 시술 시간이 매우 오래 소요되리라 예상됐다. 과거에 앓은 류마티스열로 이차적인 판막의 손상이 이미 진행됐고 좌심방도 매우 큰 상태여서 승모판막을 치환하는 편이 환자의 장기적인 예후에 좋을 것으로 판단돼 관상동맥우회술과 승모판막치환술을 함께 하는 수술을 진행하기로 결정했다.

관상동맥만성완전폐색은 혈관이 손상과 회복을 거듭하며 서서히 폐쇄되는 것으로 시술적 치료가 까다롭다. 스텐트 치료법은 기구나 재료가 발전되고 시술 의사들의 숙련도가 높아지면서 성공률과 합병증 모두 좋아지고 있지만, 아직까지는 단순 협심증에 비해 시술 난도가 높고, 합병증 발생의 위험과 비용도 부담되는 편이다.

환자는 불행인지 다행인지 급성으로 혈관이 막힌 게 아니어서 급사하거나 수일 내로 급격한 증상의 발생이 생기지는 않아 환자에게 무엇이 최선인지 고민할 시간적 여유가 약간 있었다.

환자와 보호자에게 우선 현재의 상태를 설명하고 약물을 사용하면서 수술 날짜를 잡겠다고 설명했다. 내 이야기를 들은 환자는 너무 억울하고 속상해했다. "나는 이제껏 병 하나 없이 잘 살아왔는데 왜 갑자기 수술이냐"고…. 청천벽력 같은 진단에 놀람과 두려움도 교차했다. "심장수술은 가슴을 열고 하는 매우 위험한 수술 아니냐" "수술방에 들어가서 못 나오면 어쩌냐" 하는 걱정이 앞선 환자는 수술은 절대로 하고 싶지 않다고 했다.

환자의 걱정만큼은 아니어도 수술 난도가 높기는 했다. 머리로 가는 혈관이 동맥경화로 좁아져 수술 후 뇌경색이 발생할 확률도 높았으며, 관상동맥과 판막 수술을 한꺼번에 해야 해서 수술 시간도 좀 더 걸리고 합병증 부담도 일반 수술보다 높을 수 있었다. 환자는 병원에서 주는 약을 먹으니까 좋아졌다며, 굳이 수술은 필요 없다고 했다. 실제로 환자는 입원 중 심부전 약물을 사용하면서 호흡곤란, 흉통, 가슴 답답함 등의 증상이 가셨다.

심장내과, 심부전 전문의로서 정말 많이 듣는 말이 있다. "나는 병 하나 없었는데 왜 심부전이냐" "왜 수술을 해야 하냐" "이 약은 한 번 먹으면 평생 먹어야 하는 것이냐" "혈압약, 당뇨약을 평생 먹어야 하느냐" 등등 환자들이 어떤 맥락으로 이런 이야기를 하는지, 얼마나 무서울지 이해되는 한편, 환자에게 올바른 정보를 전해야 한다는 책임감이 느껴진다. 정보가 부족하고 잘못된 정보에 노출될수록 이런 우려가 켜켜이 쌓이기 때문이다. 환자에게 천천히 현재의 상태를 설명하고, 약을 드시지 않을 때, 혹은 수술을 하지 않을 때 일어나는 문제들에 대해서 자세히 설명하면서 환자가 수긍할 때까지 노력과 시간을 들인다.

내가 전공의 시절의 일이다. 그때는 당직이 많은 데다 환자를 보고 연구하는 것 외의 일상생활은 꿈도 못 꿨다. 그러다 어느 날 출근하려고 차를 탔는데 주차장을 나서자마자 갑자기 차에서 '펑' 하는 소리가 나더니 차가 주저앉아 버렸다. 한쪽 타이어가 하도 오래 써서 마모됐고, 아슬아슬하게 버티다 그날 터져버린 것이다. 운전을 가끔씩만 하고 워낙 바쁜 데다 차에 관심도 적었던 나는 타이어가 오래되면 마모되고 교체가 필요하다는 인식 자체가 없었다. 주차장에서 그랬기에 망정이지 고속도로에서 펑크가 났다면 어땠을까, 정말 아찔했다. 그런데 만약 내가 "내 차는 사고 한 번 안 나고, 정비소를 다녀 본 적도 없는데, 이런 일이 생겨서 너무 속상해"라고 이야기하면 반응이 어떨까? 관리에 소홀했으면서 하소연만 한다고 잔소리를 들었을지 모른다. 타이어를 비롯한 차 상태를 정비소에서 정기적으로 점검하고 교체할 부품이나 이상이 있으면 조치하는 게 당연한데, 차에 무지하고 시간도 부족했던 나는 정비소 한 번을 안 간 채 내 목숨을 담보로 차를 운전하고 있던 셈이었다. 그날은 터진 곳을 응급으로 메워 출근했지만 그 상태로는 당연히 오래가지 못한다. "이제 차가 움직이니까 괜찮아"라고 할 일이 아니라 타이어 교체 등의 적절한 조치가 필수다.

이 환자도 마찬가지다. 미리미리 병원에서 검진받고, 혈압이 높으면 조절하고, 흡연을 자제했다면 지금처럼 혈관이 망가지지 않았을 것이다. 심부전 증상은 약물로 잠시 조절될 수 있지만 근본적인 혈관과 판막 문제를 해결하지 않는다면 결국 다시 증상이 재발할 테니 수술적 요법으로 교정하는 것이 바람직하다. "나는 병원에 한 번도 간 적 없는데…" "병 한 번 걸린 적 없는데…"라는 생각은 어찌 보면 위험하다. 나이가 들면 세포 기능도 떨어지고, 몸에 문제들이 나타나는 것도 사실이다. 요즘 같은 때에는 환경호르몬이나 미세먼지, 바이러스 등 눈에 보이지 않는 것들이 우리 몸을 공격하기도 한다. 너무 과도한 걱정도 문제겠지만, 어느 정도 자신의 몸을 살피고 적정하게 교정할 수 있는 것들, 예를 들어 혈압, 당뇨, 고지혈증, 비만, 흡연 등은 적극적으로 해결해 내 몸을 돌보아야 한다.

그렇다면 이 환자는 어떻게 됐을까? 결국 수술을 받지 않고 과수원으로 가셨을까? 다행히도 환자는 마음을 돌렸다. 과한 두려움을 극복하고, 자신의 건강과 가족을 위한 선택을 했다. 환자는 관상동맥우회술과 판막치환술을 잘 마치고, 동맥경화에 대한 고지혈증약과 심부전 약물들을 사용하면서 외래를 다니고 있다. 술과 담배는 이제 끊고 자신의 몸을 좀 더 잘 살피려고 노력한다. 과수원 일을 열심히 하며 전처럼 작은 움직임에 숨이 차는 일도 더는 없다.

수술을 받은 건 여러모로 환자에게 이득이었다. 수술 전 검사 중 대변검사에서 혈변이 의심돼 수술 후 시행한 대장내시경에서 대장암이 발견된 것이다. 다행히 초기에 발견돼 항암 수술 대신 대장 부분 절제로 수술이 끝났다. 대장 수술까지 마치고 온 환자는 "수술받기가 너무 겁나고 무서웠다"며, "그땐 도망치고 싶었는데 이렇게 심장수술도 잘되고, 대장암도 일찍 발견해 수술하게 돼서 고맙다"고 했다.

의료 기술의 발달로 우리의 평균 수명이 높아졌다. 그렇다고 무병장수의 꿈이 이뤄진 건 아니다. 오히려 유병장수라는 우스갯소리도 흔한 요즘, 병원을 한 번도 안 다닌 건 자랑이 되지 않는다. 정기적으로 검진받고, 필요한 진료를 받아 내 몸을 적절히 잘 살피고, 적시에 맞는 치료를 받는 게 무엇보다 현명한 시대다.

관상동맥 관련 시술의 종류

흔히 개복 또는 가슴 열어야 하는 수술적 치료를 수술, 치료 부위를 직접 여는 대신 작은 관을 혈관을 통해 삽입해 치료하는 것을 시술이라고 한다. 관상동맥 관련 시술에는 크게 두 가지가 있다.

1) 관상동맥스텐트시술

관상동맥이 좁아진 부위를 시술로 넓혀주는 것으로 아래 그림과 같이 급성심근경색 혹은 허혈성심질환 환자들에게 적용한다. 다리의 큰 혈관인 대퇴동맥이나, 손목의 요골동맥으로 기구를 넣어 문제가 있는 부위까지 접근해 치료한다. 시술 후 해당 부위가 지혈이 되지 않는 경우도 있어 주의해야 한다. 시술 부위 주변으로 멍이 들기도 하는데, 만약 크게 만져지거나 혹은 손, 발의 감각 저하, 색 변화 등이 생기면 주치의에게 이야기해야 한다.

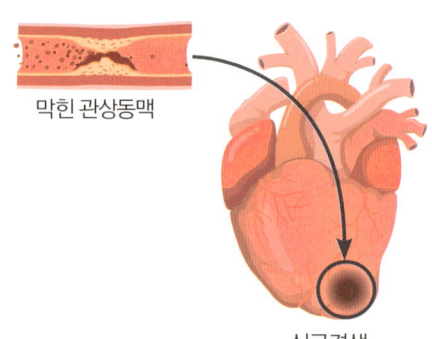

막힌 관상동맥 / 심근경색

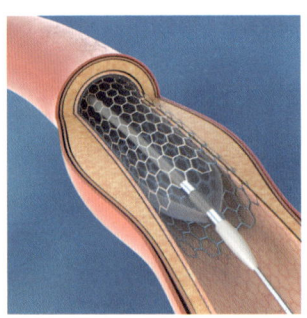

스텐트 시술

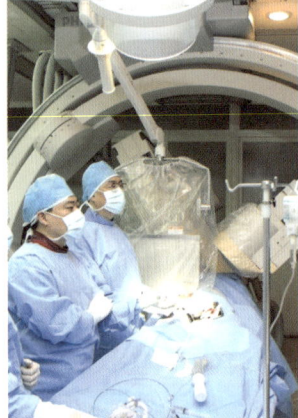

대퇴동맥을 통해 관상동맥스텐트시술을 하는 장면. 혈관 조영실에서 환자의 혈관을 보면서 스텐트 삽입 부위를 결정한다.

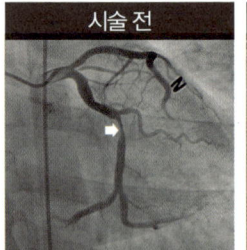

화살표 쪽의 좁은 혈관이 스텐트 시술 후 넓어졌다.

2) 관상동맥우회술

관상동맥의 막힌 부분을 대신해 막히지 않은 부분끼리 연결되는 일종의 우회 길을 만들어 심장에 원활히 혈액을 보내도록 하는 수술이다. 우회용으로 쓸 혈관은 주로 허벅지나 종아리 부근의 큰 정맥, 또는 흉곽 안쪽에 있는 속 가슴동맥이나 팔 안쪽의 요골동맥을 떼어낸다.

심장을 세우는 펌프를 사용하지 않고 수술하는 경우도 있고, 갈비뼈 옆을 절개해 최소 침습으로 수술하고 빠르게 퇴원하는 경우도 있다. 적기에 수술하면 안전하면서도 확실한 치료 성과를 얻을 수 있으니, 괜한 두려움으로 수술 시기를 늦추지 않는 것이 좋다.

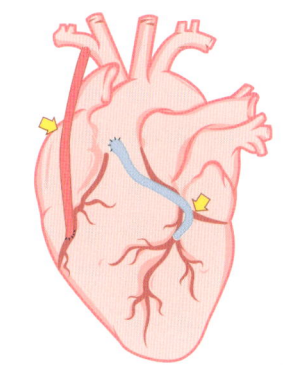

관상동맥우회술 모식도. 화살표는 우회로를 만든 혈관을 가리킨다.

 관상동맥우회술을 받은 또 다른 환자의 편지

덕분에 많은 고비를 이겨낼 수 있었어요

건강 하나만큼은 자신했는데… 지금 보니 자신이 아니라 자만이었네요. 특히 지난 1년은 75년의 삶 중 가장 악몽 같은 시간이었어요.

악몽이 시작된 그날, 저는 여느 때처럼 즐겁게 등산 중이었습니다. 가슴에 가벼운 통증이 스쳤지만, 잠시 쉬니까 괜찮더라고요. 그냥 지나치려다 혹시나 하는 마음에 가까운 병원으로 가 검사받았더니, 충격적인 소식이…. 심장을 통하는 동맥이 거의 다 막혀 매우 위험한 상태라고 하더군요. 긴급 수술이 필요하다고 했죠. 수술의 고통, 회복 기간 등 여러 가지 어려움이 예상됐지만, 수술이라도 받을 수 있는 상태라는 데 감사하며 고민 끝에 수술받기로 결정했습니다. 2020년 8월 18일 인천세종병원에서 심장수술 권위자인 이영탁 교수님의 집도로 불안 없이 이 수술을 받을 수 있었습니다. 의료진의 헌신 덕분에 회복도 빨랐습니다.

그런데 퇴원 후 며칠이 지나지 않아 또 심한 고통이 느껴져 응급실로 향했습니다. 코로나19 검사 후 음압병동에 누워있는데 '죽는 게 이런 거구나' 싶더군요. 어머니와 아내 생각밖에 나지 않았어요.

수술실로 옮겨져 살펴보니 심장에 물이 차 고통스러웠던 거였습니다. 고인 물을 뺀 후, 심장내과 김경희 교수님의 각별하고도 세심한 검사와 처방을 받았습니다. 조금씩 고통에서 벗어나 9월 5일 퇴원했죠.

퇴원 후 김 교수님의 조언대로 하루도 거르지 않고 집 앞 공원을 돌았습니다. 점점 운동량을 늘리며 3개월 후쯤에는 전처럼 등산도 했어요. 오래간만에 오른 산 정상에서 저도 모르게 눈물이 흘렀습니다.

그렇게 6개월간은 잘 지냈는데, 또 한 번의 시련이 닥쳤습니다. 외래 진료일에 맞춰서 김 교수님의 추천으로 받은 대장내시경검사에서 대장암을 발견했습니다. 3기인 데다 종양 크기와 상태가 나빠 빨리 수술을 받아야 하는 상황이었습니다. 심장도 아직 완전히 회복되지 않았는데 또 수술받아야 한다니. 다행히 수술은 잘 끝났지만, 여러 약을 복용하는 중에 문제가 생겨 김경희 교수님께 연락을 드렸습니다. 교수님 덕분에 올바른 복용 방법을 알게 됐고, 잘 치료받으며 빠르게 회복할 수 있었습니다.

퇴원 후 바로 어머니 곁으로 달려가 잘 보살펴드렸고 임종까지 지킬 수 있었습니다. 의료진들 덕분에 가능했던 일입니다.

이제 남은 삶 동안 베풀고 봉사하면서 살아가겠습니다. 감사합니다.

협심증, 사람마다 양상 달라 적극적으로 대처해야

해가 질 무렵, 당일 접수한 환자가 마지막으로 진료실의 문을 열었다. 한 손에는 협심증 발작 시 혀 밑에 뿌리는 니트로링구알(Nitrolingual) 스프레이를 꼭 쥐고, 다른 손으로는 가슴을 잡고 울먹였다. 많이 불편해 보이는 환자는 그날 하루 종일, 다니던 정신건강의학과를 비롯해 3곳의 병원을 거치느라 서울 한 바퀴를 돌고서야 나에게 왔다고 했다.

50대 초반의 환자는 3년 전에 폐경을 한 후, 새벽마다 가슴 통증이 있었다. 특히 신경을 많이 쓰거나 일 때문에 스트레스를 받으면 쥐어짜는 듯한 통증이 매우 심했다. 3년 전 큰 대학병원을 찾아 관상동맥질환을 확인하기 위한 조영술을 하고, 심장초음파검사와 운동부하검사를 했으나 이상 소견이 없다는 이야기를 들었다. 환자는 심장이 문제가 아니라 마음의 문젠가 싶었다. 스트레스가 심하고, 사람이 많은 곳에 가면 가슴이 답답한 증상이 심해져 이번엔 정신건강의학과를 찾았다. 공황장애 약을 복용하면서 가슴이 답답한 증상이 다소 완화됐다. 2년 정도 심한 가슴 통증은 없었으나 그래도 가끔 답답했다. 정기적으로 심장내과에서 진료를 받았지만 이상 소견은 없었다. 그런데 근래에 들어 스트레스가 없는 상황에서도 가슴이 아팠다. 쥐어짜는 듯한 통증이 반복됐으며, 니트로링구알 스프레이를 뿌리면 반짝 나아졌다가 통증이 재발했다.

나를 처음만난 그날, 환자는 다니던 심장내과에 갔으나 환자가 많아 응급실로 가라는 이야기를 들었다. 두 번째로 찾은 병원에서는 이전에 한 관상동맥조영술이 잘 됐고, 현재 심전도도 정상이기 때문에 우선 약물을 쓰며 지켜보자고 했다. 세 번째로 찾은 정신건강의학과에서는 약을 많이 썼음에도 나빠지니 심장전문의를 만나보라고 했다. 어느 병원에서도 이러다 할 답을 듣지 못한 환자는 가슴이 계속 아파서 마지막으로 지푸라기라도 잡는 심정으로 본원을 방문했다.

"병원에서는 다 정상이라는데, 나는 왜 아플까요?"

눈물까지 흘리는 환자를 보니 안타까운 마음이 들었다. 한편으로는 병원을 세 군데나 가느라 서울 한 바퀴를 돌고 우리 병원으로 먼 길 오기까지 버텨준 심장으로 보아, 급사 위험이 있거나 심근경색은 아닌 것 같았다. 나는 환자를 안심시키며 환자의 증상을 통해 하나씩 감별 진단을 해보았다.

'심전도와 가슴 엑스레이 결과는 정상. 니트로링구알에 반응이 있음. 폐경 이후 증상이 악화됨. 날씨가 추울 때, 음주 후, 스트레스를 받을 때, 때론 이유 없이 새벽 녘에 증상이 더욱 심해짐.' 이런 상황을 종합해볼 때 이형성협심증이 의심됐다.

협심증은 심장을 먹여 살리는 혈관, 즉 관상동맥이 좁아져 심장근육에 피를 적절히 공급하지 못할 때 생기는 질환으로 흉통과 호흡곤란을 동반하며, 심장근육이 괴사되는 경색 혹은 부정맥까지 이어질 경우 심장마비를 일으킬 수 있다.

관상동맥이 좁아지는 이유는 크게 둘로 나뉜다. 하나는 동맥경화로 혈관 안쪽에 찌꺼기가 쌓여 피가 이동할 통로가 좁아지는 것이고 다른 하나는 수축성 경련이다. 혈관 안쪽이 깨끗하더라도 수축성 경련이 일면 마치 혈관의 통로가 좁아진 것처럼 심장근육에 산소를 공급하지 못한다.

후자의 원인으로 발생하는 협심증을 이형성협심증 혹은 변이형협심증이라 한다. 동맥경화로 혈관에 찌꺼기가 쌓였다면, 언제 검사를 해도 병변(병으로 인한 변화)을 찾을 수 있지만 이형성협심증은 눈에 띄는 병변이 없고, 관상동맥조영술을 해봐도 결과가 깨끗하다.

이형성협심증인지 확인하려면 에르고노빈(Ergonovine)이라 불리는 약물을 투약해 스트레스를 유발하고, 혈관에 수축을 일으켜서 심전도의 변화, 흉통 발생 시의 변화를 살핀다. 이마저도 환자가 따로 약물을 복용 중일 때는 검사에 혼선이 생겨 진단이 어렵다.

또한 다른 질환의 증상과 비슷하다는 점도 진단을 어렵게 한다. 술과 담배, 스트레스로 악화되며 새벽녘에 주로 나타나는 흉통은 역류성식도염 증상과 같다. 고지혈증 등 다른 위험인자가 없는데 폐경 이후의 여성에게서 유발될 경우, 갱년기 증상이라 치부하기 십상이고 실제 증상이 없을 때 심전도검사나 관상동맥 CT검사를 하면 이상 소견이 없다. 여기서 추가 약물 검사까지 해봐야 이형성협심증인지 확인할 수 있기 때문에 환자의 입장에서는 진단받기까지의 과정이 꼬불꼬불한 구만리 산길과 같다.

나는 먼 길을 돌아 우리 병원으로 온 환자를 우선 입원시켰다. 환자에게 심전도 검사 장비를 부착하고 밤 사이 심한 흉통이 있을 때의 변화를 살폈다. 외래에서 검사한 심전도와 완전히 다르게 T wave 역위(보통의 심전도 그래프처럼 위로 뾰족하지 않고, 아래로 뾰족한 상태)가 관찰됐다. 이때 혈관을 확장시키는 니트로링구알 스프레이를 뿌리면 잠시 후 흉통이 가시면서 심전도의 T wave 역위도 사라졌다. 다음날 관상동맥조영술을 시행했는데, 안정된 상태에서는 혈관이 아주 깨끗했으나 자극을 유발하는 약물을 주입하자 관상동맥이 심하게 수축하면서 환자가 눈물을 흘릴 정도로 심한 흉통이 동반됐다.

결국 이 환자는 관상동맥의 수축성 경련으로 인한 이형성협심증으로 확진됐다. 환자의 어머니가 머리 쪽 혈관에 문제가 있었다는 말을 듣고 혹시 몰라 머리 혈관 촬영도 해봤더니 모야모야병이라는 혈관질환이 발견됐다. 환자의 경우가 희귀한 데다 모야모야병과 이형성협심증의 연관 가능성을 고려해 케이스 리포트를 했다.

환자는 스트레스를 받거나 불안정할 때 혈관이 수축됐기 때문에 심신을 안정시키는 정신건강의학과 약이 처음에는 증상 완화에 도움이 됐을 수 있다. 다만 궁극적인 해결책이 아니고 혈관확장제 등의 심혈관 약물치료가 필요한 상황이었기에 점차 효과가 떨어진 것으로 보인다.

환자는 지속적으로 혈관확장제를 복용하면서 정신건강의학과 약은 모두 중단했다. 지금까지 수년째 가슴 통증이 전혀 없고, 가끔 날씨가 추울 때는 예방 차원에서 니트로링구알 스프레이를 사용한다.

외래를 꾸준히 방문한 환자는 진료실에 들어올 때마다 환하게 웃었다. 우리의 마지막 진료 때는 "내 이야기를 잘 들어주어서 정말 고맙다"고 했다. 검사해보면 이상이 없다는데 자주 아픈 자신이 너무 민감한 게 아닌가 많이 고민했다면서, 가슴 통증 없이 지내는 하루하루가 정말 행복하다고 덧붙였다.

환자는 연신 내게 고맙다고 했지만, 짐작하건대 환자가 기존의 심장내과에 계속 다녔어도 거기서 언젠가는 이형성협심증 검사를 했을 것이다. 모든 검사는 순차적으로 진행된다. 나 또한 모든 환자에게 처음부터 이형성협심증 검사를 하지는 않는다.

이름이 같은 사람들의 얼굴 생김새가 다르듯이, 같은 질환이라도 조금씩 그 양상이 다르게 나타날 수 있다. 때문에 처음부터 명확한 진단을 하기가 쉽지는 않다.

환자와 의사의 사이에도 궁합이 있어서 시간을 두고 환자를 파악한 후에야 진단 가능한 경우도 있다.

또한 나이가 들면서 처음에는 정상이었던 부분에서 다른 문제가 생기기도 한다. 따라서 몸에 불편한 곳이 있으면 혼자 끙끙 앓기보다는, 현재의 증상과 변화 양상을 잘 기억해 적극적으로 담당 주치의에게 알리고 상담하기를 권한다.

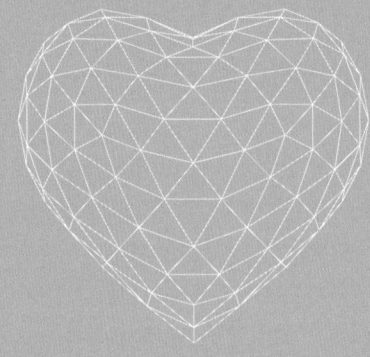

SECTION 04

부정맥과 심부전

모두가 머리를 맞대 15살 소녀의 심장을 다시 뛰게 하다
심방세동에서 뇌졸중과 편마비까지, 악화일로를 끊는 4시간의 골든타임
"박동기 덕분에 이제 호흡곤란이 없어졌어요"

모두가 머리를 맞대
15살 소녀의 심장을 다시 뛰게 하다

그날은 휴가였지만 밀린 일이 많아 출근했다가 밤 늦게야 연구실을 나섰다. 응급실을 막 지나는 길, 심폐소생팀을 부르는 다급한 소리에 걸음이 멈췄다. 솔직히 '오늘은 원래 휴가니까 그냥 갈까?' 하는 마음도 없지 않았으나, 위급한 환자라는 시그널을 그냥 지나칠 수가 없었다. 게다가 이 시간엔 인력도 부족할 터. 응급실로 발길을 돌리자 키는 성인만해도 얼굴은 앳된 소녀가 심폐소생술을 받고 있었다. 소녀를 살피던 응급의학과 의료진은 나를 발견하자마자 말했다.

"선생님, 부정맥으로 왔는데 오자마자 심정지가 발생했어요. 심장이식을 고려해야 할 수도 있으니 선생님 과로 입원시켜주세요."

밖에서 울고 있는 부모님과 소녀의 얼굴 위로 무수한 병명이 떠올랐다. '결국 이식이 최선이겠지'라는 생각을 하면서도 일말의 희망을 기대하며 심장초음파를 진행했다. 안타깝게도 비대해진 심장은 전혀 움직이지 않았다.

보호자에게 환자의 상태를 설명하면서, 그래도 나이가 어리고 좀 더 검사해보면 회복 가능한 다른 병으로 진단될 수도 있으니 비관적으로만 바라볼 필요는 없다고 전했다. 이 말은 나를 포함한 우리 의료진의 바람이기도 했다.

우선 혈압이 불안정하고, 심장이 제 기능을 하지 못하는 환자에게 에크모를 삽입해 중환자실로 입원시켰다. 중환자실에서 하루가 지나 환자를 재운 약제들을 중단하고 깨워보았다. 의식이 또렷한 환자는 심장 외의 다른 장기는 모두 정상이었으나 다리를 움직이지 못했다. 잘 작동하는 에크모만 남겨두고 기관삽관을 빼자 소녀 환자가 순진한 눈으로 물었다. "교수님 제가 어디가 아픈가요?"

현재 상태를 설명하고 그간의 증상을 구체적으로 묻자, 환자는 수개월 전부터 심장박동에 맞춰 목에서 개구리 뛰듯 볼록볼록 움직임이 있었다고 답했다. 짐작되는 질환 가운데 정확한 병명을 골라내기 위해서는 에크모를 달고 환자의 상태를 살펴야 했다.

에크모는 몸 밖으로 혈액을 빼낸 뒤 인공폐와 혈액 펌프로 산소를 공급한 후 다시 몸에 넣어주는 의료기기이다. 심장이나 폐를 대신해서 인공호흡기로 대처할 수 없는 심부전증, 폐부전증 환자에게 사용하는데, 이 환자처럼 심부전증에 사용하는 경우에는 폐 기능이 정상적이라면 기관삽관을 제거하기도 한다. 심장이식까지 오래 기다려야 하지만, 다른 장기에는 문제가 없을 때 시도하는 방법으로 의식이 명료하다면 에크모를 달고 식사도 가능하다.

이제 막 중학교 3학년이 된 이 환자의 심장은 안타깝게도 전혀 움직일 생각이 없어 보였다. 에크모 없이는 버틸 수가 없는 상황. 왜 이 어린 소녀의 심장이 이토록 심한 심부전에 이르게 됐을까, 며칠을 고민했다.

키는 이미 성인만 했고, 다른 장기도 제대로 발육이 돼 정상으로 기능했다. 갑상선 기능도 정상이었고 내분비 문제도 없었다. 심장 외에 다른 이상이 없어 비후성심근병증이나 확장성심근병증 혹은 심근염을 대표적으로 감별 진단할 수 있었다.

심근염의 경우 에크모로 심장을 쉬게 해주면 호전되는 경우가 많다. 이렇게 이전 병력이 없는 환자가 에크모를 달면 일주일 정도는 지켜보면서 심장이 회복되기를 기다린다. 그러나 이 환자는 열이 난적도 없고 심근 효소 수치가 크게 오르지도 않았기에 심근염의 가능성이 매우 떨어졌다.

일주일을 기다려도 환자의 심장 기능이 돌아올 생각을 하지 않았다. 부모님과 심장이식에 대해 상담했을 때, 의료진도 부모님도 모두 암울한 분위기였다. 어린 나이에 이 큰 수술을 견딜 수 있을까? 수술로 끝이 아니라 면역억제제도 꾸준히 복용해야 하는데… 아픈 자녀에게 이식이 더 고통을 줄 수도 있다고 생각한 부모님은 심장이식에 대해 매우 회의적이었다. 심장이식 후 잘 관리하며 살 수 있는 방법이 많지만 아무래도 부모는 아이가 견디고 넘어야 할 장벽이 더 크게 보인다.

고민하며 지켜보는 사이 다시 일주일이 흘렀다. 에크모를 삽입한 지도 열흘이 지났다. 소녀가 잘 견뎌 줘 고마운 한편, 이 환자가 감당해야 할 수고를 하루 빨리 덜 수 있기를 바랐다. 심장내과뿐 아니라 다른 과와 협진해 머리를 맞댔다. 우리가 놓치고 있는 게 뭘까?

당초 심장이 크고, 좌심실 기능이 떨어져 확장성심근병증을 의심했으나 환자가 내원 수개월 전부터 느꼈다는 '심장박동에 맞춰 개구리 볼처럼 목이 볼록볼록 하는 증상'은 심실부정맥의 특징 중 하나이다. 아울러 심장 기능은 너무 떨어져 있지만 심전도 상 심근은 어느 정도 살아 있었다. 환자는 심실빈맥이 너무 자주 지나갔다. 리도카인(Lidocaine)이나 아미오다론(Amiodarone)처럼 심실빈맥에 사용하는 약을 쓰면 잠시 멈추었지만 곧 다시 재발했다.

심전도를 유심히 살피다가 에크모가 있으니 괜찮을 것이라 생각하고 베라파밀(Verapamil)이라는 약제를 사용해봤다. 심장 기능이 떨어진 환자에게 베라파밀을 사용하는 건 다소 모험이다. 이 약제가 심장의 수축 기능을 더욱 떨어뜨리기 때문이다. 하지만 환자가 겪는 증상의 원인이 부정맥인지 확인할 수 있다면 베라파밀을 사용해볼만 했다.

내 예상이 맞았다. 투약한 후 환자의 부정맥이 바로 좋아졌다. 비록 베라파밀을 사용하고 부정맥이 좋아진 것을 확인한 후 심장이 잠시 멎었지만 다행히 에크모가 있어서 문제없이 다시 회복됐다. 결론적으로 이 환자는 부정맥으로 특발성 심실빈맥이 심해진 케이스였다.

심실빈맥은 심실에서 전기적 이상이 생겨 심장이 비정상적으로 빨리 뛰는 상태이다. 심한 심부전 이후 발생하는 경우에 급사를 유발할 수 있어 조심해야 한다.

그러나 특발성 심실빈맥은 구조적 이상이나 원인 질환 없이 발생한 심실빈맥을 일컫는다. 약물치료나 이상 부위를 전기로 소작하는 시술 등으로 호전될 수 있다. 보통은 예후가 좋지만 이 환자처럼 에크모를 넣을 정도로 심하게 오는 경우는 케이스 리포트를 할 정도로 희귀하다.

나는 즉시 부정맥팀을 불러 에크모를 한 상태에서 환자의 심장에서 심실빈맥을 발생하게 한 전기 길을 찾아 전기소작을 하고 며칠 더 중환자실에서 안정화시킨 후 일반 병실로 옮겼다.

이 환자와 만난 지 이제 6년이 지났다. 에크모까지 달았던 이 환자의 심장은 어떻게 됐을까? 당시 시술 이후 모든 심장 기능이 정상적으로 돌아왔다. 이제 대학생인 환자는 심장을 보호하는 약도 더 이상 복용하지 않고 1년에 한 번 정도 검진을 받는다.

만약 환자의 심 기능이 호전되지 않을 거라 생각하고 심장이식을 했다면 어땠을까? 지금쯤 면역억제제를 매일 복용하고, 추후 임신과 출산을 하기도 어려웠을 것이다.

신속하게 병을 파악하고 진단하는 것도 좋지만, 이 환자처럼 시간과 그에 비례

하는 노력을 들여야 보이는 심부전 질환도 있다. 특히 이 환자는 다학제협진으로 여러 사람이 머리를 맞대고 고민하지 않았다면 문제해결의 실마리를 찾지 못하거나 성급한 판단을 내렸을 수도 있다. 환자를 위해 놓친 것은 없는지 서로 생각해보고 고민하는 다학제협진이 필요한 이유를 새삼 깨닫는다.

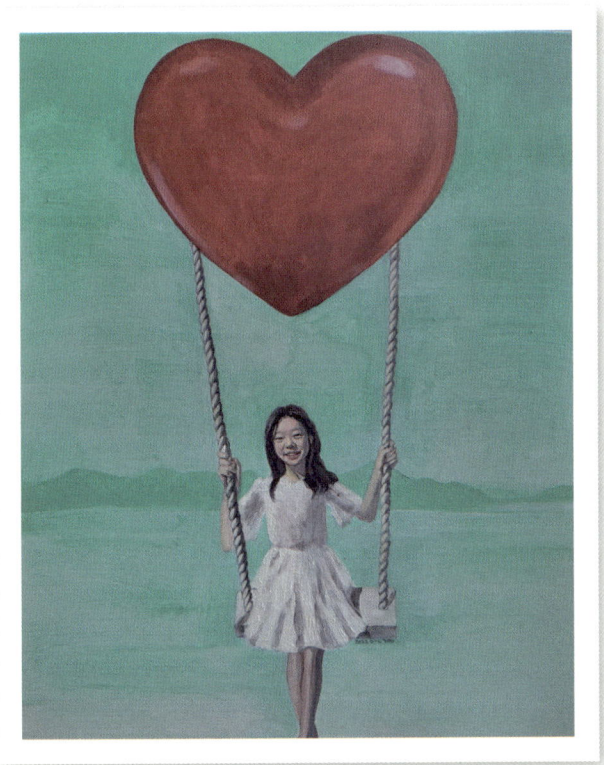

심방세동에서 뇌졸중과 편마비까지, 악화일로를 끊는 4시간의 골든타임

만으로 78세가 된 여성 환자는 고혈압과 고지혈증으로 약물 복용 중이었지만, 친구들과 산행도 다닐 만큼 정정하고 일상생활에 전혀 지장이 없었다. 그러다 내원하기 한두 달 전부터 조금만 걸어도 숨이 차, 좀 지켜보다가 외래를 방문했다.

심전도 상으로는 정상 동율동을 보였으나 엑스레이로 본 심장이 다소 컸고 폐음을 청진했을 때 폐부종이 동반됐다. 피검사 상 신장이나 간 기능에는 이상 없어 보여도, 심부전 수치인 NT-pro BNP(Brain Natriuretic Peptide, 뇌나트륨이뇨펩티드)가 정상의 10배 이상으로 높았고, 심장초음파 상 좌심실의 수축 기능은 정상이나 피를 받아들이는 이완 기능에 장애가 있었으며 좌심방도 컸다.

심장은 우리 몸의 펌프로, 그 역할이 크게는 피를 받아들이는 이완 기능과 전신으로 짜주는 수축 기능으로 나뉜다. 전신으로 피를 보내는 수축 기능이 정상이라도 고혈압이나 고령 등으로 좌심실이 뻣뻣해지면 피를 충분히 받아들이지 못해 좌심방이 커지고 폐부종이 나타날 수 있다. 이를 이완기심부전이라고 한다. 폐경 이후의 여자, 당뇨, 고혈압 그리고 비만인 환자에게서 잘 나타나는데, 평소 고혈압이 있었던 이 환자는 이완기심부전과 동반된 폐부종으로 숨이 찬 케이스였다.

이완기심부전을 치료하려면 우선 관상동맥질환(협심증)이 원인인지를 살펴야 한다. 허벅지 쪽 동맥에 기다란 관을 넣고 심장까지 올려 보내, 심혈관을 여러 각도로 관찰하는 관상동맥조영술을 이 환자에게 시행했고, 이상이 없음을 확인했다.

환자의 집이 지방이고 지인 소개로 내게 온 터라, 외래 치료는 부담될 것 같았다. 우선 입원 후 폐부종을 호전시키고, 약물을 조절하면서 심장재활과 심부전에 대한 교육을 진행하는 한편, 심부전을 일으키는 다른 원인을 감별했다. 환자의 좌심방 크기가 계속 마음에 걸려 입원 중 지속적으로 심전도 모니터링을 했는데 며칠 동안 심방세동이나 부정맥도 없고 심박동수 또한 일정했다.

환자가 퇴원하는 날, 다시 한번 심부전 환자가 알아 두어야 할 점들을 차근차근 설명했다. 단백질을 꼼꼼하게 챙긴 건강한 식사, 근력운동과 유산소운동의 병행, 올바른 약물 복용법, 기타 주의 사항에 대해 이야기하고, 혹시라도 두근거림, 호흡곤란, 발목 부종, 어지러움, 누웠을 때 숨이 찬 증상이 나타나면 지체 없이 병원을 방문하라고 강조했다. 마침 환자의 연고지 근처 대학병원에 내 후배가 심부전 전문의로 근무 중이라 소견서도 잘 작성해서 보냈다.

환자가 퇴원한 후 1년 동안은 별다른 일이 없다가 한파가 몰아친 12월의 어느 날 새벽, 보호자에게서 연락이 왔다. 어머니의 한쪽 팔이 움직이지 않아 응급실로 갔고, 거기서 머리 혈관이 막혀 뇌경색이 왔다는 이야기를 들었다고 한다. 해당 병원에서 혈전용해술을 해야 한다고 하자, 위험한 시술이라는 말에 걱정이 앞선 보호자가 내게 전화를 건 것이다. 꼭 필요한 시술이라면 서울의 더 큰 병원에서 하면 안 되는지 묻는 보호자에게 나는 절대 움직이지 말라고 답했다. 지금 있는 병원에서 꼭 시술받으라고 거듭 말한 후 그 병원에 있는 후배 교수에게 연락해 심장을 다시 봐달라고 부탁했다.

　알고 보니 환자는 한두 달 전부터 가끔 가슴이 두근거리고 덜컹거리는 증상이 있었는데도 외래를 방문하지 않았다. 새벽기도에 열심이었던 환자는 유난히 추운 날에도 새벽에 문을 나서다가 한쪽 팔과 다리에 이상을 느꼈다. 응급실에서 환자의 심전도검사를 해보니 맥이 빨랐고 심방세동이 있었다. 심방세동 때문에 생긴 혈전이 혈관을 막아 뇌졸중으로 이어진 것이다.

　환자에게 들이닥친 뇌경색, 그리고 뇌동맥이 터지는 뇌출혈을 합쳐 뇌졸중이라 한다. 뇌졸중은 '중풍'이라는 단어로도 잘 알려져 있다. 중풍이라니, 환자나 보호자에게는 눈 앞이 깜깜한 진단명이다. 몸 한쪽이 마비되거나 일상생활이 불가능한 환자는 물론, 간병하는 보호자 또한 삶의 질이 떨어지기 때문이다.

　뇌졸중을 유발하는 주요 요인 중 하나가 바로 심방세동이다. 심장 부정맥 중 가장 흔한 질환인 심방세동은 임상에서는 뇌졸중과 심부전의 중요한 위험 요소로 작용해 의료 전반에 걸쳐 영향을 미친다. 심방세동은 주로 60세 이후에 잘 생기지만 최근 심전도검사가 널리 보급되면서 젊은 나이에 진단되는 경우도 종종 있다.

　심장은 규칙적으로 수축과 이완을 반복하면서 온몸에 피를 공급한다. 이런 수축과 이완은 전기신호를 받아 진행되는데, 심장 안의 동결절이라는 곳에서 이 전기신호를 생성한다. 동결절의 전기신호를 받은 심방은 박자에 맞춰 뛰면서 피를 심실로 보내고, 이 과정이 매끄럽게 진행되는 걸 동율동이라고 한다. 그런데 전기신호가 동결절에서 오는 게 아니라, 심방 곳곳에서 생성되면서 가늘게 떨리는 경우를 심방세동이라고 한다. 마치 합선된 전깃줄에서 스파크가 튀는 것과 닮았다.

　심방세동이 있다고 당장 심장이 멈추지는 않는다. 그러나 정상적인 수축이 아닌, '세동(細動)' 즉 잘게 떨리듯 움직이기 때문에 피가 제대로 전달되지 않으면서 울혈이 일어나 폐부종을 유발한다. 더 심각한 문제는 좌심방이 충분히 밀어내지 못한 피가 고이고 굳으면서 혈전이 생기는 경우다. 이 혈전이 혈관을 타고 돌아다니다가 뇌 혈관을 막으면 이 환자처럼 뇌졸중이 발생한다.

심방세동은 심전도검사로 간단하게 발견할 수 있다. 그런데 이 환자는 왜 여러 번의 심전도검사에서 정상으로 나왔을까?

심방세동은 하루 종일 유지되는 지속성 심방세동이 있고 간헐적으로 나타나는 발작성 심방세동이 있다. 발작성 심방세동을 찾아내려면, 부착형 심전도를 이용해 하루에서 일주일까지 지속적으로 관찰한다. 심방세동이 드물게 일어나는 경우에는 아주 작은 심전도 장치를 몸에 삽입해 모니터링한다. 요즘은 스마트워치를 심방세동 진단에 유용하게 사용하기도 하지만 정밀한 진단은 어렵다. 이 환자의 경우에는 뇌졸중이 발생하기 한두 달 전쯤부터 발작성 심방세동이 있다가 이후 지속성으로 바뀌면서 심장 안에 혈전이 발생한 것으로 추정된다.

심방세동 치료는 혈전이 생기지 않게 하는 항응고 치료와 두근거림이나 호흡곤란을 막기 위해 심장 리듬을 컨트롤하는 치료로 나눈다. 항응고 치료는 이전에는 와파린이라는 약물만 사용 가능하고, 잦은 피검사와 음식조절이 필수라는 단점이 있었다. 다행히 최근에는 피검사나 음식조절 부담을 던 먹는 항응고제들이 널리 보급돼 치료가 한결 수월해졌다. 고령에다 지속적인 심방세동으로 만성이 된 환자라면 항응고 치료만 시행한다.

발작성 심방세동은 저절로 동율동으로 전환될 가능성 즉, 저절로 괜찮아질 확률이 크지만 이번 환자처럼 지속성으로 진행되는 경우도 많기 때문에 부정맥 치료를 적극적으로 해야 한다. 약물요법을 먼저 시도하고 그래도 사라지지 않을 경우, 심방 안에 관을 삽입해 심방세동을 없애는 전극도자절제술을 시행한다.

지속성이든 발작성이든 혈전 발생을 막기 위해서는 항응고제를 반드시 복용해야 한다. 대부분은 문제가 없고 가끔 코피가 나기도 하지만 큰 문제가 되지 않는다.

만에 하나 장에 출혈이 생겨 혈변을 보거나 변이 까만 경우, 갑자기 심한 두통과 구토 등의 증상이 나타나는 경우라면 머리 출혈 가능성이 있으므로 반드시 병원을 찾아야 한다.

이런 검사와 치료를 받아야 했던 환자는 지금 어떻게 지낼까? 두근거림을 느꼈을 때 서둘러 병원에 왔더라면 심방세동을 좀 일찍 발견하고 뇌졸중까지 이어지지 않게 치료해 고생을 덜 했을 거란 아쉬움이 남는다. 그래도 다행인 점은 뇌졸중이 발생했을 때, 빠르게 병원을 방문했다는 것이다. 골든타임을 놓치지 않고, 4시간 안에 혈전용해술을 시행해 편마비가 발생했던 몸도 모두 회복됐다. 환자는 꾸준히 항응고 치료를 하면서 심부전 약제를 복용하고, 근력운동을 병행 중이다. 다시 일상으로 복귀해 이전과 다름없이 생활하는데, 다만 추운 겨울에는 새벽기도를 줄이기로 나와 약속했다.

새벽에 보호자의 전화를 받았을 땐 나도 잠깐 놀랐지만, 돌이켜보면 정말 다행이다. 자칫 병원을 옮기다가 치료 시간을 놓칠 수도 있었을 테니. 보호자는 때마침 나와 연락돼 치료를 잘 받고, 연말을 가족과 함께 보낼 수 있어 고맙다며 연말 인사를 전해왔다. 덕분에 나의 연말도 한결 따뜻해졌다.

전기신호가 원인인 심방세동

심방세동은 심방이 불규칙하게 수축하는 상태로 부정맥의 일종이다. 심방으로 들어오는 전기신호에 이상이 생기거나, 심방 자체에서 무질서한 전기신호가 나타나면 심방이 제대로 수축하지 못하고 빠르고 불규칙하게 부르르 떤다. 심방이 떨리면서 심실까지 전기신호가 제대로 도착하지 못하면 심장박동이 일정하지 않아진다. 이런 상태를 심방세동이라 한다.

심방세동은 대부분 승모판 질환과 같은 판막질환, 관상동맥질환, 고혈압에 의한 심부전, 비후성 혹은 확장성심근증, 선천성 심질환 등의 기질적인 심장질환과 동반된다. 연령, 알코올과도 관계가 있으며 갑상선 기능 장애가 있어도 발생할 수 있다.

심방세동은 심장이 빠르게 뛸 경우 두근거림과 호흡곤란을 일으키고 느리게 뛸 경우 실신을 일으키기도 한다. 심방이 제대로 수축하지 못하고 떨리면 심방 안에 들어 있던 혈액이 한 방향으로 흐르지 못하고 소용돌이치며 한 곳에 머물러 혈전이 만들어질 위험도 있다.

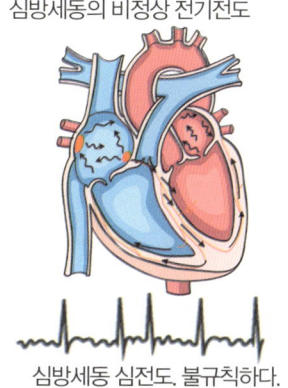

정상 심장의 전기전도 / 심방세동의 비정상 전기전도

전기자극 형성 부위

정상 심전도 / 심방세동 심전도. 불규칙하다.

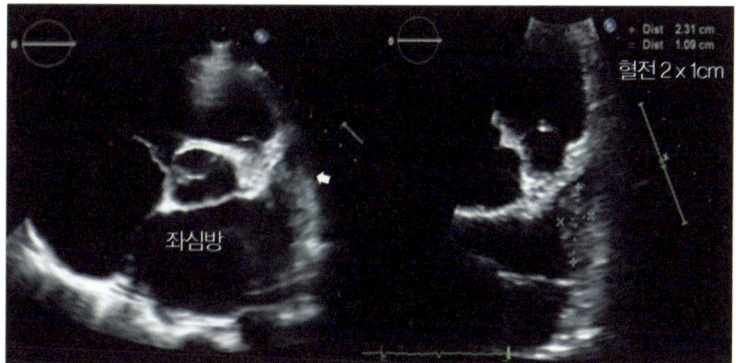

좌심방

좌심방 안에 만들어진 혈전으로 혈전이 심장을 빠져나와서 다른 장기로 가는 혈관을 막으면 위의 환자처럼 혈액이 흐르지 못해서 장기가 손상되는 경색이 발생하게 된다.

 영상으로 보는 심방세동

"박동기 덕분에 이제 호흡곤란이 없어졌어요"

만으로 59세가 된 하 모 환자는 특별한 기저질환이 없는데도 1년 전부터 걷기만 하면 호흡곤란이 심해 병원을 찾았다. 처음 방문한 병원에서 협심증이 의심돼 혈관조영술을 한 후 '미세한 협심증이 있으니 약물을 복용하자'는 소견을 듣고 약물을 복용했다. 그런데 6개월 이상 약물을 복용해도 호흡곤란이 전혀 호전되지 않아 2차 의견을 듣기 위해 우리 병원을 찾아왔다.

내원 당시 심전도는 정상이었으나 맥이 1분에 40회 정도로 매우 느리게 뛰었으며(보통 1분에 60~100회가량이 정상) 엑스레이 상에서 심장이 다소 커 보였다. 다른 추가 검사를 위해 환자가 복용한 협심증 약 중 맥을 느리게 할 수 있는 약을 중단하고, 심부전의 가능성을 고려해 이뇨제를 포함한 약물을 조정한 후 48시간 심전도검사와 심장초음파, 갑상선기능검사와 피검사를 진행하기로 했다.

약물 조정 후 이틀이 지나 환자에게서 '자주 쓰러지고 어지럽다'는 연락이 왔다. 심부전 약제를 아주 소량 사용했지만 일부 심부전 약이 맥을 느리게 하면서 어지럼 증상을 유발할 수 있으므로 우선 의심되는 약물을 중단했다. 심장초음파를 보았을 때 외래 진료 시에는 안 보였던 심방세동이 함께 동반돼 있었으며 맥박은 40회 내외로 여전히 서맥(느린 맥)을 동반했다. 다행히 좌심실의 기능은 정상이어서 느린 맥이 환자의 호흡곤란을 유발한다고 판단했다.

 우선 심방세동이 있으니 중풍을 방지하고자 항응고제를 사용하면서 48시간 심전도검사를 한 후 결과에 따라 박동기를 삽입하기로 환자와 상의했다. 48시간 심전도검사 상 환자는 심방세동과 동성 리듬(정상 리듬)이 혼합돼 있었다. 심방세동 시에 빠른 맥과 느린 맥이 반복되고 동성 리듬으로 바뀌면서 8초 이상 심장이 뛰지 않는 상황도 보였다.

 종합해보면 환자는 빠른 맥이 있을 때 두근거림을, 느린 맥이 있을 때 어지러움과 호흡곤란 등을 느꼈고, 때로는 동성 리듬일 때 증상이 심하게 없었던 것이다. 이에 환자와 날짜를 상의해 심장박동기를 넣기로 하고 입원시켰다.

 심장박동기를 삽입한 환자는 첫날은 다소 통증이 있었지만 이튿날부터 호흡곤란과 어지러움은 많이 사라졌으며 3~4일 지난 후 더이상 호흡곤란이나 어지러운 느낌이 없다며 기쁜 마음으로 퇴원했다.

 환자의 진단명은 동기능부전증후군으로 동결절증후군과 빈맥-서맥증후군이 함께 있었고 이로 인한 심부전이 호흡곤란을 유발했다.

 심장에는 박동하도록 스스로 전기신호를 내보내고 그 신호를 전달하는 길이 있다. 정상일 때는 우심방 상단에 위치한 동방결절에서 주기적으로 전기신호를 만들고, 심장 안 전기전도도가 마치 전선처럼 전기신호를 전달해 양쪽 심실을 수축하게 만든다. 조물주가 어떻게 이렇게 심장을 만들었는지 감탄하게 되는 경이로운 구조이다.

 심장의 전기신호를 만드는 동방결절에 이상이 생기면 전기신호가 제대로 나오지 않아 부정맥이 일어나고, 심장이 제대로 뛰지 않으면서 어지러움과 호흡곤란이 나타난다. 심하면 심장이 오래 박동하지 않다가 쓰러지는 경우도 있다. 정도가 심하지 않으면 증상이 뚜렷하지 않을 수도 있지만 대체로 호흡곤란이나 어지러움, 무기력증과 같은 증상이 있다.

가장 큰 원인은 노화이며, 이 외에도 약물 부작용, 전해질 불균형, 유전질환, 급성심근경색 이후 합병증, 심장판막질환, 심근병증 등이 원인이 되기도 한다. 나이 들수록 유병률도 증가하지만 모든 연령대에서 발생할 수 있다. 내 환자 중 30~40대에 인공 심박동기를 삽입한 환자도 있다.

때로 휴식할 때 등 평소에는 증상이 없다가 운동 시 기능장애를 보여 질환을 발견하는 경우도 있다. 보통 임상 증상과 심전도로 의심하는데, 위 환자처럼 외래에서 10초만 촬영하는 심전도에서는 발견되지 않는 경우도 있어 일반 심전도만으로는 진단이 불가능하다. 24시간 혹은 48시간 동안 지속적으로 심전도를 측정하거나 필요시 전기생리학검사를 시행하기도 한다.

전기생리학검사란 여러 개의 전기도자를 대퇴정맥과 동맥을 통해 심장 내 다양한 부위에 위치시킨 후 부정맥이 발생할 때 심장 내 국소적인 전기 변화를 기록하는 것이다. 때로는 자극을 주어 부정맥을 유발하기도 한다.

요즘은 스마트워치로 심전도를 자가 측정할 수 있고, 24시간 혹은 48시간 심전도 기구가 과거에 비해 작은 크기로 나와 검사 편의성이 좋아졌다.

동기능부전증후군이 의심되는 심전도 이상 소견이 발견되면 위의 환자처럼 영구적 인공 심박동기를 삽입한다. 그러나 인공 심박동기를 삽입하기 전 반드시 약물이나 갑상선 기능 이상 혹은 교정해야 하는 판막질환 등 가역적인 원인이 있는지 잘 살펴야 한다.

위의 환자처럼 빈맥-서맥이 동반되는 경우 서맥은 인공 심박동기로 치료하지만 빈맥은 약물이나 전극도자절제술이 필요하다. 또한 이 환자는 심방세동이 있었기 때문에 항응고요법을 병행했다.

인공 심박동기는 환자마다 다르지만 5~10년 후 배터리 교체가 필요하며, 6개월에서 1년마다 정기적으로 심박동기가 잘 작동하고 있는지 검사한다.

인공 심박동기를 삽입해도 운동을 비롯한 일상적인 생활이 모두 가능하다. 다만 배터리 전극선이 몸 안에 자리 잡을 시간이 필요하므로 팔을 들어올리는 운동 등은 3개월 후에 할 것을 권고한다.

아무래도 몸 속에 금속성 기계를 삽입하기 때문에 일상에서 주의가 필요한 순간이 있다. 예전에는 MRI 등 자기장에 민감하게 반응했으나 최근 기계는 MRI도 가능하다. 다만 MRI 촬영 전 의료진에게 인공 심박동기를 삽입했다고 알려주는 것이 좋다. 항공 이용 시 공항검색대를 통과할 때 심박동기 신분 카드를 제시하면 금속탐지기를 통과하지 않을 수 있다. 이 외의 엑스레이, CT, 초음파검사, 치과 치료 등은 거의 무방하며, 가정용 전기제품도 안전하게 이용할 수 있다. 담당 주치의가 퇴원 전에 심박동기에 대해 잘 설명해줄 테니, 이를 잘 숙지하고 따른다면 크게 걱정할 필요가 없다.

최근에는 배터리 전선 문제가 해결된 무선 인공 심박동기가 개발됐다. 이는 피부 절개 없이 대퇴정맥을 통해 심장 안에 삽입해 흉터가 남지 않으며 회복 속도도 빠르다는 장점이 뚜렷하나, 아직 모든 환자에게 적용하기는 어렵다.

지금 이 순간에도 의료 기술은 날로 발전하고 있다. 질병을 더 빨리 찾고 더 안전하면서도 편하게 치료할 방법이 속속 등장 중이다. 그러니 혹시 아프더라도 지나친 걱정은 덜어내길 바란다. 의료진과 긴밀하게 소통하고 상의하면서 함께 치료 방법을 찾아낼 수 있을 테니까.

심부전 환자를 위한 삽입형 전자 장치

대표적으로 인공 심박동기, 삽입형 제세동기, 심장 재동기화 치료기가 있다. 심장이 잘 뛰지 않을 때는 인공 심박동기, 심장마비나 부정맥이 있으면 전기 충격을 위한 삽입형 제세동기를 사용한다. 심장 재동기화 치료기는 심장의 대칭적 수축을 돕는 장치로 심장이 비대칭적으로 수축하며, 호흡곤란이 동반된 심부전 환자에게 사용한다.

삽입형 전자 장치의 배터리. 심장 재동기화 치료기의 조율선 수는 환자의 질병에 따라 다르다.

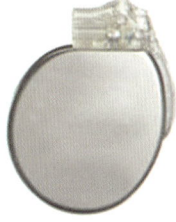
인공 심박동기

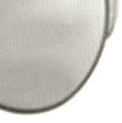
삽입형 제세동기

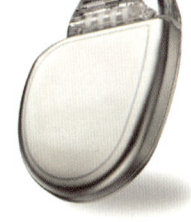
심장 재동기화 치료기

심박동기 삽입술 과정. 피부 절개 후 넣기 때문에 겉으로 보여지는 부분은 없다.

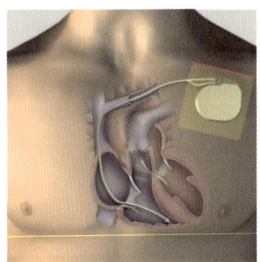
피부 절개 및 피하 공간 확보

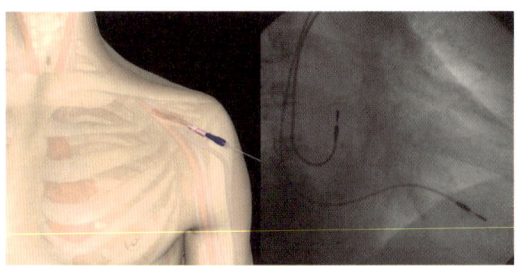
혈관을 통한 조율전극선 삽입

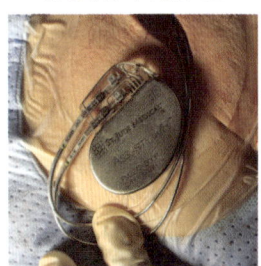
인공심박동기 삽입 및 피부 봉합

인공 심박동기 생활
운동, 해외 여행, 전자 기기 사용 등 인공 심박동기를 삽입한 환자가 궁금한 일상생활 관련 내용이 담겨 있다.

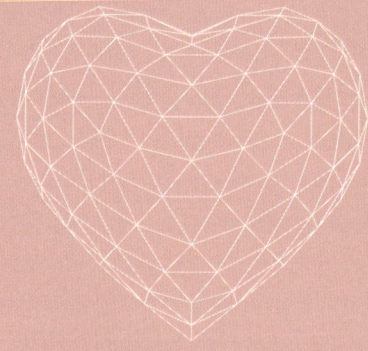

SECTION 05

심근병증에 의한 심부전

심장벽이 두꺼워져 급사하거나 심부전으로 발전할 수 있는 비후성심근병증
급사 위험 높은 확장성심근병증, 수술 없이 치료할 수 있을까?
"제세동기를 몸에 삽입한다고요?"

심장벽이 두꺼워져
급사하거나 심부전으로 발전할 수 있는
비후성심근병증

최 모 환자는 30세 때부터 심장 문제로 병원을 다녔다. 처음 병원을 찾았을 당시에는 가슴이 약간 답답하긴 했지만 일상생활에는 전혀 지장이 없었다. 비교적 가벼운 증상과 달리 병원에서 비후성심근병증으로 진단받고 외래를 다니게 됐다. 정상적인 심장벽의 두께는 10mm 정도지만 이 환자는 18mm 정도로 두꺼웠다.

환자는 자신의 심장 문제로 친지와 이런 저런 이야기를 나누다가 급사하거나 심장이식을 한 친척이 또 있음을 알게 됐다. 경각심을 느낀 환자는 정기적으로 심장초음파검사를 받았는데 두꺼웠던 심장이 점차 얇아지게 되면서 심장 기능이 다소 감소하고 있다는 소견을 들었다. 그러다 한 차례 의식 소실이 있었고 호흡곤란도 조금씩 진행하게 되면서 나에게 의뢰됐다. 우선 증상도 증상이지만, 비후성심근병증으로 인해 급사한 가족력과 의식 소실이 부정맥으로 인한 가능성도 있음을 고려해 급사를 방지하기 위한 제세동기를 삽입했다.

그럼에도 40대 중반에는 더욱 자주 숨이 차 환자와 심장이식에 대해 이야기를 하고 비후성심근병증으로 심 기능이 떨어지게 될 경우 급격히 나빠질 수 있으니 빠르게 대처해야 함을 설명드렸다. 이후 환자는 우심실부전에 의한 황달과 소화불량, 그리고 폐부종이 생겼다. 입원과 퇴원을 반복하면서 승압제를 사용했으나 심 기능이 점차 감소해 인공심장 혹은 심장이식을 고려해야 하는 상황에 놓였다.

환자가 좌심실보조장치를 꺼려해 이식 대기와 환자 상태의 불안정성 등 여러 가지를 고려하고 충분히 환자와 상담한 후 승압제를 사용하면서 심장이식을 대기하기로 했다. 중간에 소변이 나오지 않거나 황달이 더욱 심해질 경우 체외순환기를 삽입하기로 했다. 두 아이의 아빠이자, 상대적으로 젊은 나이에 오래 전부터 심장질환으로 고생한 환자를 바라보는 주치의의 마음은 그저 무거웠다.

비후성심근병증은 고혈압, 대동맥판막협착증, 혹은 신부전 등 심근 비대를 일으킬 만한 다른 원인 없이 일차적으로 심장근육이 두꺼워지는 병이다. 부모 중 한 쪽만 있어도 유전되는 상염색체 우성 유전질환으로, 유전자 변이가 심장근육의 변이를 일으켜 심장근육이 정상보다 두꺼우며, 심근 세포가 무질서하게 배열된 것이 특징이다.

마치 팔이나 다리의 근육처럼 심장근육도 두꺼울수록 좋은 게 아닌가 생각할 수 있다. 심장근육은 유전 또는 다른 질환을 원인으로 근육 세포가 변이 또는 퇴화하면서 두꺼워지고 종국에는 딱딱하게 굳는 섬유화까지 진행된다. 팔다리 근육은 단련할수록 탄력이 생기지만 심장근육이 비대해지면 오히려 탄력이 떨어져 심장의 이완, 수축 기능에 장애가 온다.

대략 인구 500명당 1명꼴로 비후성심근병증이 유발된다는 보고가 있지만, 증상이 없거나 경미해 검사 및 진단까지 가지 않는 경우를 고려하면 환자 또는 해당 유전자 보유 인구가 더 많을 것이라고 추측한다.

물론 비후성심근병증의 유전자를 가지고 있다 하더라도 모두 질환으로 발현하는 것은 아니다. 또한 발현 시기와 속도도 천차만별이다. 중년 이후 발현하는 경우도 있고 반대로 소아 때부터 나타나는 경우도 있다. 장기간에 걸쳐 천천히 발현되는 경우가 있는가 하면 단기간에 급격히 심장근육이 두꺼워지거나 혹은 두꺼워졌던 심장근육이 다시 얇아지고 기능이 떨어져 심부전으로 이어지는 환자도 있다.

이처럼 종잡을 수 없이 나타나기 때문에 같은 유전자를 가진 형제자매라도 그 표현형이 서로 다를 수 있다. 따라서 본인 또는 가족이 비후성심근병증 진단을 받으면 유전자검사, 가족선별검사 등의 경험이 풍부한 심장전문의와 상담해 때를 놓치지 않고 조치해야 한다.

앞서 설명한 대로 최 모 환자는 제세동기를 비교적 조기에 삽입했다. 삽입형 제세동기는 환자의 심장을 모니터링하다가 급사로 이어질 수도 있는 치명적인 빈맥이 나타날 경우 전기충격을 주어 심장박동을 정상으로 돌리는 장치이다. 50세 이전에 급사한 가족이나 운전 중 급사한 가족이 있는 환자, 비후성심근병증이 젊은 나이 발현되거나 운동 중 반복되는 실신을 겪는 환자, 심근 두께가 30mm가 넘는 환자, MRI검사 결과 섬유화가 심한 환자 등 치사성 부정맥으로 급사 위험이 있는 환자에게 시술한다.

최 모 환자가 심장이식 대기 명단에 이름을 올리고 승압제를 사용하면서 입원한 지 3개월이 조금 되지 않은 시점에 심장이식을 받을 수 있는 순서가 됐다. 환자의 혈액형을 고려하면 매우 빠른 편이다*. 철저하게 몸 관리를 하며 심장이식을 준비한 환자는 다행이 이식을 성공적으로 받을 수 있었다. 이젠 두 아이의 아빠로 활기찬 하루를 보내는 데도, 직장 생활을 하는 데도 무리가 없다.

수술 후 퇴원을 앞둔 환자는 "공여자에게 조금이나마 은혜를 갚는 마음으로 몸

---

* O형은 같은 O형 혈액형의 심장만 이식을 받을 수 있어 대기 기간이 길다. AB형은 A, B, O, AB형의 심장을 모두 받을 수 있어 상대적으로 대기 기간이 짧다.

관리를 철저하게 하겠다"면서 같은 처지에 있는 환자들에게 도움을 주고 싶다고 이야기했다. 퇴원할 때는 지금 이 고마운 마음을 잊지 않고 새롭게 시작하는 삶을 소중히 여기겠다는 다짐이 담긴 편지 한 장도 남겼다. 그는 다른 심부전 환자들에게 용기를 주면서 하루하루 누구보다 최선을 다해 다짐을 지키고 있다.

앞서 설명한 대로 비후성심근병증의 정도와 발현 시기는 제각각이다. 이 환자처럼 심장이식 또는 인공심장, 심근절제술 등이 필요한 환자도 있지만 이보다 훨씬 더 많은 환자가 무증상이나 가벼운 증상에 그친다. 때문에 완치보다는 관리의 개념이 강한 편이다. 급사의 위험이 있으나 잘 관리하면 다독일 수 있는 병, 이 관리의 시작은 경험이 많은 심장전문의와 함께하는 것이다.

급사 위험 높은 확장성심근병증, 수술 없이 치료할 수 있을까?

50대의 이 환자는 평소 술을 즐겨 마셨다. 한 번 마시면 소주 2~3병은 거뜬히 비웠다. 심부전 진단을 받았지만 "혈압도 없는데 혈압약을 복용하고 있다" "몸이 좋아졌다"며 담당의와 상의 없이 약을 중단했다. 그러다 지속적인 호흡곤란이 발생해 꾸준히 약물을 복용했으나 별 차도가 없었다. 심 기능은 점차 감소해 입원 후 승압제를 사용하기 시작했다. 투여하는 승압제 용량이 점차 늘어도 다리 부종은 호전되지 않았다. 누워서 잠을 자는 것조차 불가능한 상태가 되자 심장이식을 고려해 우리 병원으로 전원됐다.

앰블란스에 실려온 환자는 승압제 용량이 거의 최고 수준이었고, 양 다리가 심하게 부었다. 절박한 얼굴로 "이대로 죽는 거냐"고 물은 환자는 자의로 약을 중단한 것과 과음하며 자신을 돌보지 않았던 때를 후회했다. 또 호흡곤란과 불안감으로 이전 병원에서는 잠을 전혀 잘 수 없었다고 했다.

환자는 확장성심근병증으로 우심실과 좌심실 모두 매우 크고, 기능이 떨어져 있었다. 불행 중 다행으로 아직까지 소변량과 혈압이 비교적 잘 유지됐다. 어쩔 수 없이 심장이식을 해야 할 수도 있지만 대기하는 사이 조심스럽게 약물로 조절하면 심장 기능 회복을 기대해볼 만한 케이스라고 생각했다.

확장성심근병증은 허혈성질환 혹은 판막질환이 없으면서 심실 확장, 수축 기능 저하 등이 동반된 상태를 일컫는다. 좌심실 수축 기능에 이상이 있는데 증상이 없어 모르고 살다가 심한 심부전으로 진행되고 나서야 병원을 방문하는 경우도 있다. 또한 확장성심근병증 환자는 심실부정맥의 위험도가 높다.

유병률은 유럽과 북미에서는 인구 10만 명 당 36건 내외 정도로 보고되며, 연간 발생률은 인구 10만 명 당 5에서 7.9건 정도로 알려져 있다. 모든 연령에서 발생하지만 40~59세 환자에게서 가장 흔하게 발현된다.

확장성심근병증은 1/3 정도가 상염색체 우성으로 유전된다고 알려졌다. 달리 말하면 2/3 정도는 유전적 요인이 아닌 환경 요인, 감염, 전신질환 등이 원인이다.

가역적인(회복 및 완치가 가능한 경우) 심근병증의 가장 흔한 원인은 분만 전후의 심근병증과 알코올성심근병증이다. 만성적 음주자의 30%는 증상이 없더라도 좌심실 수축 기능에 이상이 있다고 알려져 있다. 알코올성심근병증이 발생할 확률은 평생 마신 술의 양과 연관 있으며 남성 기준, 술을 하루에 80g 이상 5년 넘게 마시면 유병률이 증가한다는 보고가 있다. 가역적 심근병증일 경우 완치가 가능하지만, 여기에는 적극적인 약물치료와 금주가 필수다.

이 환자는 잦은 음주와 심장근육이 회복되기 전에 약물을 중단한 점이 치명적으로 작용했으리라고 본다. 그래도 아직 상대적으로 젊은 나이고 전신 상태가 그리 나쁘지 않아 심장이식 외의 치료법을 시도해볼만 했다. 만약 심장이식을 하지 않고도 심장이 회복되면 반드시 술을 끊겠다는 환자의 약속을 받아낸 의료진은 비수술적 치료에 최선을 다했다.

확장성심근병증에 의한 심부전이 완전히 회복되는 경우는 드물지만, 대량의 심근 손실이 없다면 심장이 정상적으로 회복될 수도 있다. 또한 최근 심부전 치료 약제가 많이 좋아졌고 심장제세동기, 심장재율동 치료 등 시도해 볼만한 방법이 늘어 과거에 비해 생존율이 크게 올랐다.

좌심실 기능이 감소한 심부전에 사용하는 주요 약물에는 베타 차단제 및 안지오텐신(Angiotensin) 전환효소 억제제, 안지오텐신 수용체 차단제 등이 있다. 이는 병의 진행을 막는 데 중요하며, 증상이 없는 경우에도 적극적으로 사용해야 한다.

그런데 이런 약제에 혈압을 낮추는 작용이 있어 어떤 환자들은 "나는 혈압도 없는데 왜 혈압약을 먹냐"며 불평하기도 한다. 이런 환자에게는 혈압을 낮출 목적이 아니라 심장근육을 보호하기 위한 심부전 약제임을 환자에게 잘 설명하면서 순응도를 높여야 한다. 때론 어지러움이나 기침 같은 부작용이 나타나기도 하는데 이럴 때는 약을 다소 줄이고 환자가 달리 복용 중인 약제는 없는지 확인하면서 서서히 약물을 증량한다.

최근 안지오텐신 수용체 네프릴리신(Neprilysin) 억제제인 엔트레스토(Entresto)라는 약제가 심 기능 보호에 매우 효과적이라는 연구 결과가 나오면서 미국이나 유럽에서는 심부전 1차 약제로 사용하도록 권고하고 있다. 그러나 마찬가지로 혈압을 감소시키는 작용이 있어 심부전 전문의를 통해 조심스럽게 약제를 증량하고 환자를 모니터링해야 한다.

아울러 최근에 개발된 SGLT2 억제제를 사용하면 환자의 생존율을 크게 높일 수 있으니 이제는 심부전 환자들에게 치료할 수 있는 무기가 더 많이 생겨난 셈이다. 이 SGLT2 억제제는 초기 당뇨병 약제로 개발된 지라 심부전 환자들이 이 약을 처방하면 당신들이 당뇨가 있냐고 물어보거나 혹은 약사들이 잘 모르고 환자에게 당뇨가 있다고 이야기하는 경우도 있다. 당뇨가 없는 심부전 환자에게도 효과적이어서, 사망률과 입원율이 월등히 개선됐다*.

이뇨제를 처방하는 경우도 있는데 이는 증상이 있는 환자의 말초부종 및 폐울혈의 감소를 위해 사용한다. 또 다른 약물로 알도스테론 길항제인 스피로노락톤(Spironolactone) 또한 예후 개선에 도움되는 것으로 알려져 있으나 여성형 유방이 발생할 수 있어 종종 놀라는 환자가 있다. 심부전 약제를 먹다가 유방이 아프거나 커질 경우 다른 문제가 있는 것이 아니니 주치의와 상의하면 된다.

약제가 부족하고 제한적인 예전이라면 이 환자는 결국 심장이식을 하거나 호흡곤란이 호전되지 않았을 수 있다. 다행스럽게도 환자는 두 달 정도 입원하면서 약물치료로 호전됐다. 이뇨제로 말초 부종을 줄였고 승압제를 천천히 줄이는 것과 동시에 심장을 보호하는 약들을 소량씩 쓰기 시작하면서 심장재활을 함께 했다. 환자는 점차 좋아지면서 결국 승압제도 모두 끊고, 심근 보호 약제들을 충분히 쓰고 퇴원했다.

아울러 나와 약속한대로 철저하게 술을 끊었다. 무리하지 않는 선에서 근력운동을 하고, 질 좋은 단백질 위주의 식단과 함께 입에 너무 짜지 않을 정도의 음식으로 식사했고 물론 약도 같이 잘 복용했다. 한 달, 두 달, 반년이 지나면서 환자의 건강이 회복되는 게 겉으로도 보였다. 하지만 검사를 해보면 심 기능이 모두 회복되진 않았다. 중단 없이 약제를 계속 복용해야 했다.

금주, 생활 습관 개선, 꾸준한 약제 복용으로 약 1년이 지난 시점에서 환자의 심 기능이 모두 회복됐다. 환자는 이제 일상생활에 전혀 지장이 없으며, 친구들과 등산도 한다. 폭음은 금물이지만, 한 달에 한두 번 맥주 한 캔 정도는 가능해졌다. 호흡곤란으로 잠도 못 자고 심장이식까지 생각했다가 극적으로 회복한 환자는 외래에 올 때마다 "병원 오는 게 꼭 소풍을 오는 것 같다"고 말씀한다.

* 연구 출처 www.nejm.org/doi/full/10.1056/NEJMoa1911303

의학의 발전으로 좋은 약제들도 많이 개발됐다. 자신의 병을 잘 인지하고, 약을 제대로 복용하면 큰 수술 없이 치료 가능한 케이스가 점차 늘고 있다. 물론 약에만 의존할 게 아니라 생활 습관도 함께 바꾸어야 하는 것이 건강한 생활의 지름길임을 명심해야 하겠다.

제세동기 삽입 전후

위의 환자의 흉부 엑스레이 사진. 현재 심장 크기는 모두 정상화되고 기능도 좋아져서 외래에서 경과 관찰 중이다.

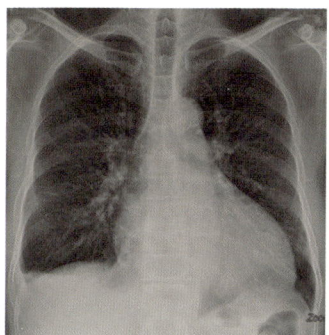

내원 당시의 비대한 심장

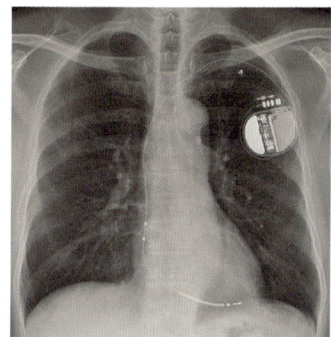

1년 후 정상화된 심장. 부정맥으로 급사를 방지하기 위한 제세동기가 삽입돼 있다.

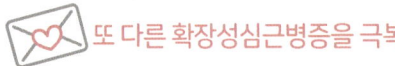 **또 다른 확장성심근병증을 극복한 환자 보호자의 편지**

남편은 숨이 차서 제대로 걷지도 못하고 밤에 잠도 잘 못 잤습니다. 동네 병원에서 심전도와 피검사를 했더니 심장 박동수가 1분에 170까지 뛰었지요. 부정맥에 빈맥 소견으로 빨리 대학병원 응급실로 가라는 이야기를 듣고 인근 대학병원 응급실로 갔어요. 그 병원 담당 교수님은 남편의 심장 기능이 10%밖에 안 남았다며 오늘 밤이라도 상태가 나빠지면 중환자실로 가야 한다고 하셨습니다. 청천벽력 같은 말씀에 눈앞이 캄캄했는데 일단은 잘 치료받고 퇴원했습니다. 물론 회복된 건 아니었어요. 외래에서는 심장이식이 필요할 수도 있다고 했습니다.

그러다 어느 날 유튜브에서 김경희 교수님의 영상을 보았습니다. 심장이식 수술을 받을 환자의 손을 잡고 기도하는 교수님의 모습과 덕분에 두려움을 떨치고 수술 잘 받아 건강해졌다는 환자의 인터뷰를 보니 세종병원에 가면 남편이 살 수 있다는 생각이 들었지요. 당장 뵙고 싶었지만, 교수님의 미국 연수와 코로나19로 진료 일정이 다소 연기돼 두 달 후쯤 어렵게 예약을 잡고 김경희 교수님을 만났어요. 처음 뵙는데도 교수님은 참 다정하게 우리 이야기를 다 들어주셨습니다. 남편의 심장과 관련한 내용도 차근차근 이해할 수 있도록 설명하셨는데 그 말씀을 듣고 우리 부부에겐 할 수 있다는 희망이 생겼어요. 교수님을 믿고 진료받았고 부정맥 때문에 전기적 심 율동 전환을 시도하면서 부정맥 빈맥을 잡았습니다. 10%밖에 남지 않았다는 심장 기능도 진료와 약물치료를 받으며 점차 회복됐습니다. 김 교수님이 이제 4개월에 한 번 보자고 할 정도로 많이 좋아졌어요.

저도 병원을 많이 다녀봤지만, 환자를 진료할 때의 교수님은 우리나라에서도 손에 꼽는 분입니다. 내 가족에게 하듯 눈을 맞추고 다정하게 말씀하시면서 한 사람 한 사람에게 최선을 다하시고. 김 교수님을 보면서 의사는 환자를 사랑하는 마음과 희생정신이 꼭 필요한 직업임을 새삼 깨달아요. 지극 정성으로 진료하시는 교수님이 계셔서 우리 환우들과 가족들은 행복합니다. 두서없이 적었지만 정말 감사하다는 말씀을 꼭 드리고 싶었습니다. 사랑합니다.

"제세동기를 몸에 삽입한다고요?"

33세에 심한 호흡곤란으로 처음 만난 남자 환자는 기저질환은 전혀 없었지만, 내원하기 수 달 전부터 다소 두근거림이 있었다. 그러다 내원 며칠 전에는 누워서 자는 게 힘들어졌다. 곧바로 작은 병원에서 흉부 엑스레이를 촬영했다가 심장이 크고 양측 폐에 물이 찼다는 이야기를 듣고 우리 병원에 내원했다. 내원 당시 환자는 심방의 잔떨림이 있는 심방세동과 함께 심장이 크고, 기능이 떨어져 있는 확장성심근병증에 의한 심부전으로 진단됐다.

최대한 심장 기능을 정상화하는 것을 목표로, 환자를 입원시킨 후 우선 심부전 교육을 시켰다. 어떤 약물치료를 받을지 설명하는 한편, 처방받은 약물은 꼭 정기적으로 복용해야 함을 강조했다. 어느 정도 심 기능이 회복됐을 때, 심방세동을 없애는 약물과 함께 전기충격을 시행해 심장의 운동을 정상 율동으로 회복시켰다.

환자는 1년 정도 지난 후 심 기능이 거의 정상에 가까워졌으며, 일상생활에 전혀 지장이 없었고, 운동능력도 일반인과 비슷한 정도로 회복됐다. 하지만 아직 젊어 그런지 회복하면서 곧 병을 간과하기 시작했다. 외래를 오지 않고 약물도 잘 복용하지 않아 주치의로서 많은 걱정을 하게 만들었다.

역시나 수개월이 지난 후 환자는 호흡곤란으로 응급실에 왔다. 다시금 심 기능이 심하게 저하됐고, 심방세동이 재발했다. 상태가 호전되면서 약물 복용에 소홀했던 게 원인으로 보였다. 갑작스럽게 복통이 심해 응급실에 온 환자는 상태를 살펴보니 심방세동에 의해 발생할 수 있는 혈전 예방약을 복용하지 않으면서 혈전이 신장을 먹여 살리는 동맥에 붙어 신장의 일부가 괴사됐다. 이 때문에 복통이 발생한 것이다. 그나마 혈전이 머리로 날아가 중풍이 생기지 않은 게 다행이었다.

안타까운 마음에 잔소리처럼 들릴 걸 알면서도 정기적인 외래와 꾸준한 약물 복용의 중요성을 다시 한번 설명했지만, 이미 환자의 심 기능은 약물치료로 회복되기 어려운 상태였다. 증상이 어느정도 호전될 수는 있으나 제세동기 삽입이 필요해 보였다. 호흡곤란이 지속될 경우에는 심장이식도 고려해야 했다.

환자에게 제세동기를 추천하자, 아직 젊어서 그런지 혹은 약물치료로 증상이 개선됐던 기억 때문인지 환자는 약물치료를 잘 받을 테니 제세동기는 삽입하고 싶지 않다고 했다. 입원 중 심방세동 외에도 일시적 심실부정맥이 지나갔고, 지난 1년 이상 약물치료를 했음에도 심 기능이 매우 떨어진 상태라 급사를 방지하기 위해서는 제세동기가 필수였다.

환자를 다시 설득해보았으나, 무리한 설득으로 외래 방문까지 끊을까 염려됐다. 환자의 선택을 존중하되 너무 스트레스 받지 말고, 꾸준한 약물 복용과 더불어 숨이 차면 반드시 내원하라고 당부했다. 이후 경과관찰을 하던 중 당부와 달리 일을 무리해서 한 환자는 감기까지 걸리면서 길가에 쓰러졌다. 119 구급차에 실려 심폐소생술을 받으며 응급실로 오던 중 심실세동이 보여 제세동기를 사용하는 상황까지 갔다고 한다. 그야말로 가까스로 살아난 환자는 그제야 삽입형제세동기 시술을 받고 퇴원했다. 환자 덕분에 여러 차례 가슴을 쓸어내렸는데, 이제라도 제세동기를 받아들여 다행이란 생각도 든다.

삽입형제세동기(Implantable Cardioverter Defibrillator, ICD)는 생명을 위협하는 심실빈맥이나 심실세동과 같은 급성심장사를 일으키는 위험한 부정맥이 발생하면 이를 인식해 자동으로 전기충격을 가해 심장의 리듬을 정상으로 회복시켜 준다. 때문에 급성심장사 예방효과가 매우 높다. 급성심장사는 심부전 환자의 중요한 사망 원인이며, 일반인보다 심부전 환자에게 6~9배 더 높게 발생한다.

삽입형제세동기는 여러 차례의 검증으로 기능과 안정성을 신뢰할 만하다. 일반적으로 환자가 1년 이상의 생존을 기대할 수 있을 때 권장되나 예외적으로 병원 밖에서 심장이식을 기다리는 말기 심장질환자에게도 권고된다.

아직 급성심장사의 위험을 경험하지 않았지만 앞으로 겪게 될 가능성이 높은 사람에게 삽입형제세동기를 시술하는 것을 1차 예방이라고 한다. 심근경색이 온 환자 중 적절한 약물치료에도 심구혈률이 30% 아래인 환자 또는 심구혈률이 31~35%로 일상생활에서도 호흡곤란을 느끼는 환자, 심구혈률이 40% 이내이면서 비지속성 심실빈맥이 발생하는 환자에게 삽입할 수 있다.

앞서 설명한 젊은 환자는 확장성심근병증에 의한 심부전으로 3개월 이상의 적절한 약물치료에도 불구하고 일상생활에서 호흡곤란을 보이는 심구혈률 35% 이하의 상태였기에 삽입을 고려했다. 그러나 급사를 막지만 심부전 자체를 낫게 하는 것은 아니고 이 젊은 환자처럼 몸에 삽입하는 기구에 대한 편견이 있어 의학적인 권고안을 따르지 않는 경우도 잦다.

삽입형제세동기 시술은 주로 심도자실(심장혈관을 검사하고 필요시 관련 시술을 하는 전문 공간)에서 하며 1시간 반에서 3시간 정도 소요된다. 심전도를 관찰하기 위해 환자에게 전극 패치를 부착한 후, 시술 중 약물을 투여하는 한편 탈수를 막기 위해 정맥 주사를 통해 수액을 공급한다. 이후 보통 오른손잡이면 왼쪽 팔 같이 적게 쓰는 팔 쪽의 가슴에 삽입한다. 쇄골 아래를 5~7cm 절개한 뒤 피부 밑에 제세동기를 넣을 주머니를 만들고 정맥을 통해 전극선을 심장으로 삽입하면 끝이다.

시술 후 담당의의 조언에 따라 일상생활을 할 수 있는데, 시술 후 초기 3개월 동안은 시술 부위의 팔을 너무 당기거나 비틀지 않아야 한다. 또한 시술 후 열이 나거나 시술 부위가 짓무르면 주치의에게 알려 조치해야 한다.

시술이기 때문에 위험 요소나 합병증이 생길 수 있지만, 그보다 큰 이득, 특히 급사를 예방한다는 큰 장점이 있기 때문에 의학적으로 필요한 환자에게는 적극적으로 권고한다. 종종 절대 하지 않겠다는 환자들이 있다. 그러면 최대한 환자 입장에서 어떤 점을 받아들이기 어려운지 고민하고 환자가 제세동기의 필요성을 이해할 때까지 설명한다. 낯선 시술이라 겁내면 성공사례를 들어 설명하고, 시술받아 잘 지내는 다른 환자도 만나보게 한다.

그럼에도 위의 환자처럼 거부하는 사람들이 있는데, 무리해서 설득하려 하면 환자와의 관계만 나빠질 수 있어 환자의 결정을 받아들이려 한다. 그리고 나면 마음 졸이면서 그 환자에게 별 일이 없기를 기도한다. 이런 바람과 달리 제세동기를 삽입하지 않은 환자가 결국 급사해 마음이 찢어질 것 같았던 적이 있다. 위의 환자처럼 구사일생으로 살아난 경우를 보면, 설득하기 어렵더라도 역시 연구결과에 맞춰 권고하는 것이 당연하다는 생각이 든다.

환자는 삽입형제세동기 시술 후 퇴원했다. 이후 일과 개인적인 문제로 심한 스트레스를 받아 몇 차례 쓰러졌는데, 다행히 제세동기가 잘 작동해 고비를 넘겼다. 그럼에도 호흡곤란이 심해져 심장이식 이외에는 방법이 없을 상황이 된 환자는 오랫동안 공여자를 기다렸다가 늦지 않게 심장이식을 성공적으로 마쳤다. 내가 미국 연수를 앞둔 시기와 이 환자의 심장이식을 대기하던 시기가 겹친 터라, 미국 연수를 늦춰야 하나 마지막까지 고민하고 마음을 졸였었다. 다행히 연수를 떠나기 전 이식을 마치고 퇴원했다.

이식에 성공했어도 아쉬움이 남는다. 환자가 진단받고, 약물치료를 꾸준히 하면서 심 기능이 좋아졌을 때 잘 유지했다면 심장이식까지 가지 않았을 텐데…. 중간에 여러 가지로 힘든 상황들과 죽을 고비를 몇 차례 넘긴 환자라 주치의로서 더욱 마음이 쓰인다. 환자는 이런 내 마음을 아는지 모르는지 외래에 와서는 "사주에서 내가 죽을 운명이라는데 현대 의학과 교수님이 살렸다"며 농담했다. 농담도 할 수 있게 된 상황에 감사하는 한편, 나중에 또 아플까 봐 걱정이 앞서 내 말도 길어진다. "그러니까 진작에 이야기를 잘 듣고, 병원에 잘 다녔으면 그 고생을 안 했을 거 아니냐"고. "약 잘 복용하고 조금이라도 문제 있으면 혼자 앓지 말고 연락하라"고 외래 때마다 잔소리를 늘어놓게 된다. 내게 잔뜩 잔소리를 듣고 외래 문을 나서는 환자의 뒷모습을 보면 또 애잔한 마음이 든다. 심장이식을 한 환자를 잘 이해하고, 함께할 수 있는 착한 배우자를 만나기를 바라며, 심장을 주신 공여자를 대신해서 누구보다 건강하고 행복한 삶을 살아갈 수 있기를 기도한다.

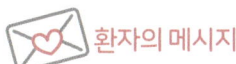 환자의 메시지

"고통과 외로움, 절망의 터널을 벗어나, 빛을 내어 희망 속에 소중한 삶을 살아갈 수 있게 해주신 공여자분과 의료진분들 그리고 저의 가족에게 감사합니다."

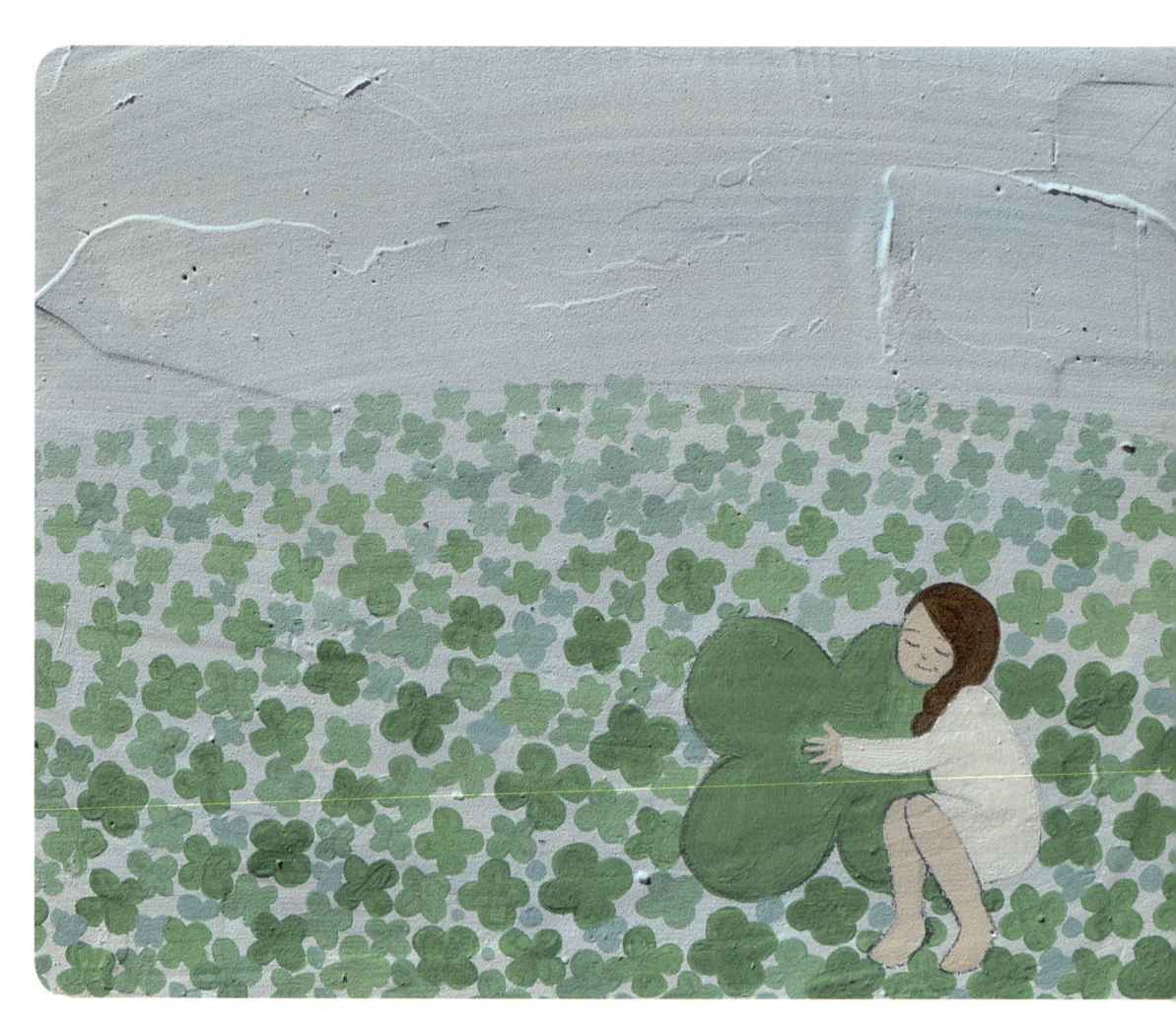

날 때부터 정해져 있다는 게 있다는 말, 동의하시나요?

긍정하기도, 부정하기도 어려운 이 의견에 단호히 한마디 더하자면,

'건강'은 '노력'이 가장 중요하다는 겁니다.

다소 조심해야할 요소를 타고났어도 어떻게 가꾸느냐에 따라 달라지는 게 우리 몸이랍니다.

그러니 지나치게 걱정하거나 때로 죄책감을 가질 필요가 없습니다.

내가 어찌할 수 없는 일을 계속 떠올리기보다는,

내 몸을 위해 지금 할 수 있는 일을 찾아보세요. 그것이 내 삶을 가꾸는 최고의 방법이랍니다.

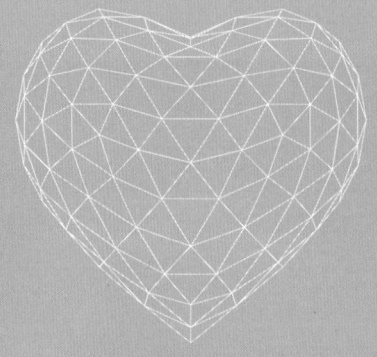

SECTION 06

선천성심질환 & 희귀질환

사람이 죽으면 어디로 갈까?
폐동맥고혈압, 세상에서 가장 슬픈 병?
어려서 막혔어야 할 혈관이 불러온 병, 동맥관개존증
손발끝부터 찾아온 청년의 희귀병, 파브리병
가족력 희귀난치질환, 유전성 TTR 아밀로이드증 치료 가능성은?
건장한 남성을 쓰러뜨린 선천성 마르판증후군

사람이 죽으면 어디로 갈까?

64세 건장한 남자가 호흡곤란으로 내원했다. 이 환자는 이전부터 당뇨와 혈압이 있었고 관상동맥 혈관 하나가 좁아 스텐트 삽입 시술을 받은 적도 있다. 시술 후에도 계속 걸을 때 숨쉬기 힘들다고 호소해 다른 병이 함께 동반된 것이 아닌가 하여 우리 병원으로 의뢰됐다.

환자는 혈압은 잘 조절되지만 심장초음파검사 상 심근벽이 많이 두꺼웠다. 심장의 수축 기능은 정상인 반면, 심근벽이 두꺼워 잘 펴지지 않으면서 이완기 장애가 두드러졌고, 심근벽이 두꺼움에도 심전도검사*에서는 오히려 너무 적은 전기반응이 나타났다. 아무래도 심장 아밀로이드증이 의심돼 추가 검사를 해보았다.

다소 생소한 이름의 아밀로이드증은 단백질 형성 과정에서 형태에 이상이 생겨

---

* 심장에는 전기자극을 생성하는 조직과 이를 심근육에 전달하는 조직이 있다. 심근육은 이런 전기자극을 받아 오그라들면서 혈액을 밀어낸다. 만약 전기자극의 생성과 전달이 원활하지 않으면 심근육의 수축 또한 불규칙해진다. 이러한 심장의 전기적 활성 상태를 감지하고 그래프로 나타내는 것이 심전도검사인데 심장 벽이 두꺼우면 심전도도 큰 신호로 나타난다. 그러나 아밀로이드증은 비정상 단백질이 침착이 돼 심장근육이 제대로 기능하지 않아 심근이 두껍다 하더라도 심전도에서는 작은 전기신호로 나타난다.

여러 장기와 조직에 섬유질이 형성되는 질환이다. 이렇게 쌓인 단백질 덩어리는 아밀로이드 침전물이라고 부른다. 아밀로이드 침전물은 잘 분해되지 않아 여러 장기에 침착되고 아밀로이드가 쌓인 장기는 점차 기능이 저하된다. 아밀로이드 침전물이 신장에 쌓이면 신장 아밀로이드증, 심장에 쌓이면 심장 아밀로이드증이라 부르며, 대체로 심장 아밀로이드증의 예후가 가장 나쁘다.

전 세계에서 아밀로이드증 환자를 가장 많이 보는 미국 로체스터 메이오 클리닉은 병의 진행 단계에 따라 환자의 상태를 4가지 단계로 구분한다. 마지막 4단계의 경우 진단 후 평균 6개월밖에 살지 못한다고 본다. 조직검사 결과, 안타깝게도 이 환자는 4단계의 심장 아밀로이드증으로 확진됐다.

아직 60대 밖에 되지 않은 건장한 남자에겐 청천벽력 같은 소식이었을 테다. 가족에게도 마찬가지였다. 하지만 환자는 낙심하지 않고 항암치료**와 심부전 치료를 받으면서 자신에게 남은 시간을 더욱 가치 있게 보냈다. 가족과 의료진의 정성과 사랑 속에서 좋은 음식을 먹고, 가족과 여행도 즐기며 4년 넘게 지냈다. 4년이 어떤 사람에게는 짧게 느껴질 수 있다. 그런데 4단계 진단 후 평균 생존 기간인 6개월에 비하면 무려 8배의 기간을 더 생존한 것이다. 평균 생존이 6개월이지만 환자처럼 혈관질환과 당뇨 등이 있다면 그 생존 기간이 훨씬 짧은 것을 고려할 때 4년이라는 시간은 가족과 의료진의 사랑이 없다면 불가능한 일이다.

이 환자는 기력이 쇠하고 항암치료도 받아야 해서 입원 중이던 어느 날, 심부전에 의한 부정맥으로 의식을 잃었다. 심실세동(심실 근육이 불규칙하게 수축하는 상태)에 의한 심장마비로 심폐소생술을 하며 큰 전기충격을 주었더니 동율동(정상 율동)으로 돌아오면서 환자가 깨어났다. 막 깨어난 환자는 그 순간 주치의인 나

** AL 타입의 심장 아밀로이드증은 골수에서부터 만들어진 비정상적인 단백질이 혈액을 타고 돌아다니는 병으로 혈액암처럼 항암치료를 기본으로 한다.

만 알아보고는 신기하다는 듯 말씀했다.

"하늘 구름 위에서 수레를 끌고 천천히 걸어가는 중에 저 멀리서 교수님이 급하게 달려오더니 내 등을 '탁' 쳐서 깜짝 놀랐는데 눈을 떠보니 교수님이 계신 겨…."

의료진이 심폐소생술을 하는 동안 환자는 정말 사경을 헤맨 걸까? 사람은 사후에 정말 하늘로 올라가는 걸까? 신기하게도 내 환자들 중 죽음의 문턱을 넘나들었던 환자들은 눈을 뜨면 가끔 한번씩 당신들이 보고 온 것들을 이야기해주는데 그 말씀 속의 세계가 참 비슷하다.

어느 누구도 죽음 이후의 세계에 대해서 이야기해줄 수 없고, 죽음을 막을 수도 없다. 하지만 질병으로 죽음이 예측될 때, 가족과 의료진의 헌신과 사랑, 점차 발전하는 의료 기술로 제대로 치료를 받는다면 이 환자 케이스처럼 죽음 전, 가족들과 더 오래 좋은 시간을 보낼 수 있지 않을까? 환자는 심폐소생술 후 회복돼 제세동기를 삽입했다. 그후 가족과 1년 반이라는 귀중한 시간을 더 보내고 후회없이 눈을 감았다.

폐동맥고혈압,
세상에서 가장 슬픈 병?

　2015년, 결혼을 앞둔 30세 여성 김 모 환자가 잦은 어지러움, 실신, 부종과 심한 호흡곤란으로 병원을 찾았다. 이 환자는 우리 병원을 방문하기 전부터 식사 시 심한 구역감과 소화불량에 시달렸다. 정확한 원인을 찾기 위해 소화기내과에서 위내시경검사도 받았지만, 딱히 이상이 없다는 소견을 들었다. 그후 어느 날 집에서 일하던 중 실신해 급하게 우리 병원 응급실로 이송됐다.

　심장초음파로 보면 우심실이 심하게 확장돼 좌심실을 누르고 있었고, 우심실부전도 동반했다. 폐동맥 혈압은 100mmHg로 정상 수치보다 3배 이상 높았다. 폐동맥고혈압이 의심되는 긴급 상황이었다. 응급실에서 찍은 CT로 폐동맥에 혈전이 없는 것을 확인한 후 즉시 김 모 환자를 입원시키고, 우측 심장과 폐동맥의 압력을 재는 우심도자술을 시행했다. 안타깝게도 환자는 폐동맥고혈압으로 확진됐다.

　입원해 치료를 받는 환자에게 친언니들이 병문안을 왔다. 그들 모두 환자와 같은 증상을 경험했다는 이야기를 들은 나는 의심쩍은 마음에 곧장 유전자검사를 진행했고, 자매 모두 동일한 유전자에 의한 폐동맥고혈압으로 밝혀졌다.

폐동맥고혈압. 심장내과에서도 전문적으로 다루는 의사가 많지 않은 희귀병 중 하나이다. 가끔 인터넷을 보면 폐동맥고혈압을 기대 수명이 매우 짧은 '세상에서 가장 슬픈 병' '눈물 없이는 볼 수 없는 병'이라 하며, 감정에 호소해 쓴 글들이 있다. 이러한 글을 보고 병원에 온 환자들은 두려움과 걱정에 휩싸여 얼마나 살 수 있는지, 일상생활은 가능한지 등을 간절하게 묻곤 한다.

폐동맥고혈압은 폐혈관인 폐동맥에 생기는 고혈압이다. 폐동맥은 보통 수축기에 30mmHg 이하의 압력을 견디는데, 이보다 압력이 높아지면 전신의 피가 돌아오는 우심방, 우심실의 압력도 높아진다. 이로 인해 우심부전이 발생하면서 간 등의 장기와 하지를 순환한 피가 심장으로 들어오는 데 방해를 받는다. 그 결과 위, 장이 부으면서 소화불량이 발생하고 하지의 피가 올라가지 못하면서 다리 부종이 생긴다. 심한 경우 우심실이 좌심실을 누르면서 전신의 혈액이 돌지 못해 잦은 실신을 일으킨다. 아울러 폐동맥 압력이 증가하면 폐에서 산소를 혈액으로 전달하는 역할을 효율적으로 할 수 없어 산소포화도 감소와 호흡곤란, 청색증이 나타난다.

폐동맥고혈압은 선천성 심장질환 또는 루푸스(Systemic Lupus Erythematosus) 같은 자가면역질환으로 발현되기도 하고, 이 환자처럼 유전적인 원인에 의하거나 혹은 특발성으로 발생하기도 한다. 약물 독성도 원인이 될 수 있어, 폐동맥고혈압을 유발하는 일부 다이어트약이 퇴출당하기도 했다.

2000년 이전까지는 폐동맥고혈압 치료에 쓸 수 있는 약제가 한두 개로 제한적이었고, 병명 진단까지 시간이 오래 걸려 진단 후 환자의 생존 기간이 2~3년에 불과했다. 내 전임의 시절에, 둘째를 낳다가 호흡곤란으로 응급실에 내원한 젊은 여자 환자가 심한 폐동맥고혈압을 진단받은 적이 있다. 쓸만한 약제는 없고, 아이와 산모가 모두 위험한 터라 산모는 결국 에크모를 삽입할 수밖에 없었다.

그러나 최근에 많은 약제가 개발되면서 전 세계적으로는 12종 정도의 약제를 사용할 수 있게 됐다. 다양한 약물의 개발과 폐동맥고혈압 전문의들의 노력 덕분에 생존 기간이 늘어난 것도 고무적이다. 비록 국내에는 현재 7개 정도의 약제만 보험으로 도입이 됐고, 약물의 복합 요법을 사용하는 데에도 많은 장애물이 있긴 하지만, 이전에 비해 쓸 수 있는 약제가 늘고 있다. 조기진단을 받은 환자들의 적절한 약물치료와 심장재활, 스트레스 관리, 일상생활 관리를 통해 국내 폐동맥고혈압 환자의 예후도 점차 좋아지는 추세다.

6년여가 지난 현재의 김 모 환자는 어떻게 지낼까? 결혼한 환자는 여러 복합제 약물을 적절하게 사용하고 있다. 병에 대해 충분히 교육받고 심장재활과 스트레스 관리를 철저하게 한다. 외래에서도 환자의 경과를 세심하게 관찰하고 있다. 환자의 우심실 기능은 모두 회복됐고 폐동맥의 혈압도 일반인과 마찬가지로 거의 정상화됐다. 화장실 가는 일이 고역이고 소화도 어려웠던 환자는 이제 낮은 산을 등산하고, 여행도 가고, 식사도 잘하면서 남편과 행복한 시간을 보낸다.

의학은 점차 발전하고 있고, 이전에 비해 많은 병의 예후가 바뀌고 있다. 막연한 두려움은 치료에 도움이 되지 않는다. 질병을 올바르게 이해하고, 제대로 알려진 치료를 받으면서 긍정적으로 생활하는 것이 모든 질병을 대하는 올바른 자세라 믿어 의심치 않는다.

 폐동맥고혈압 A to Z
앞서 소개한 환자의 이야기, 그리고 폐동맥고혈압에 대한 이모저모를 영상으로 담았다.

어려서 막혔어야 할 혈관이 불러온 병, 동맥관개존증

'일찍 알았다면 좋았을 것을.' 모든 병이 그렇지만 선천성질환은 더욱 초진 시기가 중요하다. 이 55세 환자의 경우도 그랬다. 환자는 혈압이 너무 낮아져 기력이 떨어지고, 식사도 제대로 못할 지경이었지만 병원에 가면 '죽을 병'이라는 소리를 들을까 무서워 병원 방문을 주저했다. 그러다 심각성을 알아차린 가족이 환자를 인근 병원 응급실로 데려갔다.

해당 병원에서 검사해보니 심장이 매우 컸고, 혈압은 심하게 낮았으나 간 수치와 심부전 수치가 100배 이상이었다. 이대로는 위험하다는 이야기를 들은 환자와 가족은 서둘러 우리 병원 응급실로 향했다.

응급실에서 만난 환자는 체구가 매우 작았다. 아무 말씀도 못하고 힘 없이 침대에 누웠는데 마치 날개를 다친 작은 새가 비를 맞고 축 늘어진 모습 같았다. 엑스레이로 본 심장은 크기가 많이 컸고, 심전도 상에서는 심방세동이 동반돼 있었다. 환자의 가슴을 청진하자 상부 흉골연에서 심한 심잡음이 수축기부터 시작해 이완기까지 들렸다. 검사 결과와 심잡음으로 볼 때, 선천성심질환인 동맥관개존증이 의심됐다. 역시나 심장초음파로 보니 꽤 크기가 큰 동맥관개존증이 동반됐다. 양 심실과 심방도 크기가 크고 기능이 떨어져 있었다.

어릴 적에 누군가 청진만 했어도 일찌감치 진단받아 조치할 수 있었을 텐데…. 환자가 병원을 무서워해서 잘 내원하지 않은 데다가 성인이 될 때까지 심한 증상이 없었으니 소화불량 등으로 병원을 방문했더라도 청진은 안 했을 수 있다.

진단 시기가 아쉽긴 하지만 다행스럽게도 환자의 심장이 교정 불가능한 상태는 아니었다. 아직 청색증이 없었고, 심한 심잡음이 들렸다. 만약 환자의 상태가 악화돼 아이젠맹거증후군(Eisenmenger Syndrome)까지 이어졌다면 잡음조차 들리지 않았을 것이다.

환자를 입원시키고 당장 치료가 필요한 부분을 추렸다. 혈압 감소와 양심실부전으로 간에 피가 잘 공급되지 않으면서 생긴 심한 간 기능 손상, 근력 약화와 기력 저하를 해결해야 했다. 아울러 환자의 우울감도 문제였다. 워낙 병원 치료에 대한 두려움이 컸던 터라, 입원까지 한 환자의 마음이 편할 리 없었다. 삶의 의욕을 잃은 환자가 치료를 잘 받으려면 그 마음부터 보듬는 게 우선이었다.

호흡곤란과 폐부종을 치료하면서 심장재활을 통해 근력을 키우고 식사량을 조금씩 늘렸다. 아울러 회진 때마다 안 좋은 이야기를 들을까 겁을 먹는 환자에게 나는 일부러 더 밝은 얼굴로 점점 좋아지는 수치에 대해 설명하고 한 번이라도 더 웃으며 괜찮아질 거라고 말했다.

환자가 앓고 있던 동맥관개존증은 어떤 병일까? 출산 전까지 양수 속에 잠겨 있는 태아는 폐가 공기 대신 물로 차 있어 태반을 통해 모체로부터 산소와 영양분을 공급받는다. 태아의 폐순환을 유지하려면 대동맥과 폐동맥을 연결하는 동맥관이라는 혈관이 반드시 열려 있어야 한다. 태아는 폐혈류량이 매우 작으며, 우심실의 혈액은 대부분 동맥관을 통해 다시 하행 대동맥으로 흘러간다.

출생 직후 아기가 태반에서 분리되고 자가호흡과 이에 의한 폐순환이 시작되면 동맥관이 서서히 막혀 생후 2~3주 내에 완전히 닫힌다. 제 소임을 다한 동맥관은 폐동맥 근처에 동맥관인대라는 일종의 흔적으로만 남는다. 이 과정에서 동맥관이 완전히 막히지 않은 경우를 동맥관개존증이라 한다.

동맥관이 남아 있으면, 산소를 잔뜩 싣고 압력이 높은 대동맥으로 향해야 할 혈액이 압력과 혈관 저항이 낮은 폐동맥으로 들어가면서 폐혈류량이 증가한다. 동맥관이 그나마 작으면 폐동맥 압력이 정상이나, 동맥관이 크면 폐혈류가 심하게 늘고 폐동맥 압력도 높아진다. 큰 동맥관을 막지 않은 채 나이가 들면 폐동맥 압력이 더 높아지면서 점차 폐혈관이 막히는 아이젠맹거증후군으로 이어진다. 여기까지 진행되면 수술이나 시술을 시도하기 어렵고, 예후도 좋지 않다.

이러한 동맥관개존증은 선천성심장병의 5~10%를 차지할 정도로 비교적 흔한 기형이며 남자보다 여자에게 더 흔하게 발생한다. 동맥관이 작으면 증상 없이 정상 생활이 가능하지만 간혹 심내막염이 생길 수 있다. 또한 작은 동맥관이라도 오래 두면 심장에 부담이 될 수 있으므로 모든 동맥관은 크기나 증상과 무관하게 치료 대상이다.

주된 치료법은 수술 혹은 시술이다. 수술은 위험성이 크지 않으며 연령이나 체중과 무관하게 시행할 수 있다. 최근에는 영아 초기의 큰 동맥관을 제외하면 비수술적으로 기구를 이용한 심도자폐쇄시술을 시행한다. 이 시술은 안정성이 입증돼 보편적으로 시행되고 있다. 심장 내벽에 구멍이 생긴 심방중격결손이나 심실중격결손과는 달리 동맥관개존증은 심장 밖의 혈관 문제라서 심장의 움직임에 거의 영향을 안 받기 때문에 비수술적 폐쇄가 장기적인 측면에서 보았을 때 훨씬 안전하다.

이 환자는 큰 동맥관개존증을 가지고 있었지만 운이 좋게 아이젠맹거증후군으로 발전하지 않았고, 심한 심부전만 동반된 케이스였다. 비록 저혈압으로 간 수치가 심하게 상승했지만, 승압제와 심부전 약제를 조심스럽게 사용하자 2~3주가 지난 시점에서 점차 간과 신장 기능이 안정되고, 양측의 폐부종이 호전됐다. 환자의 상태가 어느 정도 안정되고 식사량이 늘었을 때, 동맥관을 시술로 막는 방법을 고려했다. 동맥관 크기가 클 때는 수술을 하곤 하지만, 환자에게 폐고혈압이 다소 있어서 수술을 견디기가 어려울 것 같았다. 가장 큰 크기의 시술 기구를 이용해 동맥관을 막았고 시술 후 약간 새는 부분이 남았지만, 우선 약물치료를 하면서 지켜보기로 했다. 다행히 새는 부분은 시술로 삽입한 기구 주변에 혈전이 생기면서 완전히 막혔고, 심부전 약제를 점차 증량하면서 양 심실의 기능도 점차 호전됐다.

8년이 지난 지금, 이제 60대로 접어든 환자는 손자도 보고, 외래에서 심부전 약제를 유지하면서 일상적인 생활을 잘 하고 있다. 병원을 두려워하던 환자는 많이 달라졌다. "그땐 꼼짝없이 죽는 줄 알았는데, 이렇게 살아서 가족과 여행도 다닌다"며 "이게 다 병원 치료를 잘 받은 덕분"이라고 한 환자는 주변에 몸이 불편한 사람이 있으면 "당장 병원에 가라"고 말씀한단다.

선천성 심장질환은 종류와 정도에 따라 치료 방법이 제 각각이다. 검사하기 전까진 의사도 모르는 상황을 비전문가의 이야기를 듣고 "심장병은 다 이렇다더라" 하는 식으로 속단해서는 안 된다.

선천성 심장질환은 종류에 따라 유아나 소아 시기에 수술이나 시술을 받는 게 좋지만 성인이 돼 발견한 경우라도 치료 가능한 질환들이 있다. 적절한 시기를 놓치면 치료가 더 어려워지거나 치료 불가능한 상태가 되기 때문에 선천성심질환이 의심되면 반드시 심장전문의에게 정확하게 진단받아야 한다. 또한 소아 때 치료받았다 하더라도 성인이 돼 재발하거나 다른 질환이 생길 수 있으므로 정기적인 추적관찰과 그에 맞는 치료 및 관리가 필요하다.

동맥관을 막는 시술

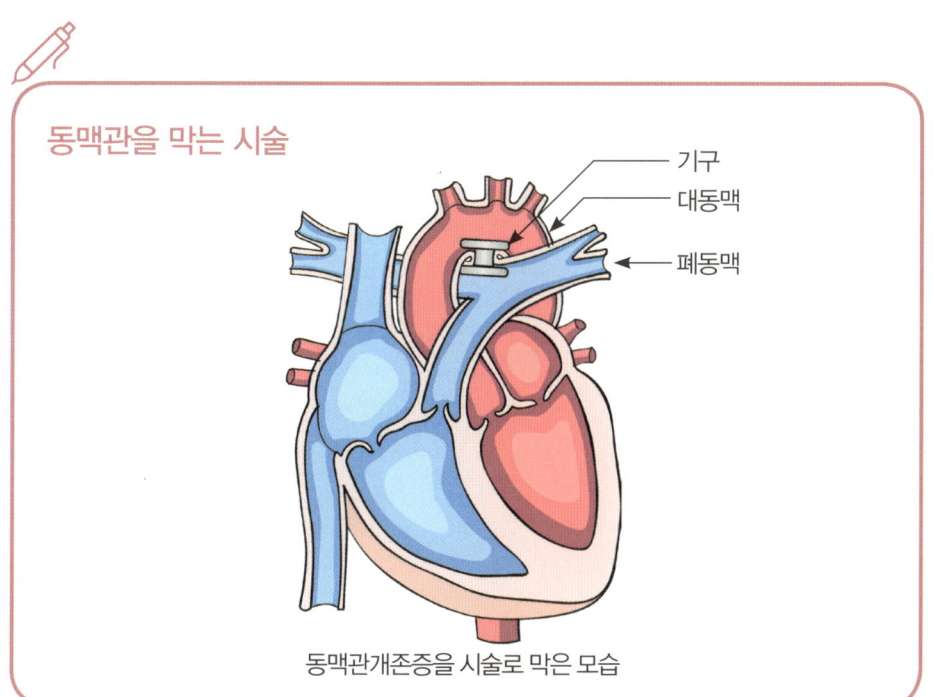

동맥관개존증을 시술로 막은 모습

손발끝부터 찾아온
청년의 희귀병, 파브리병

20대 후반 남자 이 모 씨는 손발 통증이 심해 여러 병원을 찾아다녔지만 뚜렷한 원인을 알지 못했다. 진통제를 먹어도 그때뿐인 지긋지긋한 통증은 나이가 들면서 다소 나아진 듯했으나 완전히 사라지지는 않다가 더운 여름에 다시 심해졌다. 병원에서 별 소득이 없었기에 또 진료를 받는다 한들 과연 나아지긴 할까 싶어 더는 병원을 찾지 않았다. 그렇게 견디던 중에 증상이 추가됐다. 직장생활이나 일상, 운동할 때만 해도 멀쩡하던 가슴이 스트레스를 받으면 약간씩 불편했고 종종 호흡곤란도 나타났다. 아무래도 심상치 않은 증상에 그는 다시 병원을 찾았다.

심장내과에 방문한 환자에게 흉부 엑스레이와 심전도검사를 했다. 엑스레이 상으로는 별다른 이상 소견이 없었으나 심전도검사 결과 뚜렷한 좌심실 비대와 함께 전도 장애가 있었다. 환자에게 손발 저림이나 통증은 없었는지 물었더니 어릴 적부터 아팠다면서 지금은 좀 낫지만 여전히 통증이 있다고 했다. 이번에는 가족력을 물었다. 환자는 가족 중 신장투석을 하는 환자가 있다고 들었고, 어머니가 심장이 좀 두껍다는 소견과 함께 고혈압 진단을 받아 외래를 다니는 중이라고 답했다.

증상과 가족력, 심전도 결과가 파브리병(Fabry Disease)을 의심하게 했다. 심장 초음파검사, 소변검사, 신장 수치 등을 보는 피검사, 그리고 파브리병과 관련된 유전자검사와 효소검사를 연달아 진행했다.

파브리병은 남자 4만 명 당 1명 꼴로 발병하는 희귀 유전질환이다. '남자'라고 단 단서에서 보듯 성별과 발병이 관계 있다. 파브리병 유전자는 X염색체에 자리잡아 열성으로 유전되는데, 여성은 X염색체가 두 개라 심각한 증상 없이 파브리병 보인자로 지내기도 하지만, X염색체가 하나인 남성에게서는 증상이 심하게 나타난다. 그렇지만 여성에서도 신장투석이나 심부전 등 증상이 크게 나타나는 경우가 있으니 보인자라고 간과해서는 안 된다.

국내에는 약 200여 명의 환자가 있다고 파악되지만, 잘 알려진 병이 아닌 데다 워낙 드물게 발병해 환자의 수를 통계내기가 어렵다. 또 그만큼 병의 발견 자체가 어렵기도 하다. 이 환자처럼 성인이 돼 신장과 심장에 문제가 생기고 나서야 원인이 파브리병임을 알게 되는 경우가 종종 있다.

파브리병은 우리 몸 속에 알파-갈락토시다아제 A(α-galactosidase A)라는 특정 효소가 부족해서 생기는 병이다. 이 효소가 부족하면 우리 몸에 필요한 대사산물이 분해되지 못하고, 체내 여러 부위에 쌓인다. 특히 혈관벽에 축적되면 피부, 신장, 심장, 신경계의 미세혈관에 영향을 미쳐 손발 통증과 단백뇨, 각막혼탁, 심장벽 두께 증가, 만성신부전 그리고 뇌졸중(중풍)을 일으킬 수 있다. 심장벽에 침착이 심할 경우 이완기심부전으로 이어져 호흡곤란이 나타날 수 있고, 신장에 침범이 심할 경우 투석을 해야 할 수도 있다.

이 환자는 효소검사 결과 수치가 매우 낮았고, 파브리병 유전자 변이가 발견돼 파브리병으로 확진됐다. 신경전도검사 상 이상 소견과 단백뇨의 동반 그리고 심장

벽의 두께가 조금씩 두꺼워지는 양상으로 심부전 발생 초기로 진단됐다. 병을 모르고 지나쳤다면 젊은 나이에 심한 심부전이나 신장투석을 받아야 하는 상태까지 갈 수도 있었을 텐데, 병이 더 진행되기 전 진단받고 치료할 수 있어 다행이었다. 아울러 혈압에 의한 심실비대로 외래를 다니고 있던 환자의 어머니 또한 파브리병으로 진단돼 부족한 효소를 공급받는 효소대체요법 치료를 함께 받았다.

환자들은 희귀질환이라는 진단을 받는 순간 겁부터 먹는다. 거기에 유전질환이라는 소견까지 들으면 상처와 죄책감이 더해지기도 한다. 유전질환은 돌연변이 유전자를 보유했다고 해서 무조건 발병하는 게 아니라, 생활 습관과 환경 등 여러 요인이 결합돼 발병한다. 게다가 최근에는 희귀 유전질환에 대한 치료 약물이 점차 개발돼 조기에 진단하고 치료하면 예후가 좋고 얼마든지 일상생활이 가능하다.

이 환자만 해도 그렇다. 그는 더이상 손발 통증으로 고통받지 않는다. 2주에 한 번 효소 치료를 받고 비만, 고혈압, 고혈당 등이 생기지 않도록 적절한 운동과 좋은 식습관으로 몸을 관리하며 스트레스도 줄이려고 노력 중이다. 덕분에 그는 정상적인 심장으로 일상도 직장 일도 거뜬히 해낸다. 이 환자의 어머니 또한 같은 치료를 받고 호흡곤란 없이 등산이나 여행도 하며 행복한 일상을 누리고 있다.

이 환자의 경우처럼, 가족 중 특정 질환이 있다면 적극적인 조기진단이 중요하다. 희귀한 난치질환이라도 병에 대해 올바로 이해를 하고, 긍정적인 마음으로 치료를 받는다면 얼마든지 나아질 수 있으니 두려워하지 않아도 된다는 말을 꼭 전하고 싶다.

가족력 희귀난치질환
유전성 TTR 아밀로이드증
치료 가능성은?

나를 찾아온 63세의 남자 환자는 심상치 않은 가족력이 있다. 일곱 형제 중 세 형이 50대 후반에 급사한 것이다. 건강의 이상 신호는 이 환자에게도 찾아왔다. 숨이 차고, 다리가 붓기 시작한 환자는 큰 문제는 아닐 거라 생각하며 인근 병원을 찾았다. 짐작과 달리 입원을 권유받고 병상에서 살피던 중 갑자기 악화된 환자는 일어나는 것조차 힘들 정도로 어지러웠다. 손발은 힘이 없고 저렸으며, 속이 불편하고 소화도 잘 안됐다. 심장초음파 상으로 심장 기능이 10%도 채 되지 않았으나, 관상동맥은 정상이었다. 환자는 원인이 명확하지 않은 말기심부전으로 진단됐다. 6개월 이상 살지 못할 것이라는 소견에 더해 심장이식이 필요할 수 있어 본원으로 전원됐다.

아직 활동적인 60대 초반의 나이에 고혈압, 당뇨 등의 기저질환도 없는 환자는 갑자기 심장이식까지 거론될 상황에 놓이자 몹시 암울했다. 한편 '형제 중 3명이나 급사했으니 꼼짝없이 나도 그럴 것 같다'는 생각에 겁이 났다. 환자와 보호자의 불안을 덜기 위해 나는 "최근에 많은 약물들이 개발되고 있다"며 긍정적인 마음을 갖도록 격려했다.

환자의 심장을 심장초음파와 심전도로 살폈더니, 심장이 확장되고 기능이 매우 떨어져 있었으나 일반적인 확장성심근병증에 의한 심부전과는 다소 거리가 있어 보였다. 심장의 벽이 얇지 않고, 심장에 무언가 침착돼 있었다. 심한 어지러움과 사지의 감각 둔화, 신경병증이 동반된 환자는 혀가 다소 두꺼워 보였다. 아무래도 아밀로이드증에 의한 심부전이 의심돼 관련 검사를 진행했다.

아밀로이드증은 비정상적인 단백질이 골수 혹은 간에서 생성돼 아밀로이드라는 일종의 섬유질이 전신의 장기에 침착되면서 기능장애를 유발하는 질환이다. 발병 원인과 이상 단백질의 종류에 따라 AL 아밀로이드증, 유전성/가족성 TTR 아밀로이드증, 노인성 아밀로이드증 등 여러 가지 타입으로 나뉜다.

AL 아밀로이드증은 가장 흔한 유형으로 일차성 아밀로이드증 또는 AL 타입이라 부르기도 한다. AL 아밀로이드증의 경우 골수의 형질세포에서 만들어진 비정상적인 항체 단백질이 다양한 조직 특히, 심장, 신장, 말초 및 자율신경계 등에 침착해 해당 장기의 기능을 떨어뜨린다. 병기에 따라 예후가 나쁜 경우도 있으며 심하면 사망에 이른다.

유전성 혹은 가족성 TTR 아밀로이드증은 트랜스티레틴(Transthyretin, 이하 TTR) 단백질 유전자의 이상이 가장 흔한 원인인데, 간에서 돌연변이 TTR 단백질이 합성돼 심장 혹은 신경이나 전신 장기에 침착된다. 상염색체 우성으로 유전되며 부모가 환자일 경우, 아이에게 유전될 확률은 약 50% 정도다.

노인성 아밀로이드증은 유전성과 같은 종류인 TTR 단백질이 조직에 침착되지만, 이 경우의 TTR 단백질은 유전자 돌연변이가 아닌 정상 단백질의 변형이라 병의 예후는 비교적 좋은 편이다.

아밀로이드증은 타입 별로 치료 방법이 다르다. AL 아밀로이드증은 마찬가지로 골수 형질세포가 연관된 다발성골수종(혈액암)과 비슷하게 항암치료를 하지만, 유전성 아밀로이드증은 비정상적이고 불안정한 TTR 단백질을 안정화시키는 약물을 사용하면 호전될 수 있다.

유전자검사와 심근조직검사 결과 이 환자는 유전형 아밀로이드증으로, TTR 단백질에 의해 심근병증이 발생한 경우였다. 이 환자가 진단받은 2018년 10월에는 이미 타파미디스(Tafamidis)라는 신약이 한국에 도입돼 있었다. TTR 단백질 안정화제인 타파미디스는 당시 기준 한 알에 15만 원가량인 초고가의 약물로 신경병증 환자에게만 건강보험이 적용됐다.

TTR 단백질이 심장에만 침범한 경우에는 건강보험 적용을 못 받지만, 다행인지 불행인지 이 환자는 신경과 심장에 모두 침범해서, 타파미디스를 건강보험 적용을 받아 사용할 수 있었다. 환자는 정확한 진단과 신약 치료로 증상이 크게 호전됐다. 내가 미국 연수를 가 있는 동안에도 꾸준히 외래를 다녔고 그간에는 입·퇴원이 필요할 만큼의 문제가 없었다.

현재 우리나라에 도입된 TTR 아밀로이드증 약제는 용량과 심장에 미치는 영향이 적은 편이어서, 고용량의 약제 도입은 물론 건강보험 적용이 절실하다. 유럽과 미국에서는 이미 고용량의 타파미디스가 많은 임상시험을 거쳐 효과가 입증됐다. 특히나 심장질환자들에게 효과가 있고 생존율을 높인다고 나타났지만 건강보험 적용에 따른 약가 문제로 국내에서는 쓰기 어려운 실정이다.

내가 연수를 다녀온 후 이 환자의 가족들도 검사를 해보았다. 환자의 아들과 동생이 TTR 단백질의 변이가 원인인 유전성 아밀로이드증으로 진단됐다. 동생의 경우 형과 마찬가지로 TTR 단백질이 심장과 신경을 침범한 상태였다. 부정맥이 있던 동생은 비교적 일찍 내원해 진단과 약물치료를 받아 급사를 방지할 수 있었다.

이제 이 환자가 처음 진단된 지 3년 정도가 지났다. 근래에 환자의 상태가 나빠져 심장이식을 고려 중이다. 약물치료 효과가 고무적이긴 했지만, 말기심부전 상태로 병원을 찾았던 환자의 심장을 정상화하기는 어려웠던 것으로 보인다. 첫 진단 당시의 상태를 고려하면 3년 동안 입·퇴원 없이 외래 치료만으로 버티는 데 타파미디스의 역할이 컸으리라 생각된다.

이 환자는 심장이식을 하더라도 타파미디스를 계속 복용해야 한다. 간에서 생성되는 TTR 단백질이 심장에 침착되는 것을 지속해서 막아야 심부전 재발 또한 막을 수 있기 때문이다.

문제는 심장이식 후 필요한 타파미디스는 그간 복용한 것보다 고용량일 필요가 있다는 점이다. 고용량 신약이 개발돼 다른 나라에서 사용 중이지만, 현재 국내에서는 도입뿐 아니라 건강보험 적용이라는 큰 장벽을 넘어야 한다.

희귀난치질환 치료 약물은 점차 발전하고 있으며, 다학제 연구 네트워크를 통해 긴밀한 협의로 보다 정확한 진단과 치료가 가능해졌다. 아울러 인터넷으로 진행되는 전 세계적인 학술회의를 통해 환자에 대한 고민을 글로벌 석학들과 함께 나눌 수 있다.

하지만 의료 기술의 발전만으로는 부족하다. 희귀질환의 지속적인 치료 기반을 마련하는 데는 정부 지원과 더불어 사회 구성원들의 관심이 필요하다. 아울러 의료진은 정확한 진단과 치료에 더해 환자가 긍정적인 마음을 가질 수 있도록 함께 노력하고, 운동과 생활요법도 잘 지킬 수 있도록 격려하며 끌어주어야 한다. 이 3가지 역할이 잘 어우러질 때, 희귀와 난치라는 이중고의 병을 앓는 환자들을 도울 수 있다.

아직 국내에서는 유전형 희귀질환에 대한 국민적 관심이 적고, 국가 차원의 지원이 미흡한 실정이다. 유전성 아밀로이드증은 부모에서 자식으로 대물림돼 환자

개인의 정신적, 육체적 고통뿐만 아니라 가족의 심리적, 경제적 부담도 매우 크다. 희귀질환은 환자를 포함한 소수가 오롯이 감당하기에는 너무 큰 문제라서 국가적으로 적절한 대안이 모색돼야 한다. 희귀난치질환자가 혼자라는 생각을 갖지 않도록 제도와 상황이 개선되기를 바란다. 또한 그런 날이 오기까지 많은 의료진이 머리를 맞대고, 고민하고 치료를 위해 힘쓰고 있다는 점을 환자들도 꼭 기억해주면 좋겠다.

건장한 남성을 쓰러뜨린 선천성 마르판증후군

　호흡곤란으로 응급실을 찾은 43세 환자는 평소 건강에 별 문제를 느끼지 못했다. 혈압이 높지 않고, 따로 먹는 약도 없었으며, 운동도 꾸준히 했다. 특히 고중량 근력운동을 즐겨했다. 응급실에 오기 전에도 그는 헬스장에서 역기를 들었다. 다만 그날은 역기를 들어 올리는 순간 심한 흉통을 느꼈다. 밤에는 누워 잘 수 없을 정도로 숨이 가빴다. 상태가 심상치 않아 우리 병원 응급실을 찾아왔고, 도착하자 마자 산소포화도가 감소해 쓰러지고 말았다.

　심폐소생술로 혈압과 맥박이 겨우 회복된 후 마침 응급실 근처였던 나는 급히 환자의 심장을 초음파로 확인했다. 대동맥이 심하게 확장돼 있었고 대동맥박리도 의심됐다. 대동맥판막이 뒤로 빠지면서 생긴 심한 대동맥판막 역류, 좌심실의 확장, 심장 기능저하까지 의심을 더하는 증거가 여럿 있었다. CT 촬영에서도 심장으로 연결되는 대동맥의 기시부부터 늘어나고 찢어진 대동맥박리가 확인됐다.

　환자를 바로 수술실로 옮겨 응급 대동맥치환술과 대동맥판막치환술을 시행하고 3~4일간 중환자실에서 집중 치료했다. 일반 병실에서도 심부전 치료를 받은 환자는 다행히 잘 퇴원했다. 다만, 앞으로 운동을 하되 힘을 갑자기 주는 운동이나, 고중량 근력운동은 삼가기로 했다.

이 환자는 키가 190cm, 몸무게가 85kg로 체격이 매우 좋았다. 근육량도 상당했다. 얼핏 건강해보이지만, 앞가슴이 우묵하게 들어간 오목가슴이고, 눈이 좋지 않아 안과를 자주 다녔다. 무릎, 손가락 등의 관절이 움직이는 범위가 남보다 훨씬 넓었는데 환자는 그저 운동을 열심히 해 유연한 것이라고 생각했다. 친척 중에 키가 크고 판막질환이나 심장질환을 앓은 사람도 있었다.

혈압이 높지 않음에도 대동맥궁의 확장 소견과 이로 인한 대동맥판 역류 그리고 대동맥박리, 근골격계의 이상, 안구 이상 등이 마르판증후군(Marfan Syndrome)의 가능성을 배제할 수 없었다. 외래를 방문한 환자에게 설명해 유전자검사를 시행하고 'FBN1'이라는 유전자의 변이를 확인해 마르판증후군으로 확진했다. 환자의 자녀도 모두 검사했는데 두 아이에게서 같은 유전자 변이가 발견돼 외래에서 정기적으로 초음파로 관찰 중이다.

마르판증후군은 몸의 결합조직에 이상이 있는 선천성질환으로, 환자들의 손가락이 길어 '거미 손가락증'이라 부르기도 한다. 발생 확률은 1만 명 중 1명 꼴이나, 환자의 자녀에게는 50% 확률로 유전된다. 결합조직은 세포 사이의 물질을 구성해 여러 조직과 기관 사이에서 세포를 연결하는 접착제 역할을 하는데 그 조직의 유전자 변이로 이상이 생기면, 근골격계나 심장순환기계, 특히 대동맥에 문제가 발생할 수 있다.

일반적으로 마르판증후군 환자들은 키가 몹시 크며 팔과 다리가 가늘고 길다. 갈비뼈가 과하게 성장해 흉곽의 함몰, 돌출, 비대칭 등의 형태를 보이며, 관절이 약하고 척추측만증이나 후만증이 동반되기도한다. 얼굴형이 좁고 긴 것도 특징 중 하나다. 미국의 16대 대통령 에이브러햄 링컨도 마르판증후군 환자로 추정한다.

물론 외형만으로 마르판증후군을 확진할 수는 없다. 위의 환자는 키가 큰 것만 제외하면 얼굴 형이나 팔 다리의 길이가 일반적인 마르판증후군 환자들과는 조금 달랐다. 나의 또 다른 환자 중 키가 작은 여성에게서 마르판증후군으로 인한 대동맥박리를 발견한 경우가 있다. 이 환자의 가족도 모두 대동맥박리 소견이 있었다. 겉모습만으로는 확진하긴 어렵지만 최소한 신체 구조가 일반적인 마르판증후군 환자와 닮고, 가족력이 있다면 의심해 검사를 받아볼 필요가 있다.

마르판증후군 환자의 주요 질병이자 사망원인은 심장순환기계 이상이다. 위의 환자처럼 좌심실에서 전신으로 혈액을 보내는 대동맥의 기시부가 비정상적으로 확장되면서 대동맥판 역류가 나타나기도 하고 대동맥 혈관벽이 선천적으로 약해 대동맥이 찢어지는 대동맥박리 또는 대동맥 파열이 발생할 수 있다. 이러한 대동맥박리는 신체적, 감정적 스트레스와 격한 운동 혹은 임신 등에 의해 악화될 수 있다. 대동맥박리와 파열이 발생한 경우 대량의 혈액이 혈관벽 틈 혹은 혈관 밖으로 새어 나오기 때문에 사망률이 높고 응급수술을 요한다. 이외에도 눈의 수정체 탈구, 녹내장이나 백내장이 생길 수도 있다.

아직까지 마르판증후군의 근본적인 치료 방법은 없다. 그렇지만 주의 깊게 임상 양상을 관찰하고 약물치료를 받으면 예후를 호전시킬 수 있다.

이 환자를 만나기 전 두 자매를 마르판증후군으로 진단한 적이 있다. 자매 중 언니는 외래에서 대동맥과 심부전 발생 여부를 정기적으로 모니터링하고 혈압을 조절하면서 필요시 수술을 하기로 했다. 과격한 운동을 삼가고 스트레스를 줄이려 노력해 50대인 지금까지 큰 문제없이 지낸다. 그러나 동생은 외래를 찾지 않았고 평소 스트레스나 혈압 관리를 하지 않아 결국 응급실에서 조우했다. 대동맥이 찢어진 동생은 응급수술을 통해 겨우 살아났다.

대동맥 확장은 수술이 필요할 경우 날짜를 조율해서 하지만 대동맥박리는 갑작스레 발견돼 응급수술을 하는 경우가 많다. 당연히 사망률이 더 높을 수밖에 없다.

마르판증후군 환자라도 심장초음파를 통해 심장과 대동맥의 상태를 주기적으로 검사하고 혈압과 대동맥에 가해지는 스트레스를 줄여 예후를 호전시킬 수 있으며 대동맥이 늘어나는 속도를 보면서 수술을 계획하면 큰 문제없이 살아갈 수 있다. 일상생활 중에서는 심한 신체적, 정신적 스트레스는 피하는 것이 좋으며, 정기적으로 운동하되 경쟁하는 운동이나 급격히 힘을 주는 운동은 피하는 것이 좋다.

그리고 자녀가 있다면 유전 상담이 꼭 필요하다. 자녀가 여자인 경우 임신은 가능하지만 임신 중 대동맥박리 위험이 있으므로 2~3개월마다 심장초음파를 시행하면서 면밀히 관찰해야만 한다.

자녀에게 병을 물려줄지 모른다는 불안과 죄책감에 시달리는 환자가 있지만 이런 마음이 오히려 자녀와 환자에게 더 안 좋을 수 있다. 때문에 나는 환자들에게 병을 일찍 발견했을 때의 장점을 강조한다. 정기적으로 외래를 다니면 더 조심하게 되고 하루하루 감사한 마음으로 살아갈 수 있으니 가급적 좋게 생각하시길 바란다.

위의 환자를 만난지도 8년이 지났다. 그는 몸에 큰 문제없이 잘 지내고 있으며 좌심실 기능도 모두 회복돼 일상생활과 근로에 전혀 장애가 없다. 환자의 딸도 마르판증후군을 일찍 발견해 외래에서 정기적으로 관찰하면서 별 탈없이 아이도 낳고, 행복한 가정을 이루고 있다.

환자는 내게 걱정이 있을 때 함께 고민하고 죄책감을 덜어주어서 고맙다고 한다. 이 환자를 보면서 큰 병 없이 사는 것도 감사한 일이지만, 조기에 병을 발견해 관찰하고 치료하는 것, 그리고 과한 걱정은 피하는 게 병을 이길 정답임을 다시금 느낀다.

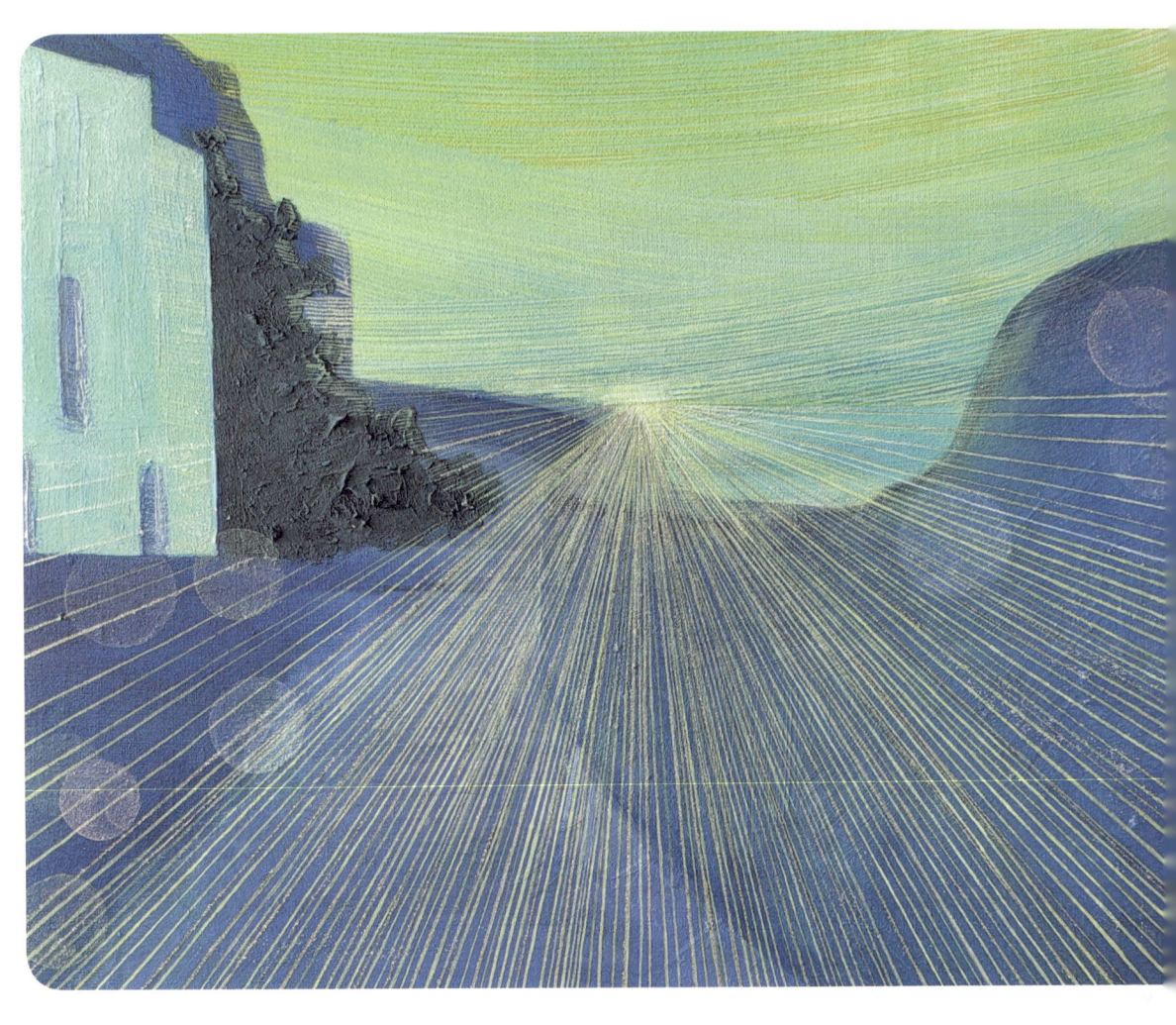

빛이 한 곳에서 쏟아지는 이 그림처럼 우리 삶의 길이 선명하고

모든 일의 원인이 분명하다면 얼마나 좋을까요?

실마리를 찾기 위해 온종일 고민하다 문득 드는 생각입니다.

제가 이럴진대, "내 몸이 왜 이러지?" 두근두근 걱정하다가,

때로는 이 병원 저 병원을 거치느라 꼬불꼬불 길을 돌아온

우리 환자들은 어떨까 싶기도 합니다.

그러니 더 고민하고, 더 열심히 찾아볼 수밖에요.

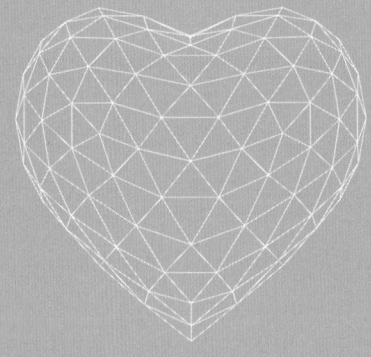

SECTION 07

심장 문제라기보다는…

심장에 문제없는데 호흡곤란을 보인다면?
심장 유전자검사, 내게 새겨진 심장병 예측 고지?
크릴 오일과 오메가-3를 먹어도 될까?

심장에 문제없는데
호흡곤란을 보인다면?

　1년 전 폐경기를 맞은 51세 배 모 씨는 잦은 두근거림을 느꼈다. 유난히 더위를 탔고, 불면증과 체중 감소도 함께 나타났다. 폐경기의 흔한 증상인데다 당시 일 때문에 스트레스가 많아서 그러려니 하며 병원을 찾는 대신 폐경기에 좋다고 지인이 추천한 생약으로 만든 여성호르몬 약을 복용했다. 기대와 달리 약은 전혀 효과가 없었고 오히려 숨이 차기 시작했다. 이번에도 환자는 원인을 짐작했다. 코로나19 때문에 마스크를 꼬박꼬박 써서 그런 걸 거라고…. 그러다가 이젠 다리가 엄청 부었다. 이쯤 되니 보통의 폐경기 증상이 아니라고 생각한 환자는 두려운 마음을 안고 병원을 찾았다.

　혈압은 정상이었으나 맥박수는 120회 정도로 빠른 빈맥에 심방세동 부정맥이 동반돼 있었다. 흉부 엑스레이 상으로 심장이 다소 큰 편이었다. 어머니가 갑상선 약을 복용했다는 가족력과 환자의 증상을 고려할 때, 갑상선기능항진증에 의한 심부전이 의심됐다.

채혈해 갑상선호르몬검사를 해봤더니 역시나 자가면역성질환에 의한 갑상선기능항진증으로 확인됐다. 심장초음파검사에서도 심방세동과 함께 심장 기능이 감소된 것이 보여, 심부전을 추가 진단한 후 내분비내과와 협진해 약물요법을 병행했다.

갑상선 문제라는 소견에 환자는 다소 의아해했다. 1년 전 갑상선초음파검사를 받았고 아주 작은 물혹이 보였으나 병원에서 별문제 없을 거라고 했기 때문이다. 그런데 갑상선초음파로는 크기와 구조를 확인하는 데 그치기 마련이다. 이 검사로도 충분히 발견 가능한 질환들이 있지만, 보다 꼼꼼히 살피려면 피검사 등 추가 검사가 병행돼야 한다.

갑상선호르몬은 인체 거의 모든 조직의 대사 과정에 막강한 영향력을 행사한다. 특히 심장이 이 호르몬에 매우 민감하게 반응한다고 알려져 있다. 그래서 갑상선 기능에 이상이 생기면 심장순환계에 영향을 미쳐 마치 일차적인 심장질환과 유사한 임상 양상을 띠기도 한다.

나비 모양으로 생겨 목 앞부분에 자리한 갑상선(갑상샘)은 호르몬을 분비해 에너지대사 및 신진대사를 조절한다. 다양한 원인으로 갑상선호르몬이 과다분비되면 필요 이상의 에너지가 만들어져 신진대사를 촉진하고, 남들보다 유난히 더위를 느끼거나 땀을 많이 흘리게 만든다. 자율신경 기능이 흥분돼 심장박동수가 빨라지고 체중감소, 불면, 가려움증, 설사 등 전신에 다양한 증상이 나타난다. 치료하지 않고 오래 둘 경우 비가역적(회복이 불가능한 상태) 안구돌출이나 심한 심부전이 발생할 수 있다.

갑상선기능항진증에서 동성빈맥(분당 90회 이상)이 특징적으로 보이는데, 안정적인 상태나 수면 중에도 관찰되고 운동할 때에는 맥박이 더욱 과하게 증가한다. 심방세동의 빈도는 전체 환자의 약 5~15%로 동성빈맥에 비해 상대적으로 낮지만 그 임상적 의의는 오히려 더 크게 평가된다. 특히 연령층이 높거나 기질적인 심질환이 있을 때 심방세동이 잦고, 다른 증상이 경미한 상태에서 갑상선기능항진증의 첫 증상으로 심방세동이 나타날 수 있다. 새롭게 발생하는 심방세동의 약 1% 정도는 갑상선기능항진증이 원인이라는 보고도 있다.

갑상선기능항진증 치료 후 정상 동율동으로 전환되는 경우가 60% 내외로 높은 편이지만 환자의 나이가 많거나, 심방세동이 만성적으로 오래 지속된 경우, 기질적인 심질환이 있는 경우에는 전환율이 상대적으로 낮다. 이때는 정상 갑상선 기능이 유지된 상태에서 약제나 전기충격을 이용해 동율동으로의 전환을 시도해볼 수 있지만 역시, 모든 병이 그러하듯 조기에 발견해서 치료하는 게 더 효과적이다.

갑상선기능항진증 환자 중 움직일 때 숨이 찬 노작성 호흡곤란과 같은 심부전 증상을 호소하기도 하는데, 이는 심장 문제라기 보다는 정상인처럼 말초혈관 저항의 감소가 일어나지 못해 심박출량이 효과적으로 증가하지 못하는 경우가 대부분이다. 때문에 심초음파 상 심장 기능은 정상이지만 환자는 무기력과 지속적인 호흡곤란을 겪기도 한다. 드물게 심박출량이 감소하는 경우도 있다. 오랫동안 갑상선기능항진증이 치료되지 않으면서 전형적인 심박출량 감소 심부전이 발생하는 경우다.

위 환자는 내분비내과와 함께 갑상선기능항진증을 치료하고 심박동수를 줄이는 아드레날린베타원수용체* 차단제인 프로프라놀롤(Propranolol)을 사용하면서 증상이 점차 좋아졌다.

한 달 정도 지나자 환자는 "이제야 살 것 같다"고 했다. 그만큼 빠르게 호전된 환자는 나이와 다소 감소된 심장 기능, 심방세동 등을 고려해 항응고제를 사용하면서

---

* 아드레날린베타원수용체(β1 receptor)는 베타수용체의 한 종류로, 심장, 신장, 눈 등에 분포돼 있다. 특정 신경전달물질이 심장의 아드레날린베타원수용체와 만나면 심장의 박동수와 수축력이 증가하고 레닌이라는 효소 분비를 더욱 자극해 혈압을 높인다.

외래에서 경과를 관찰했다. 아주 다행스럽게도 갑상선기능항진증이 좋아지면서 부정맥은 모두 없어졌고, 환자의 심 기능과 심장의 크기 모두 완전히 정상화됐다.

이 환자처럼 갑상선기능항진에 의해 발생한 심부전은 조기에 발견하면 심부전이 완치될 수 있다. 갑상선과 심장 기능이 돌아오면서 심부전 관련 약제를 조심스럽게 중단하면 경과관찰만 해도 좋을 정도로 회복 가능하다.

환자가 여전히 폐경 때문이라고 생각해 병원을 찾지 않았다면 어떻게 됐을까? 갑상선기능항진증이 지속되면서 안구돌출이나 심한 심부전이 진행돼 회복이 불가능할 수도 있다. 이점을 생각하면 환자의 경우는 정말 다행이다.

그러니 갑상선 이상 신호를 미리 알아 두고, 부합되는 증상이 있다면 병원을 찾길 바란다. 심장질환이 없는데 호흡곤란이나 허탈감 느껴지고 안정 시에도 맥박이 빠르거나 새롭게 심방세동이 생긴 경우, 원인이 불분명한 고지혈증, 호흡곤란과 함께 체중감소가 동반된 경우, 심한 변비나 설사 혹은 원인 모를 부종이 있는 경우에는 반드시 갑상선기능검사를 해야 한다. 아울러 기저 심장질환이 있는 상태에서의 설명되지 않는 호흡곤란이나 흉통의 악화, 심방세동이 새롭게 발생한 경우에도 갑상선호르몬 선별검사를 통해 교정 가능한 인자를 바로잡아줄 필요가 있다. 갑상선기능항진증이 한 요인일 경우 이를 먼저 치료하면 극적인 효과를 얻을 수 있다. 때문에 나도 순환기계질환이 의심되거나 확진된 환자, 일상의 진료에서 만난 환자가 위의 증상들을 보일 때 갑상선 관련 검사를 적극적으로 고려한다.

이처럼 심장은 심장 자체의 문제뿐 아니라 각종 호르몬에 영향을 받는다. 두근거림과 호흡곤란 등이 발생하면 꼭 병원에서 원인을 조사해야 한다. 아울러 교감, 부교감 신경의 활성화와 연관되는 호르몬의 균형을 위해 기본적으로 스트레스를 줄이고, 긍정적으로 사고하는 것이 심장 건강에 매우 중요하다.

심장 유전자검사,
내게 새겨진 심장병 예측 고지?

외래에 첫 방문한 52세 여성은 평소 심장 걱정이 컸다. 아버지가 심근경색으로 60대에 스텐트 시술을 받았기 때문이다. 아버지처럼 자신 역시 심장질환을 앓게 되진 않을까 염려한 그녀는 누가 심장질환에 대해 이야기하면 귀가 솔깃했고 건강기능식품도 여러 종류를 복용했다. 폐경 이후 몸이 좀 불편했던 그녀는 다른 병원에서 종합적인 유전자검사를 받았는데, 걱정한대로 심장에 이상이 있다는 말을 듣고야 말았다.

그녀는 고혈압, 고지혈증도 없고, 심 기능은 모두 정상이며 부정맥 소견도 없었다. 다닐 때 숨이 차거나 흉통을 느낀 적이 없고, 술과 담배도 하지 않았다. 병을 의심할 만한 증상이 없음에도 오로지 유전자검사 결과 때문에 당신이 언제 죽을지 모른다는 두려움에 휩싸여 밤잠을 이루지 못했다. 그러다 내가 심장 유전자를 전문으로 다룬다는 말을 듣고 찾아온 것이다.

외래 진료실의 문을 열 때부터 얼굴에 근심이 한가득이었던 그녀는 떨리는 손으로 유전자검사 결과지를 보여주며 물었다.

"교수님, 제 유전자에 이상이 있는 거죠. 저도 아빠처럼 심근경색이 오는 거죠? 술도 안 마시고 담배도 안 피우고 건강에 신경 썼는데도 결국 심장병에 걸리는 거죠? 제가 어떻게 하면 되는 건가요?"

현재 증상도 일상의 지장도 없다는데 결과지 하나로 '예비 환자'가 된 그분이 너무 안타까웠다. 나에게서 안 좋은 이야기를 들을까 걱정하는 환자에게 몇 가지 질문을 했다.

"SNP검사를 하셨네요. 다른 가족분들은 검사하셨나요? 아버지는 담배를 많이 피우셨지요? 어머니는 심장병이 있나요? 유전자검사 비용은 얼마인가요? 혹시 유전자검사 후, 의사는 만나보셨어요? 정확히 어떻게 설명을 들으셨나요?"

그녀의 아버지는 담배를 오래 피웠고 혈압 조절을 잘 못하셨다. 어머니께는 특별한 병이 없었다. 유전자검사 비용은 20만 원 내외가 들었는데, 검사 후 의사 면담 없이 결과지만 받아왔다고 했다.

유전자검사 결과지에는 '심장질환이 생길 확률이 있습니다'라고만 적혀 있었다. 그녀는 당시 방영된 넷플릭스 드라마 〈지옥〉을 떠올리게 했다. 묘령의 존재로부터 "지옥에 간다"는 고지를 받고 공포에 떠는 극중 인물들처럼 언젠가는 심장병에 걸릴 거란 생각이 그녀를 힘들게 했다. 안정이 필요해 보이는 그녀에게 천천히 설명했다.

"걱정하지 마세요. 지금 문제가 없고, 정기적으로 검사하며 적절한 조치를 취하면 더 건강해지실 겁니다. 일반적으로 권장하는 운동과 식이요법을 잘 하시고요. 아버님에게 심근경색이 왔던 건 나이가 있으신데, 담배를 계속 피우고 혈압 조절도 못하셨기 때문이에요. 아버지처럼 ○○님도 혈압이 올라갈 수 있습니다만, 생활 습관을 교정하면서 혈압이 높아졌을 때 적시에 약물을 복용하시면 심근경색이 올 확률은 떨어집니다. 긍정적인 사고방식을 갖는 것도 중요해요. 스트레스는 만병의 원인인데, 지금처럼 불안해하시면 없는 병도 생기겠어요. 그리고 SNP검사로 병을 찾는다는 건 모래사장에서 바늘 찾기와 같아요. 특정 질환을 예측하기 어렵고 이상 소견이 있다고 반드시 병에 걸리는 것도 아닙니다. 아울러 심장 유전자 전문의가 상담한 내용이 없어서 더 불안하신 것 같네요."

2003년 휴먼 게놈 프로젝트(Human Genome Project) 완성 후 개개인의 고유한 유전체학 정보를 통해 질병의 다양성을 설명하고, 나아가 질병 발생을 예측해 치료에 활용하기 위한 맞춤의학 연구가 가속화되고 있다.

맞춤의학이란 보건학적 통계에 근거한 표준 치료 방법과 달리 개인의 특성 즉 가족력, 위험인자, 병력 등의 지식과 함께 유전적 특성의 차이를 고려해 좀 더 세심한 치료를 할 수 있게 한다.

SNP는 단일염기다형성(Single Nucleotide Polymorphism)의 줄임말로, '에스엔피' 또는 '스닙'이라 읽는다.

인간의 DNA는 약 30억 개의 염기로 구성돼 있으며 이중 99.7%는 누구나 똑같고 약 0.3%만 다르다. 300~1,000개의 염기에 하나 꼴로 각자의 특징적인 형질을 결정하는 염기 변이가 생긴다. 사람의 생김새가 다 다른 것도 이 때문이다. 이 변이가 해당 인구사회의 1% 이상에서 일어날 정도로 흔하면 SNP라고 부른다. 사람마다 400~500만 개의 SNP를 보유한다고 알려져 있다. 이 SNP 때문에 어떤 사람은 술을 마시면 가슴이 불편하고, 어떤 사람은 태어날 때부터 보조개가 있고, 어떤 사람은 고지혈증이 더 생길 수 있다.

몇몇 SNP는 특정 약물의 대사와 연관 있으며 심혈관질환, 당뇨, 암과 같은 특징적 질환의 기전을 연구하는 데도 도움이 된다. 하지만 연구 또는 예방 차원에서 참고할 뿐 SNP로 질병을 조기에 진단 예측할 수는 없다. SNP 외에도 사람의 염기에는 다양한 변이가 발생한다. 잠재 돌연변이나 과오 돌연변이의 유무, 환경적 요인 등 무수히 많은 변수들이 복합적으로 합쳐져서 병이 생긴다. 특히 심근경색이나 고혈압은 유전적인 요인을 무시할 수 없지만, 술, 담배, 당뇨, 과체중, 운동 부족, 식습관 같은 환경적인 요인이 더 큰 역할을 한다.

SNP검사 결과지와 아버지의 심근경색 병력 때문에 심란하다는 그녀는 정기적인 고지혈증 검사를 받으며 적정 체중을 유지하고, 운동 습관을 들이면 심장질환이 생길 가능성을 낮출 수 있다. 괜한 걱정이나 스트레스는 득보다 실이 크다.

물론 특정 유전적 요소가 질병 발생 확률과 크게 연관된 심장질환도 있다. 비후성심근병증, 확장성심근병증이나 부정맥 관련 심장질환, 아밀로이드증 혹은 마르판증후군 같은 병이 대표적이다. 직계 중 유전적 영향이 큰 병을 앓은 가족이 있다면 심장초음파, 심전도, 유전자검사를 통해 심장과 혈관에 병이 있는지 확인하고 증상이 없더라도 꾸준한 추적관찰을 통해 조치를 취해야 한다.

그렇다고 자신이 이런 유전자를 가지고 있고, 혹은 병이 있다고 해서 자식에게 유전될까 불안감 또는 죄책감을 가지는 건 좋지 않다.

내 환자 중 마르판증후군을 앓는 환자가 있었다. 그 환자의 자녀들도 검사해보니 모두가 관련 유전자를 갖고 있었다. 이 중 한 자녀는 정기적으로 외래를 다니면서 적정 시기에 대동맥 수술을 받고, 지속적으로 관찰하면서 문제없이 지내고 있다. 반면 다른 자녀는 두려움에 병원을 찾지 않았고, 병원에서 재차 연락을 시도했으나 만날 수 없었다. 결국 이 자녀는 대동맥박리로 쓰러져 응급실로 실려와 심폐소생술로 겨우 생존했다. 수술 후 힘들게 회복해 외래를 다니고 있다. 그 환자도 정기적으로 외래를 방문했다면 문제없었을 텐데 하는 아쉬움이 남는다.

다른 예로 같은 유전자 유형으로 비후성심근병증을 앓은 형제가 있었다. 형은 급성 심정지가 왔고 심장이식을 할 정도로 급격히 악화됐으나, 동생은 아무런 증상 없이 60대까지 잘 지냈다.

　이처럼 질병과 관련된 유전자를 지녔더라도 그 표현형은 환경적인 요소에 크게 영향을 받는다. 달리 생각하면 정기적인 외래 추적관찰을 통해 심장의 이상을 미리 알고 대처할 수 있으니 유전적인 요소 때문에 지나치게 걱정하지 않는 게 좋다.

　유전자검사 결과지는 고지서가 아니다. 유전적 이상이 있다고 환자의 치료 방법이나 예후가 바로 정해지는 것도 아니다. 심장초음파, 심전도검사, 그 외의 혈액검사, 생활 습관 등을 종합적으로 살펴 심장질환 또는 돌연사의 위험이 얼마나 될지 따져본 후 그에 맞는 치료와 경과관찰을 하는 것이 맞춤형 치료의 근본이다. 따라서 지나친 걱정은 넣어두고, 유전자검사를 해볼 계획이라면 유전자에 대한 깊은 이해와 경험이 있는 전문의에게 상담받아볼 것을 권한다.

크릴 오일과
오메가-3를 먹어도 될까?

호흡곤란을 호소하며 병원에 온 56세 김 모 환자는 검사 결과 승모판막 일탈에 의한 폐쇄부전증*으로 확인됐다. 승모판막에 문제가 있어도 그 동안 큰 무리 없이 잘 지냈으나, 혈액의 역류가 심해지면서 호흡곤란이 온 것이다.

수술이 필요한 상황으로, 환자가 기저질환이 없고 간과 신장 기능도 정상이라 큰 무리 없이 환자 자신의 승모판막을 이용하는 판막 수선을 먼저 할 수 있으리라 판단했다. 물론 승모판막 수선 자체는 성공적이었다. 문제는 지속적인 출혈이었다. 환자는 항응고제나 항혈소판제 같은 약물을 복용하지 않았다고 했고, 다른 장기에 문제가 있는 것도 아니었다. 대체 왜 출혈이 멈추지 않았던 걸까?

응급수술 등 부득이한 경우가 아니라면 수술 전 복용 중인 약물을 확인한 뒤 보조제 등은 끊고 입원하도록 한다. 이 환자에게도 분명 안내했고 복용 중인 약이 없

---

* 승모판은 좌심방과 좌심실 사이에서 규칙적으로 열리고 닫히며 좌심실이 수축할 때 피가 역류하는 것을 막는다. 일종의 심장 내 혈액 출입문으로, 승모판폐쇄부전증은 이 승모판이 제 역할을 못해 혈액이 역류하는 상태를 말한다.

음을 확인했지만 아무래도 미심쩍었다. 지혈제 등으로 겨우 출혈을 잡고 중환자실에서 일반 병실로 올라온 환자에게 복용한 약물이나 건강기능식품이 있는지 다시 물었다. 이번에도 환자는 절대 아무 약도 안 먹었다고 답했다. 나는 질문을 바꿔보았다.

"환자분, 혹시 크릴 오일 같은 건강기능식품을 드셨나요? 오메가-3는요?"

이어, 여주와 돼지감자 등 요주의 식품을 하나하나씩 짚어서 질문했다. 환자는 그제야 크릴 오일을 오랫동안 복용했고 당뇨가 없지만 당뇨 예방에 좋다고 들어 여주와 돼지감자도 자주 먹었다고 했다.

크릴 오일은 다량 섭취 시 혈액응고를 방해할 수 있으며, 여주나 돼지감자는 용혈성빈혈(적혈구가 파괴돼 생기는 빈혈)을 일으킬 수 있다. 환자에게 수술 후 혈액응고 장애가 생긴 것도 이때문이라 짐작한다.

환자는 홈쇼핑이나 유튜브 등에서 크릴 오일과 각종 보조제가 건강에 좋다는 이야기를 듣고 수년간 많은 돈을 들여 구입하고 섭취했다. 환자 입장에서는 건강을 생각한 행동이지만, 수술 후의 환자에게는 오히려 출혈 위험만 높여 결코 도움이 되지 않았다.

또 다른 환자의 경우를 살펴보자. 비슷한 나이대의 이 모 환자는 혈압 문제로 외래를 다녔다. 치료하면서 혈압은 잘 조절됐지만 폐경 후 고지혈증이 생겼다. 나쁜 콜레스테롤로 불리는 LDL의 수치는 200mg/dl까지 높아졌다. 환자 나름대로 식습관을 조절하며 운동도 했지만, 좀처럼 호전되지 않았다. 환자는 심근경색 가족력이 있는 데다 경동맥 초음파로 동맥경화 진행이 확인돼 고지혈증 치료가 급선무였다. 이에 나는 콜레스테롤 약물인 스타틴(Statin)을 처방했다.

이후 외래를 다시 찾은 환자는 어두운 표정으로 "이 약(스타틴)을 안 먹으면 안 되나요?"라고 물었다. 2년 동안 오메가-3를 잘 먹었고 조금 더 먹어 본 다음에 결정하고 싶다는 것이다. 그런데 나는 환자에게 오메가-3를 처방한 적이 없다. 환자는 지인을 통해 값비싸게 구입한 오메가-3를 섭취했고, 이 약에 대한 믿음도 굳건했다. 환자의 이야기를 들어보니, 오메가-3는 건강기능식품이라 먹어도 문제가 없지만, 스타틴은 의사에게 처방받아 복용하는 약이니 영향력이 더 세거나 독할 것 같다고 느끼는 듯했다. 환자는 스타틴 부작용이 걱정된다며 오메가-3를 더 먹어본 후에 피검사 결과를 보고 스타틴을 계속 복용할지 결정하겠다고 했다.

안타깝게도 많은 사람이 의사가 처방한 약은 화학약품이라 건강에 해롭지만 건강기능식품은 천연 성분이라 건강에 좋다고 생각한다. TV나 유튜브로 유통된 잘못된 정보가 막연한 믿음을 주입하고 이런 식품을 남용하게 한다. 건강기능식품을 구입하는 데 드는 비용도 만만치 않다.

특히 2019년쯤부터 유명해진 크릴 오일은 한국에서 광풍적으로 팔린다. 남극해의 청정 해역 이미지를 강조하면서 심장병 예방에 특효약인 양 광고해 외래를 찾은 환자들로부터 크릴 오일에 대한 질문이 많았다.

결론부터 말하자면 크릴 오일은 심장병 예방에 도움되지 않는다. 연구 결과를 아무리 찾아보아도 심장병 예방의 과학적 근거가 없다. 오히려 서두에 소개한 김 모 환자처럼 혈액응고 작용을 방해해 수술 전후 환자에게 출혈을 일으킬 수 있어 의사로서 추천하고 싶지 않다.

반면 오메가-3는 일부 상황에 따라 섭취를 고려해볼만 한다. 오메가-3는 제대로 된 대규모 임상시험이 이루어진 유일한 건강기능식품이다. 오메가-3는 불포화지방산의 일종으로 분자의 길이에 따라 식물성인 알파-리놀렌산(Alpha-Linolenic Acid, 이하 ALA), 동물성인 에이코사펜타엔산(Eicosapentaenoic Acid, 이하 EPA)와 도코사헥사엔산(Docosahexaenoic Acid, 이하 DHA)로 나뉜다. 시중에서 흔히 보이는 오메가-3는 생선 기름에서부터 추출한 EPA와 DHA의 복합 물질이다.

오메가-3의 등장은 1970년대 후반으로 거슬러 올라간다. 덴마크의 한 의학자는 그린란드의 이누이트(Innuit, 그린란드 등 북극지방에 사는 원주민)인이 심혈관질환에 잘 걸리지 않는 다는 점에 주목했다. 이누이트인은 등푸른생선이나 물개를 잡아 날것으로 먹었다. 야채와 과일은 구경조차 어려운 상황에서 비타민 등의 영양을 섭취하기 위한 대안이었으리라 짐작된다. 생선과 물개는 지방이 많고 흔히 지방은 혈관에 안 좋다고 알려져 있었다. 덴마크 의학자는 지방을 많이 섭취하는 이누이트인이 인근의 덴마크인보다 심혈관질환에 덜 걸리는 원인을 생선에 함유된 불포화지방산, 오메가-3에서 찾았다. 이 가설은 이누이트인이 덴마크로 이주한 후 식습관이 달라지고 심혈관계질환 발병률이 높아지면서 신빙성이 높아졌다.

이후 오메가-3에 대한 많은 연구가 진행됐고 의학 분야에서 최고 권위를 자랑하는 〈뉴잉글랜드저널오브메디슨(The New England Journal of Medicine)〉, 〈란셋(The Lancet)〉 같은 학회지에 오메가-3를 이용한 대규모 연구 결과가 발표됐다.

그런데 연구가 거듭될수록 오메가-3의 가치가 오락가락했다. 어떤 연구진은 심혈관계 보호 효과가 있다고 하고, 다른 연구진은 반대로 아무 효과가 없다고 주장했다. 이는 각각이 연구한 환자군이 다르기도 하고 오메가-3의 용량과 비교 대상으로 쓰인 기름 종류도 달랐기 때문이다.

오메가-3를 둘러싼 갑론을박은 아직까지도 이어지는데, 현재까지 발표된 연구 결과를 정리해보자면 이렇다. 우리가 흔히 먹는 하루 1g정도의 용량으로는 심혈관계질환의 예방 효과가 없다. 4g은 먹어야 효과를 기대할 수 있으나, 아이러니하게도 4g 이상 복용 시 심방세동이 유발되거나 출혈 가능성이 증가할 수도 있다.

이러한 보고를 종합적으로 고려할 때, 오메가-3는 의사가 처방하는 경우가 아니라면 굳이 건강한 사람이 심장에 좋다고 혹은 심혈관계 질환을 예방하겠다고 돈

들여 섭취할 필요는 없다.

의사가 처방하는 상황은 '중성지방이 높고, 당뇨나 고혈압 혹은 심근경색 등이 이미 있어 심혈관질환의 2차 위험이 높은 환자'에게 '스타틴이라는 고지혈증 약을 복용하는 상태'에서 추가로 섭취하는 것도 '도움이 될 수도 있겠다'라며 권하는 정도이다.

그리고 오메가-3는 정식 의약품으로 허가된 약품이 따로 있고, 흔히 접하는 건강기능식품이 있다. 오메가-3 약품은 건강기능식품보다 가격이 더 싸고 오메가-3의 함량도 더 많다. 만약 심혈관계 고위험군에 속하고 중성지방이 높은 환자라면 홈쇼핑보다는 담당 의사와 상의해 필요할 경우 오메가-3 약품을 처방받는 편이 약값이나 효능면에서 더 낫다.

진정으로 건강을 생각한다면, 건강기능식품이나 보조제에 의존하기 보다는 이미 알고 있을 '기본'을 실천하길 간곡히 권한다. 건강기능식품을 찾을 시간에 한번이라도 바른 자세로 코어 근육을 바로 잡으며 운동하고, 호흡근을 만드는 게 건강에 더 효과적이다. 기본은 잊은 채 보조제만 찾는 건 마치 빚이 많고 과소비가 심한 사람이 주식이나 부동산 등으로 일확천금을 노리는 것과 같다. 이런 사람은 설령 돈을 번다 해도 씀씀이가 커서 부자가 되기 어렵다. 마찬가지로 질 좋은 식사와 운동은 뒷전에 두고, 주변의 말에 혹해 보조제만 믿다가는 다른 부작용만 키울 수 있다.

균형 잡힌 식사와 적당한 운동, 긍정적인 마음가짐은 아무리 강조해도 지나치지 않는 기본이다. 그리고 건강에 문제가 생겼을 때는 믿을 수 있는 전문가에게 맡겨 과학적으로 증명된 치료법으로 관리를 받아야 한다. 이것이야 말로 내 돈 아끼고 내 몸 아끼는 합리적인 선택이다.

심장과 혈관에 좋은 식사 방법

건강에 좋다고 알려진 식품도 양과 섭취 방법에 따라 해가 될 수 있다. 또한 식품에 의존하기보다는 안 좋은 식습관을 바꾸고 몸에 해로운 식품을 피하는 것이 건강의 첫걸음이다.

채소와 과일 : 비타민E와 C, 플라보노이드(Flavonoid), 루테인(Lutein) 등의 항산화 영양소가 혈관 내벽 기능과 혈압을 유지하는 데 도움을 줄 수 있으며 섬유소가 풍부해서 혈압이나 혈중 지질의 상승을 막는 데도 도움을 줄 수 있다. 다만 과일의 당이 체내 혈당에 영향을 주기 때문에 체중이 많이 나가거나 당뇨가 있다면 적당히 섭취한다. 보통 1일 기준 귤 2개 정도가 적당하며 딸기로 치면 8알, 사과로 치면 1개 정도다.

채소는 종류마다 함유 영양소가 달라 다양한 제철 채소를 섭취하는 게 좋다. 김치는 소금의 첨가량을 평소보다 더 줄이는 게 좋다.

지방과 단백질 : 버터나 동물성 지방 대신 올리브유, 견과류 등 식물성 지방이 나으며, 오메가-3 지방산이 함유된 생선도 골고루 섭취한다. 꼭 등푸른생선이 아니어도 좋다. 단백질은 심장 수술 환자나 심부전 환자에게 반드시 필요한 영양소다. 소고기나 돼지고기는 지방이 적은 부위를 고르고, 두부나 생선, 해조류, 콩, 달걀 등을 매 끼니 50~100g 정도의 양을 종류별로 번갈아 섭취한다. 달걀의 콜레스테롤 때문에 혈중 콜레스테롤이 높아지는 것은 아니니 섭취해도 좋다. 우유나 치즈 등의 유제품은 1일 1회 정도 섭취한다.

탄수화물 : 흰쌀밥보다 잡곡밥이나 통밀빵 등으로 섭취한다. 곡물 껍질에는 비타민E와 B, 섬유소가 풍부해 혈당의 급격한 변화를 막는 데 도움이 된다. 흰쌀이나 잡곡이나 칼로리는 비슷하므로 적당량을 섭취한다.

설탕 : 설탕은 혈당을 올리는 주범이다. 특히 건강을 생각해 섭취하는 샐러드 등의 소스에 설탕 함유량이 많은데 식초나 올리브유를 이용한 드레싱, 과일드레싱 등으로 대체하는 게 낫다.

커피 : 2~3잔 정도는 심장에 좋은 영향을 준다고 알려져 있으나 카페인을 섭취하면 가슴이 두근거리는 사람들은 적게 마시는 게 낫다. 한편 과한 섭취는 골다공증이나 혹은 위산 과다 등이 원인이 될 수 있다. 무엇보다 흔히 곁들이는 크림이나 설탕은 줄이고 차라리 우유를 첨가하는 게 낫다.

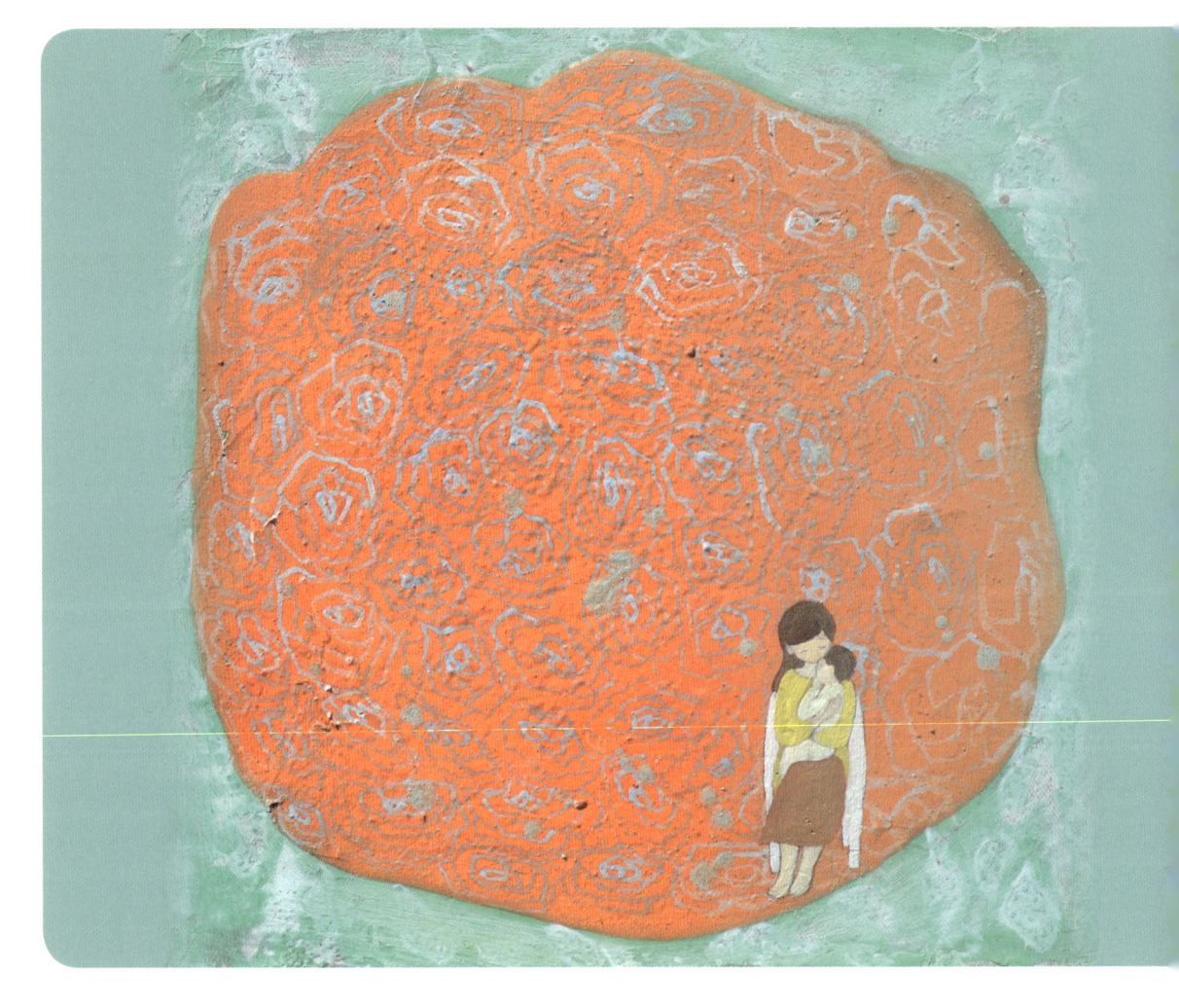

생명을 다루는 의사로서,

어머니의 삶이 존경스럽고 때로 애틋할 때가 있습니다.

또 다른 생명을 품고 키워내는 엄마의 몸은 생각보다 많은 수고를 감내해야 하니까요.

오랜 세월 가족을 돌보느라 정작 자신의 몸은 제대로 살피지 못한

어머니들이 중요한 신호와 때를 놓쳐 심히 앓는 경우를 보면 안타깝기도 합니다.

그래서 모아봤습니다. 엄마가, 여자가 보아두면 좋을 사연들을요.

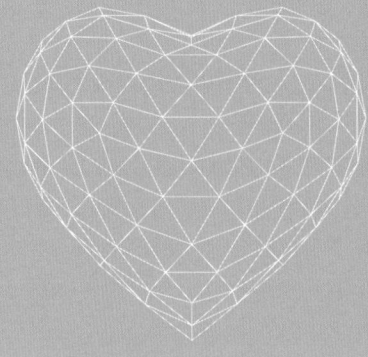

SECTION 08

여성에게 나타날 수 있는 심부전

병이 부른 또 다른 병, 유방암과 심부전
임신과 출산, 심장이 견뎌야 할 또 하나의 고비
임신 중 실신을 일으킬 수 있는 폐색전증
명절 홧병, 제때 병원 찾아 치료해야

병이 부른 또 다른 병,
유방암과 심부전

　5년 전, 외래를 보던 중이었다. 진료실 문이 벌컥 열리더니 간호사가 밖에 환자를 봐달라고 다급하게 소리쳤다. 뛰어나가자 50대 후반의 여자 환자가 고개를 떨군 채로 의자에 푹 늘어져 있었다.

　오랫동안 심부전을 앓은 김 모 환자는 기력이 쇠하고, 지속적으로 호흡곤란을 겪었다. 다른 병원에서 치료를 받긴 했지만 좀처럼 호전되지 않았다. 답답한 마음에 이차 의견을 듣고자 우리 병원을 찾았는데, 외래에서 대기하는 사이에 심부전에 의한 심한 혈압 감소와 탈수가 겹쳐 그만 정신을 잃은 것이다.

　응급조치를 하고 입원한 환자의 심장을 초음파로 보니, 심장이 풍선처럼 부풀어 늘어져 있었다. 모양을 보아 심장이 제 기능을 못하는 것이 전혀 이상하지 않았다. 이미 수년 전부터 문제였을 환자의 심장은 회복 가능성이 희박했다. 나는 우선 심장의 수축 기능을 높이는 승압제를 사용하면서 심장이식 대기 명단에 환자의 이름을 올렸다.

환자는 20여 년 전에도 큰 병을 앓았다. 유방암이었다. 유방절제술 중에는 림프절 전이가 발견돼 림프절절제술도 함께했다. 이 수술의 영향으로 림프액 순환이 원활하지 않으면서 한쪽 팔이 자주 붓고 아프긴 했지만, 항암치료와 방사선치료를 꾸준히 받아 예후가 좋은 편에 속했다.

세월이 흘러 이제 유방암을 벗어났다는 생각에 마음을 놓았는데…. 이후 항암제에 의한 심부전이 발생했고 수년간 고생했으나 더 이상 심장이 호전되지 않아 본원을 방문했던 것이다. 심부전으로 결국 심장이식까지 필요한 상황이라고 하니 환자에게는 크나큰 충격이었을 테다. 큰 수술에 대한 두려움과 투병의 고통이 선연하게 떠오른 환자는 다시는 수술을 받지 않겠다고 선언한 후, 상태가 경미하게 호전되자마자 퇴원 수속을 밟았다.

그러나 환자의 심장은 병원 밖에서 단 하루도 버틸 수 없었다. 환자는 몇 시간 만에 재입원했다.

환자의 심장이 승압제로 겨우 버티는 상황에서 심장이식도 산 넘어 산이었다. 유방암 수술과 반복된 수혈은 환자의 몸에 자가항체의 생성을 유발했다. 이런 몸에 심장이식을 하면 거부반응이 발생할 확률이 높기 때문에 환자의 몸에 있는 항체를 제거하는 약물 투약과 시술을 진행했다.

유방암은 발생률이 해마다 늘고, 재발률도 높아 여성들을 두려움에 떨게 하는 병 중 하나이다. 엎친 데 덮친 격으로 이 환자처럼 유방암과 심부전을 연달아 앓는 환자도 적지 않다. 이유가 무엇일까?

유방암 환자는 수술과 항암요법 혹은 방사선요법 치료를 같이 받는데, 유방암 치료에 쓰이는 항암요법 중 아드리아마이신(Adriamycin)이란 약물을 이용한 방법은 심근에 독성을 일으켜 심장 기능을 떨어지게 한다. 아드리아마이신만큼은 아니지만 단백질의 특정 부분에 결합해 암세포를 공격하는 허셉틴(Herceptin) 또한 심장에 부담을 줄 수 있다.

　이런 위험 요소가 있더라도 항암요법은 암 치료에 필수다. 유방암을 치료하면서 심장을 보호하려면, 항암요법 치료 전과 중간에 심장초음파로 심장 기능을 면밀히 관찰해야 한다. 만약 심장 기능저하가 예상되면 유방암 관련 의료진과 심장 관련 의료진의 다학제협진을 통해 약물을 바꿀 것인지, 심장 보호제를 사용할 것인지 숙고하고 결정해야 한다.

　심부전을 제때 발견하지 못하고 방치하거나, 일찍 발견하더도 유방암의 위험성이 커서 어쩔 수 없이 치료를 강행해야 하는 경우 김 모 환자처럼 비가역적인 심근 손상이 발생해 심부전이 올 수 있다.

　그 때문에 큰 수술을 또 받아야 했던 김 모 환자는 어떻게 됐을까? 환자는 3개월 정도 승압제를 사용하면서 심장이식을 기다린 후, 항체를 없애는 치료를 하고 성공적으로 심장이식 수술을 받았다. 치료 중간에 우울증으로 삶의 의욕을 잃고, 식사도 잘 못 하는 때가 있었지만 다시 한번 잘 이겨낸 환자는 5년이 지난 현재, 손녀와 여행도 다니고 즐겁게 산책할 정도로 건강하게 지낸다. 호흡곤란도 없어졌다.

　투병 생활의 고단한 기억에 우울감이 찾아올 때도 있지만 되찾은 삶에 감사하며 더 열심히 살도록 환자를 격려해주는 일 또한 의료진의 몫이다.

　화창한 봄날, 외래를 찾은 환자는 "아름다운 벚꽃을 볼 수 있게 해줘서 고맙다"고 인사했다. 한 통의 편지도 살포시 놓고 갔다. 내게는 봄꽃보다 더 예쁘고 고마운 마음이 담긴 편지였다. 환자의 마음까지 살펴보는 일이 쉽지는 않아서 때론 나도 시들해질 것 같을 때가 있지만 이렇게 밝은 기운을 되찾은 환자들을 보면 기운이 난다. 나의 치료뿐 아니라 따뜻한 관심과 밝은 미소에 힘을 얻는 환자들에게 환하게 다가갈 힘을 이렇게 얻는 것 같다.

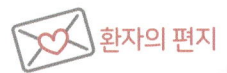 환자의 편지

다시 봄을 맞이하게 해주셔서 고맙습니다

심장이식을 받고 네 번째 봄을 맞았습니다. 4년 전 이맘때가 생각나네요. 계단을 못 오르고 간단한 집안일조차 숨이 차고 힘들었습니다. 그때 누가 세종병원을 추천했고, 이 병원에서 김경희 교수님을 만났어요. 교수님은 심장 기능이 정상인의 10% 정도밖에 되지 않는다며 심장이식을 말씀하셨습니다. 20년 전 유방암 수술과 항암치료도 힘들었는데 이번엔 심장이식이라니… 눈앞이 캄캄했어요.

다른 이의 장기를 받아야 한다는 어려움, 비용, 내 몸이 큰 수술을 버틸 수 있을까 하는 걱정 등, 불안이 쌓일 때마다 이식을 포기하겠다며 퇴원을 고집하기도 했습니다. 이런 저에게 김경희 교수님은 다 잘될 거라고 용기와 희망을 주셨죠. 이식 대기 중 각종 검사와 불안감 때문에 우울감이 심해지는 고비도 있었지만 교수님에 대한 신뢰와 심장 전문 병원인 세종병원에 대한 믿음으로 견딜 수 있었습니다. 돌이켜보면 병원도 중요하지만, 그 병원에서 어떤 선생님을 만나느냐도 몹시 중요한 것 같아요. 반복되는 질문에도 따뜻하게 설명해주시고 퇴근 후에도 전화해 제 컨디션을 확인하시던 교수님. 저런 작은 체구에서 이런 굉장한 열정이 뿜어져 나온다는 게 믿기지 않았습니다.

이식 수술을 성공적으로 받고 벌써 몇 년이 흘렀습니다. 두 달에 한 번 정기 검진을 받으러 가는 날은 아침부터 신이 납니다. 외래 진료에서 꼼꼼히 제 상태를 살피시고 늘 긍정적으로 말씀해주시는 교수님이 있어 오늘도 행복해요. 이런 교수님을 닮도록 저와 비슷한 병을 앓는 환자가 있다면 절대 포기하지 말라는 이야기를 해주고 싶습니다.

임신과 출산,
심장이 견뎌야 할 또 하나의 고비

　7년 전 어느 날, 방금 출산한 29세 산모가 우리 병원 응급실로 이송됐다. 우리 병원과 협력 중인 산부인과 병원에서 자연분만을 한 산모는 임신 8~9개월부터 지속적인 호흡곤란이 있었으나, 임신으로 체중도 늘고 했으니 어쩔 수 없는 변화라 생각하고 넘겼다. 그러다 자연분만 후 숨이 차서 누울 수 없을 정도로 호흡곤란이 심해지자 급히 우리 병원으로 이송된 것이다.

　엑스레이를 찍어보니 심장비대와 폐부종이 의심됐다. 역시나 심장초음파로 본 산모의 심장은 매우 커져 있었고, 기능이 일반인의 5분의 1도 채 되지 않았다. 더불어 양쪽 폐에 물이 찬 심한 폐부종이 동반됐다. 엎친 데 덮친 격으로 혈중 산소포화도가 86%뿐이었고(94% 이상이어야 정상) 혈압도 낮았다.

　환자는 중환자실로 입원해 승압제를 쓰면서 치료를 받게 됐다. 고혈압이나 다른 기저질환 없이 아주 건강했는데, 분만 후 아이 얼굴도 못 보고 중환자실에 들어와 있으니 환자며 보호자며 모두 눈앞이 깜깜했다. 왜 이런 상황까지 오게 된 걸까?

임신 중 일어나는 생리학적 변화는 심혈관계에 많은 영향을 미친다. 보통의 임산부는 비교적 젊고 건강한 여성으로 임신 전까지는 심혈관계에 특별한 이상이 없던 경우가 대부분이라 심혈관계 진찰에 소홀해지기 쉽다. 게다가 대부분의 임산부가 임신기 후반에 접어들수록 피로감과 운동 능력의 감소, 호흡곤란 등을 겪기 때문에 이 환자처럼 심부전 증상을 임신 반응으로 오해하고 진료받지 않는 경우가 흔하다.

임신 중에는 혈액량이 늘어나면서 심박출량이 보통 30~50% 정도 상승한다. 심박출량의 상승은 기존에 심혈관계 질환이 있는 여성에게 심부전을 유발할 수 있다. 또한 임신은 심혈관계 질환이 없던 여성에게 새로운 심혈관계 질환을 야기하기도 한다. 이 산모는 기저질환이 없었지만 주산기심근병증으로 진단됐다.

주산기심근병증(분만전후심근병증)은 임신기 중 마지막 1개월에서 분만 후 5개월 이내에 나타나는 임신 합병증이다. 확장성심근병증과 형태가 유사하나 특정 기간의 여성에게 나타나므로 서로 다른 질병으로 분류된다. 주산기심근병증의 위험인자로는 다산, 노산, 고혈압, 유전적 요인 등이 있다. 병의 원인은 명확하지 않으나 임신으로 인한 면역체계의 변화와 혈역학적 변화의 상호 관계가 중요한 요인 중 하나라고 알려져 있다.

갑작스럽게 나타나 더욱 당혹스러운 질환이지만 제때에 대처하면 자연 회복이 가능하다. 발병 6개월 이내에 심장 기능이 정상화되는 경우가 약 50% 정도 된다. 이는 주산기심근병증의 경과가 특이하기 때문일 수도 있고, 대부분 발병 초기에 발견되기 때문에 나타나는 현상일 수도 있다.

그러나 발병 후 6개월이 지나서야 진단된 경우는 자연 회복의 가능성이 매우 낮고 심한 좌심실 기능저하가 발생한다. 더불어 좌심실 확장기말(좌심실이 가장 이완됐을 때) 구경(지름)이 60mm 이상일 정도로 좌심실이 너무 늘어나는 경우 자연 회복 가능성이 떨어진다. 치료 효과가 떨어져 증상이 지속되고, 강심제 투여가 필요할 정도까지 가면 심장이식을 고려하기도 한다. 주산기심근병증 환자는 좌심실 수축기 기능이 정상화되지 않을 경우 추후 임신을 금해야 한다. 수축기 기능이 정상으로 돌아와 임신 및 분만이 가능해지더라도 임신 시 세밀한 관찰이 필요하며 심부전 재발 또한 염두에 두어야 한다.

앞선 사례의 산모는 중환자실에서 좌심실부전과 폐부종 집중 치료를 받고 한달 후 호전된 상태로 사랑하는 아이와 가족의 품으로 돌아갔다. 산모의 심장 기능은 6개월 내 바로 정상화되지는 못했지만 다행히 1년 정도 후 거의 정상에 가깝게 회복돼 현재는 7살 아이의 엄마로 행복한 나날을 보내고 있다. 다만, 환자는 유전자검사에서 *TTN*(심장근육 섬유와 관련된 단백질의 변이 유전자)이 발견됐고, 투병 중 매우 심한 좌심실 기능저하를 보였기 때문에 약을 중단 없이 계속 복용해야 한다. 아울러 다시 임신은 하지 않기로 했다. 아이를 여럿 낳을 계획이었던 환자의 이야기를 떠올리면 안타깝기도 하지만 도리어 환자는 한 명의 아이라도 건강하게 키울 수 있음에 감사해하고 있다.

많은 부부에게 임신과 출산은 자연스러운 일일 수 있지만 이 과정을 큰 문제없이 지나는 것까지 당연하지는 않다. 지금도 많은 임산부가 몸에 이상이 생겨도 엄마가 되는 과정이라 생각하며, 참을 수 있을 때까지 참다가 병원에 온다. 그러다 적절한 조치를 취할 타이밍을 놓치기 십상이다. 임신 시 정상적으로 일어나는 생리학적 변화가 심장에 미치는 영향을 유념하고 미심쩍은 증상이 있다면 바로 병원을 찾길 권한다. 그리하여 보다 많은 가족들이 산모와 아이가 모두 건강한 탄생의 기쁨을 누릴 수 있길 바라는 마음이다.

임신 중 실신을
일으킬 수 있는 폐색전증

'아이만 이상 없으면 괜찮겠지.' 다수의 임산부가 몸에 이상을 느껴도 이와 비슷한 생각을 한다. 첫 아이를 임신한 김 모 환자도 그랬다. 그녀는 임신 중 실신해 병원을 찾았지만, 임신으로 인한 저혈압 혹은 자율신경계 이상이라는 말을 듣고는 추가 검사 없이 돌아왔다. 얼마 지나지 않아 집에서 화장실을 다녀오던 중 두 번째로 쓰러졌다. 이번에는 다리와 허리가 아프고 약간 숨이 찼는데 심하지는 않았다. 환자는 이번에도 역시 '임신해서 그러려니' 했다. 환자는 세 번째로 실신하고 나서야 응급실로 향했다. 허리와 머리 MRI검사에서는 이상 없지만 부정맥이 있다는 소견을 들은 환자는 우리 병원 응급실로 전원됐다.

환자의 심부전 여부를 보여주는 BNP 수치가 높아 나에게 바로 연락이 왔다. 서둘러 응급실로 가 환자의 심전도를 살펴봤는데, 실신의 이유가 부정맥은 아닌 듯했다. 심장초음파로 본 환자의 심장은 우심실이 크고 폐고혈압이 심했으며 주 폐동맥에 큰 색전(어딘가에서 혈액이 응고되고 이동해 혈관을 막은 물질)이 동반돼 있었다. 임산부라 CT 촬영은 못하고 하지 초음파검사를 했더니 역시나 심부정맥 혈전이 함께 동반돼 있었다.

환자는 임신 중 발생한 혈전색전증으로 심부정맥혈전증과 폐색전증이 임상 발현했다. 아울러 폐색전증으로 우심실 압력이 높아지면서 우심부전이 발생하고 그로 인한 혈류의 저하 때문에 자주 실신한 것이었다.

임신을 하면 출산 시의 과다 출혈을 막기 위해 체내에서 혈액을 응고시키는 물질이 증가하고, 임신 중 에스트로겐 수치가 높아지면서 혈전이 일반인에 비해 더 잦은 빈도로 생길 수 있다. 심부정맥혈전증은 근육에 둘러싸인 심부(深部, 깊은 부분)의 정맥이 혈전으로 막히는 것이다. 다리에서 시작된 혈전이 떨어져 나와 혈관을 타고 돌다가 폐에 혈액을 공급하는 폐동맥에 붙어 폐색전증으로 이어진다면, 심한 경우 급사할 수도 있다.

문제는 많은 임산부들이 이런 심혈관계 이상으로 인한 신호를 임신에 따른 신체적 변화와 헷갈린다는 점이다. 다리가 붓고, 통증이 있어도 임신하면 다들 그렇게 된다고 생각해 검사받지 않는 경우가 많다. 폐색전증의 경증은 저절로 색전이 용해되면서 호전되기도 하지만 중증에 이르면 손쓸 새도 없이 갑자기 사망하는 경우도 있다.

임신 중 혈전색전증은 정확한 빈도를 알기 어렵고 진단도 늦어 환자를 놓치게 되는 경우가 종종 있다. 아울러 항인지질항체증후군*이나 루푸스** 등 다른 질환이 동반되는 케이스도 있어 자세한 병력 청취와 검사가 필요하다.

임산부 치료는 여러모로 까다롭고 또 신중해야 한다. 이 환자는 본원을 방문하

---

* 항인지질항체증후군은 자가면역질환의 일종으로 혈전이 쉽게 생기고 혈소판이 감소하며 습관성 유산을 유발한다.
** 루푸스(전신성홍반성루푸스)는 자기 신체의 여러 기관에서 면역 반응을 일으켜 정상 조직을 파괴하는 대표적인 만성 자가면역 질환이다. 피부와 관절, 신장 등 여러 기관을 침범하고 관절염을 비롯한 각종 염증, 백혈구나 혈소판 감소증 등 다양한 질환을 유발한다.

기 전 MRI검사를 몇 번 했고, 부정맥 의심으로 약을 쓴 상태였다. MRI가 태아에 미치는 영향에 대해 잘 알려진 바가 없고, 부정맥 약제도 문제될 약은 아니지만 아무래도 신경이 쓰였다. 실신을 몇 차례나 하면서 아이에게 영향을 미쳤을 가능성도 배제할 수 없었다. 폐색전증 때문에 출산 후까지 혈액 응고를 제한하는 항응고제를 사용해야 하는데, 이를 사용하는 중에 갑자기 출산하면 출혈이 멈추지 않을 수도 있다.

게다가 환자는 이제 곧 40세가 되는 다소 고령의 산모였다. 산모와 아이, 두 사람의 생명이 달려 있고 아이가 잘못될 경우 혹은 정상적으로 태어나지 않을 경우 가족이 느낄 절망과 죄책감은 이루 표현할 수 없다. 물론 산모가 잘못될 때에도 마찬가지다.

나는 환자와 배우자 그리고 양가 부모님을 모두 불러 현재 환자의 상태를 알렸다. 폐색전증을 반드시 치료해야 하며, 혈액응고를 막는 저분자량 헤파린을 치료에 사용하는데, 이 약물은 태반을 통과하지 않으므로 태아에게 안전하다고 설명했다. 다만, 증상이 심해서 그 사이 생겼을 아이의 문제, 혹은 출산 전후 발생할 문제도 있음을 차근차근 이야기했다. 주치의로서 최선을 다해 산모의 회복과 무탈한 출산을 돕겠지만 어느 정도 하늘이 도와야 하는 부분도 있으니 함께 기도하고 마음을 모으자고 권했다. 설명을 들은 가족은 다소 암울한 상황이지만 산모와 아이를 끝까지 지키겠다는 마음을 굳게 다졌다.

다행히 환자는 저분자량 헤파린을 사용한지 4개월 정도됐을 때 혈전이 다 용해되고 심장 기능도 정상화됐다. 치료 중간 혈압 저하 등의 이상도 없었다. 체중 관리와 스트레칭 및 가벼운 운동으로 출산 때까지 몸을 철저히 관리한 환자는 제왕절개 수술로 아주 건강한 아이를 출산했다. 아이가 태어난 날은 가족뿐 아니라, 제왕절개 수술 시의 변수를 막고자 심장내과와 산부인과의 협진으로 철저하게 준비한 의료진에게도 기쁜 날로 남았다. 축복 속에서 건강하게 퇴원한 환자는 혈전의 위험이 있어 3개월 정도 약을 사용했는데, 이후 재발은 없었다.

환자를 만난 지 6년 정도 지난 지금, 인사차 병원에 들린 환자와 옆의 건강한 유치원생 아이를 보니 감회가 남다르다. 아이가 누구보다 잘 커주길 바라는 마음과 함께 무사히 아이를 낳게 도와준 모든 사람과 하늘에 고마운 마음이 한가득이다.

한편으로는 모든 산모들이 이 환자와 같은 고통을 겪지 않고 위험한 고비를 미리 피해갈 수 있기를 간절히 바란다. 다시 한번 덧붙이지만, 임신 중이나 산욕기에 일어날 수 있는 합병증을 간과해서는 안 된다. 특히 환자가 앓은 혈전색전증은 폐색전까지 이어져 산모의 사망 위험이 있으므로 매우 주의해야 한다.

이를 예방하려면 임신 중이나 출산 후 눕거나 앉아만 있지 말고, 걷기 등 가벼운 운동을 하는 게 좋다. 물을 충분히 마시고, 체중이 과도하게 늘어나지 않게 주의해야 한다. 아울러 다리 통증이나 호흡곤란 등을 단지 임신에 따른 흔한 증상으로 치부하지 말고 병원을 한 번 정도 방문하거나 주치의와 상의해 추가적인 검사를 진행하길 바란다.

명절 홧병,
제때 병원 찾아 치료해야

내가 이 여자 환자를 만난 건 그분의 나이 53세 때였다. 고지혈증으로 병원을 찾아온 환자는 외래를 꾸준히 다니며 몸 관리를 한 덕분에 60세까지 특별한 문제없이 지냈다. 다만 명절을 지나 외래에서 만나면 다소 안색이 안 좋았고, 감기 등 잔병 치레도 했다.

이 환자는 젊어서 어머니를 여의고, 맏딸로서 집안일을 도맡았다. 결혼 후에도 형제자매가 많은 집의 맏며느리로서 집안 살림을 책임졌다. 꼼꼼한 성격에 음식 솜씨도 뛰어나고 가족을 살뜰히 챙기는 환자는 늘 자신보다 가족이 우선이었다. 그런 분이니 명절이면 음식 준비하랴 손님 맞으랴 더욱 분주했으리라. 명절 후 힘없이 외래를 찾은 환자에게 넌지시 말을 건넸다.

"혈압도 고지혈증도 매우 조절이 잘되고, 현재 심장에 문제도 없네요. 다만 제가 걱정되는 부분은… 환자분이 혼자 다 짊어지고 계시는 건 아닌가 싶어서 안타깝습니다. 힘들면 언제든 오시고, 명절 일을 조금씩 다른 가족들과 나누세요. 남편분께도 도와 달라 하시고요."

이런 말을 해도 환자는 슬며시 미소 지으며 오히려 자신을 탓하듯 말했다.

"이번 명절도 음식 하느라 힘들었지만 가족들이 잘 먹는 걸 보면 저도 좋아요. 시부모님도 좋아하시고. 다만 요즘은 가족들이 제가 하는 일을 너무 당연하게 여기는 듯해 서럽기도 해요. 이런 마음이 든다는 게 이상하고, 저 같지가 않아요. 폐경 이후로 괜히 힘들고, 가족도 제 마음을 몰라주는 것 같아 이야기도 힘드네요."

그러면서 손수 담근 김치를 맛보라며 건네고 간 적도 있다. 늘 베풀려고 하는 고운 마음씨에 괜히 더 안쓰러운 환자였는데, 내가 미국 연수를 떠나 한동안은 만나지 못했다.

다시 한국으로 돌아와 설 명절이 갓 지난 어느 날, 응급실에서 환자를 다시 만났다. 환자는 심한 호흡곤란과 폐부종이 있었고 심장 효소 수치도 증가했다.

환자는 내가 미국에 가 있는 동안 동네 병원에서 고혈압과 고지혈증 약을 처방받아 복용했다. 팬데믹으로 사회적 거리두기가 시행되면서 자녀들과 남편의 식사를 더 자주 챙겨야 했고, 설 명절에는 전처럼 여럿이 모이지는 못해도 꾸준히 찾아오는 가족 맞이에 여전히 바빴다. 게다가 시부모님이 편찮으셔서 자기 몸 돌볼 시간이 더욱 부족해졌지만, 가족들도 다들 바쁘다 보니 도와달라는 이야기를 제대로 못 꺼내보고 속앓이만 했다. 명절을 치르고 여지없이 감기 기운을 느낀 환자는 갑자기 가슴도 불편해졌는데, '너무 스트레스받아 그런가 보다' '마스크를 써서 그런가 보다' 하고 좀 더 참았다. 그러다 자다 깨다 할 정도로 숨이 차서 응급실로 찾아온 것이다.

환자의 심장 효소 수치는 심근경색에 준하는 정도로 올라가 있었다. 조영술로 살펴본 관상동맥은 모두 깨끗했지만, 심장초음파를 보니 2년 전까지만 해도 정상이었던 심장 기능이 5분의 1도 채 되지 않았다. 특히나 심첨부(심장 끝부분)는 전혀 기능하지 못했다. 이로 인해 심한 폐부종이 생겼다. 결론적으로 환자는 스트레스성 심근병증으로 인한 심부전으로 진단됐다.

스트레스성 심근병증은 정신적, 신체적 스트레스에 의해 유발되는 급성 심장질환 증후군으로, 특징적인 좌심실 심첨부의 운동장애 양상 때문에 타코츠보 심근병증(Takotsubo Cardiomyopathy, 문어를 잡는 항아리와 비슷하다 하여 붙여졌다), 또는 심첨부 풍선확장증후군으로 불리기도 한다. 흉부 통증, 호흡곤란과 함께 나타나는 심근 효소의 상승, 심근 허혈을 의심하게 하는 심전도의 변화, 심초음파검사 상 국소벽 운동장애 등 임상 양상은 급성 관상동맥증후군과 매우 유사하게 나타나지만 관상동맥조영술에서 관상동맥의 유의한 협착이나 파열된 동맥경화반이 존재하지 않는 경우, 임상 양상을 종합적으로 판단해 스트레스성 심근병증을 진단한다. 스트레스성 심근병증은 여성에게 많고, 특히 50세 이후 폐경 여성에게 많이 발생한다고 보고됐다.

안 좋은 일을 겪었을 때 "심장이 찢어진다" "심장을 도려내듯 아프다"라는 표현을 사용하곤 한다. 심장에 문제가 없는 사람이 대부분이지만 실제로 큰 스트레스를 받는 것만으로도 심장이 망가질 수 있다. 스트레스성 심근병증처럼 말이다.

스트레스성 심근병증은 심리적인 충격을 받거나 화상, 감염, 패혈증 같은 질병을 겪은 후 심장근육이 일시적으로 기능하지 못하는 것을 말한다. 아드레날린이 과다 분비돼 심장으로 가는 혈관이 과도하게 수축하면서 흉통, 호흡곤란, 두근거림 등이 생긴다. 혈관이 막히는 것은 아니고 일시적이라 안정을 취하면 대개 한 두 달 안에 회복된다. 스트레스를 받고 증상이 일시적으로 생겼다가 대부분 저절로 사라지기 때문에 환자들은 자신이 스트레스성 심근병증이라는 것을 모르고 지나치는 경우가 많지만 10명 중 1명꼴로는 폐부종이나 심한 심장 기능의 상실로 쇼크가 와 인공호흡기나 혈압을 상승시키는 약물을 사용해야 하는 경우도 있다.

이 환자처럼 성격상 속상함, 억울함, 증오 등의 감정을 쉽게 풀어내지 못하는 사람은 마음에 담아두면서 문제가 발생한다. 증상이 있어도 괜히 가족들이 신경 쓸까 참다가 심한 심부전까지 진행돼서야 병원에 오는 경우가 종종 있다. 여성 심장질환자는 남성과 다르게 가슴 통증과 같은 전형적인 심장질환 증상이 아닌, 답답하고 소화가 안 되는 듯한 비전형적 증상으로 나타나기도 해 단순한 '홧병'으로 오인하기 쉽다.

여성은 폐경이 지나면 남성보다 심장질환 발생률이 높은데 증상이 모호해 진단과 치료가 늦어질 수 있다. 이 환자처럼 스트레스성 심근병증도 있지만 폐경 이후 여성들은 정말 관상동맥이 막혀 발생하는 허혈성 심질환에 의한 심부전도 발생할 수 있다. 설이나 추석과 같은 명절이 되면 대부분 참기를 잘하는 여성들이 홧병이겠거니 하고 가볍게 넘기는 경우가 많은데, 여성들의 심장질환 증상이 이와 비슷하니 주의 관찰하고, 치료 시기를 놓쳐서는 안 된다.

스트레스성 심근병증은 처음 정의된 이래, 과거보다 적극적으로 다양한 진단 검사를 활용하게 되면서 진단율이 증가하고 질병의 스펙트럼도 확장 중이다. 스트레스성 심근병증은 기저질환이 호전되면 함께 경과가 좋아진다고 알려져 있지만, 기존에 심장질환이 있거나 고혈압, 당뇨 등이 있는 환자에게 스트레스성 심근병증이 발생하면 이로 인해 기저질환의 치료가 더욱 어려워지거나 사망하는 경우도 증가하고 있다. 따라서 스트레스성 심근병증은 환자의 증상과 징후를 통해 초기에 발견하고, 임상 양상뿐만 아니라 환자가 가진 위험인자, 다양한 전신질환 및 심혈관 상태를 고려해 종합적으로 접근해야 한다. 아울러 평소 긍정적인 마음과 스트레스를 올바로 풀 수 있는 방법도 모색해보아야 한다.

이 환자는 중환자실로 입원 후 일반 병실로 옮겨 며칠간 더 치료받고 폐부종과 심 기능이 다소 호전됐다. 다행히 한 달 정도 지난 후 심 기능은 모두 회복됐다.

그래도 스트레스의 요인을 줄여야 할 것 같아 남편과 가족들을 만나 부탁을 드렸다. 환자가 혼자 아무 말없이 일할 때 한 번씩이라도 "고생한다" "고맙다" "사랑한다"는 말을 건네며, 필요한 것은 없는지 여쭤봐달라고. 가족이 알아주지 않으면 환자에게 도움이 필요할 때 선뜻 말을 꺼내기가 어렵기 때문이다.

환자분께도 가족을 위해 혼자서 모든 일을 도맡아 하려고 하지 말고 하나씩 가족들에게 도움을 청하라고 이야기하면서 환자의 건강을 잘 지키는 것도 가족을 위한 일임을 강조했다.

스트레스는 만병의 근원이다. 스트레스를 해소하고 자신의 감정을 잘 표현하는 방법을 익혀 가슴속 응어리를 풀어주어야 한다. 특히나 가족을 위해 헌신하는 중년 여성은 호르몬의 영향으로 인한 신체적 어려움에 더해 다 자라 품을 떠난 자식을 보며 느끼는 소외감, 봉양해야 할 부모님에 대한 부담감 등으로 정신적인 스트레스가 심해질 수밖에 없다.

다들 어렵고 내 몸하나 챙기기도 벅찬 시기지만 어머니께 영상통화라도 드려보는 건 어떨까? 고생하는 어머니에게 필요한 건 없는지 묻고 손 한 번 꼭 잡아주거나 안아드리는 것도 좋겠다. 어머니의 마음 한 켠에 쌓인 응어리를 녹이는 데는 가족의 따뜻한 관심만 한 게 없으니까.

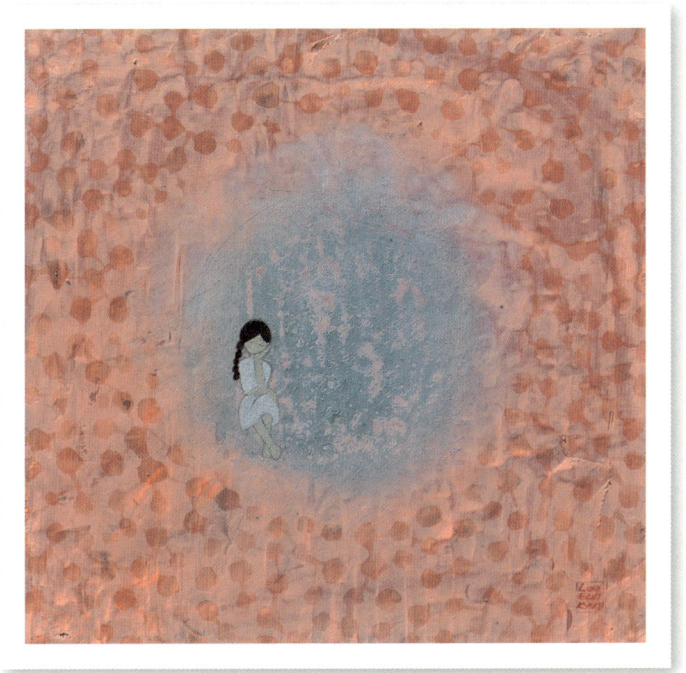

심부전과 살아가기

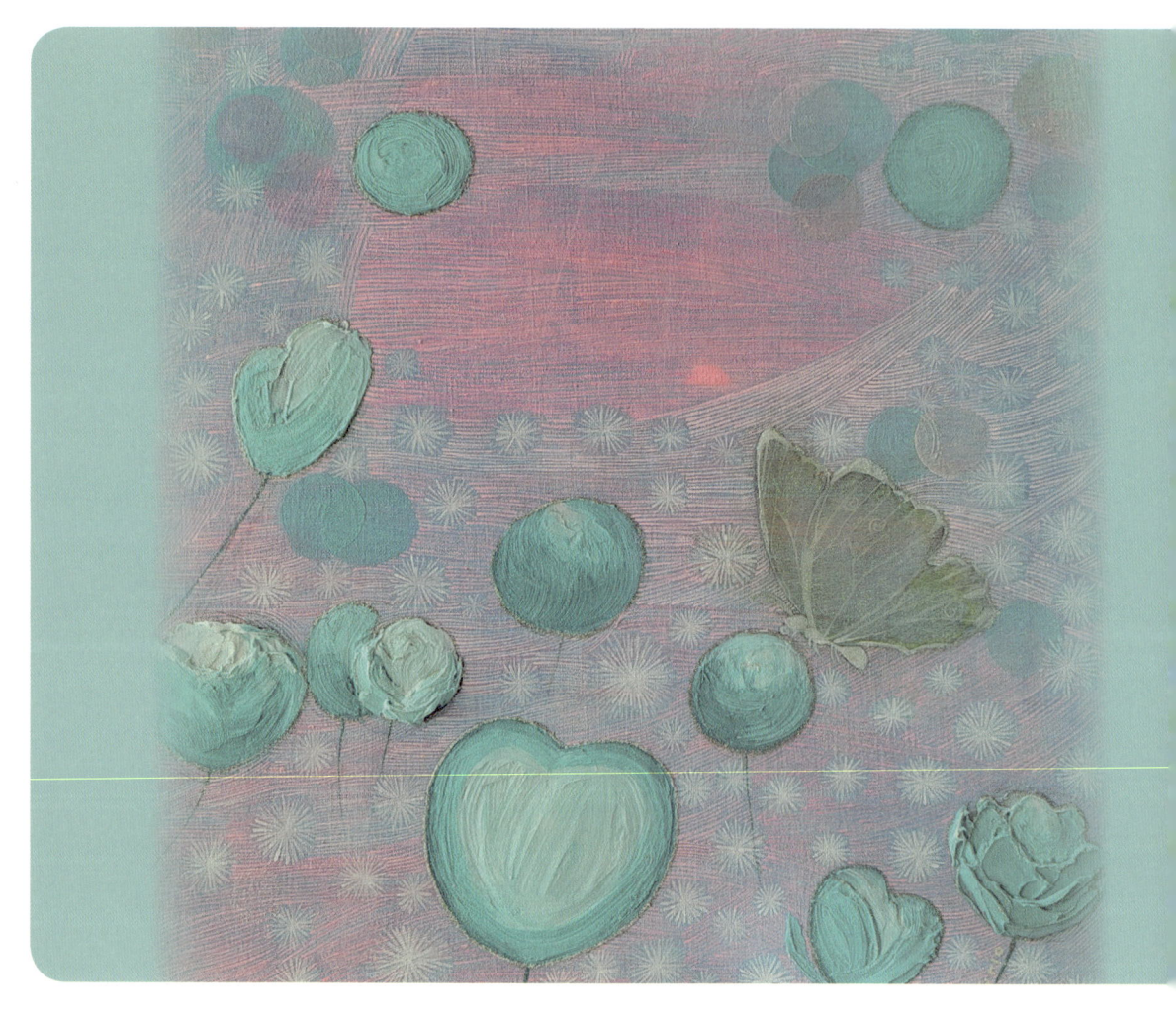

의사로서 어깨가 가장 무거운 순간은

누군가의 끝과 다른 누군가의 새 삶이 교차하는 때입니다.

날아든 꽃씨가 새로운 터에서 새 생명으로 움트는 것처럼,

생명의 소중한 가치를 이어가야 하는 그 순간.

우리는 최선을 다하고 또 다합니다.

새로운 삶의 기회를 얻은 이들 또한

그 가치와 노력을 오래도록 기억하길 바라면서요.

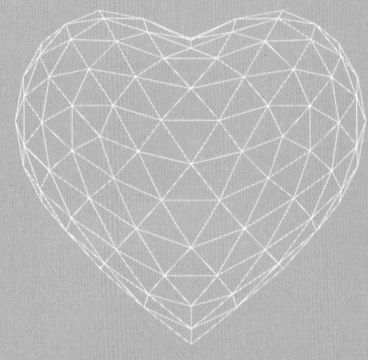

SECTION 09

심장이식

신장이나 간 기능 망가지면 심장이식 어려울 수도
스무 살의 심장이식
삶과 죽음이 공존해야 가능한 수술, 심장이식
심부전 환자의 시간을 벌어주는 좌심실보조장치
좌심실보조장치의 발전
하늘이 도운 전격성 심근염 환자
말기 심부전 환자의 마지막 희망, 심장이식

신장이나 간 기능 망가지면
심장이식 어려울 수도

30대 후반의 황 모 환자는 어느 날부터 호흡곤란과 가래, 기침 증상이 있어 대수롭지 않게 감기약을 복용했다. 그런데 약을 먹어도 기침이 계속 났고, 호흡곤란은 점점 심해졌다. 해외 거주 중이었던 그는 현지에서 치료가 어렵다고 판단해 한국으로 귀국했다.

한국으로 와 처음 방문한 병원에서는 그의 심장이 크게 부었다는 소견을 전했다. 다른 의견도 들어 보기 위해 우리 병원으로 방문한 환자는 이미 황달로 얼굴이 노랬다. 양쪽 하지의 부종도 심해 양심실부전이 의심되는 상황이었다. 역시나 심장초음파를 해보니 양쪽의 심실이 크게 확장되고 기능이 감소한 상태였다.

전신에 산소와 영양분을 공급하고 심장으로 돌아온 피는 다시 순환하기 전에 산소 보충이 필요하다. 이를 위해 우심실이 피를 받아 폐동맥으로 보내고, 폐동맥에서 산소를 보충한 피는 좌심방과 좌심실을 거쳐 전신으로 돌아간다.

우심실의 수축 기능이 떨어지면 간과 하지에서 올라온 피를 심장이 받는 데 어려움을 겪어 간이나 하지의 부종, 그리고 황달이 생길 수 있다. 아울러 좌심실의 기능이 감소하면 신장과 간으로 가는 혈액량이 줄어 허혈이 발생하고 소변량 감소와 간 기능의 악화로 이어진다.

심장은 모든 장기로 혈액을 공급하는 기관이어서 심장이식을 생각할 정도로 심한 심장 기능저하가 발생하면 심장이식 전에 이미 신장이나 간 기능이 망가질 수 있다. 다른 장기의 손상으로 심장이식이 어려워지는 경우가 빈번하며 이런 이유로 심장이식이 필요한 환자의 약 30~50%는 이식 대기 기간 중 사망한다.

심장이식에 더해, 다른 장기의 기능저하까지 의심되는 상황에서 아직 어린 세 아이의 아빠인 환자는 본인 몸도 걱정이지만 아이들 생각에 눈앞이 캄캄했다. 주치의인 나도 속이 바싹 타고 심장이식까지 환자의 몸이 버텨줄지 걱정됐다.

환자는 승압제를 사용하며 심장이식을 기다렸다. 보통 혈액형이나 응급의 정도에 따라 이식 대기 기간이 달라지지만 환자의 경우 3개월 이상은 대기해야 할 거라고 예상됐다. 역시나 대기 기간 중 심한 부정맥이 와서 환자가 의식을 잃을 뻔했다. 심장이식 대상자로 등록한 후 2개월이 넘은 시점에서는 다른 장기도 버티지 못해 소변량이 급격히 줄고 황달도 더 심해졌다.

환자의 평소 몸무게는 80kg 정도였으나, 심한 심부전으로 식사를 거의 못하는데도 소변량이 줄고 몸의 노폐물과 수분이 빠져나가지 못하면서 몸무게가 95kg을 넘겼다. 결국 중환자실로 환자를 옮겨 투석 등 지속적인 신대체요법을 하기로 결정했다.

언제 이식을 받을 수 있을지 알 길이 없는 상황에서 몸이 무겁고 숨이 차 거동까지 어려워진 환자는 우울증에 빠졌다. 환자를 보는 내 마음도 편치 않았다. 특히 추석을 앞두고 설레는 마음으로 고향 방문 계획을 세우는 사람들과 달리 병원에서 하루하루를 견딜 환자를 생각하니 너무나 안타까웠다. 추석 하루 전날 중환자실에서 투석을 받은 환자에게 먹고 싶은 건 없는지 물었다. 환자는 시원한 아이스크림이 먹고 싶다고 했다. 흔하디 흔한 아이스크림이지만 중환자실 환자에겐 요원하고, 심장이식 이후에도 바로 먹기 힘들지 않을까 싶었다. 바람도 쐴 겸 환자를 휠체어에 태우고 병원 마당으로 나가 아이스크림을 한 개씩 쥐었다. 아이스크림을 한 입 베어 무는 동안에도 심장 모니터링을 잊지 않아야 하는 상황이지만 환자는 정말 행복해했다.

그렇게 환자와 잠깐의 휴식을 즐기는 중에 기다리던 소식이 들려왔다. 저 멀리 전라도에서 심장 공여자가 나온 것이다. 이제 됐다 싶으면서도 시기가 시기인지라 초조했다. 평소라도 편도 3시간이 넘게 걸리는 거리인 데다 하필 추석 전날이라 고속도로가 꽉꽉 막힐 텐데 심장을 제때 이송할 수 있을까? 간절한 마음이 통했는지 기적 같은 일이 벌어졌다. 각 지역의 경찰들이 이송 차량을 에스코트해주었고 2시간 내에 공여자의 심장을 받아와 문합과 이식까지 해서 도합 4시간 내에 성공적으로 수술을 마쳤다.

환자는 심장이식 후 한 달 정도 혈액 투석을 진행했고 이후 좋아진 심장 덕분에 신장 기능도 호전돼 자가 배뇨가 가능해져 투석 없이 퇴원을 할 수 있게 됐다. 수술 후 5년이 지난 현재는 신장 기능이 거의 정상화됐고 심장도 매우 좋은 상태다. 환자는 아예 한국으로 들어와 지방에 거주하며 가장으로서 경제 활동을 하고 아이들과 함께 운동도 즐긴다.

이 환자의 사례로 보듯 심장이식을 결정한 환자에게 다른 장기의 보존은 필수이며, 다른 장기가 망가지기 전에 심장이식에 대한 적절한 계획을 세워야 한다. 성공적으로 심장이식을 해도 신장이 망가져 투석을 평생 하게 되면 삶의 질이 몹시 떨어진다.

이 환자는 일시 투석을 하고 심장 기능이 좋아지면서 신장 기능도 함께 좋아졌던 케이스로 심장이식 후 몸에서 배출되지 못했던 수분이 다 잘 빠져서 현재 75kg 정도의 준수한 체격을 자랑한다. 특별한 문제 없이 잘 지내며 3~6개월마다 외래를 방문한다. 환자와 가끔 통화도 하는데, 그때마다 전화기 너머 가족들의 활기찬 목소리가 들려온다. 그의 목소리에는 행복감이 물씬하다. 그 목소리를 듣고 있노라면 가족을 생각하며 잘 버텨준 환자와 적시에 이식할 수 있도록 힘써주신 모든 분들에게 다시금 감사하다.

스무 살의 심장이식

　교사의 꿈을 안고 대학에 입학한 20살 임 모 환자는 우리 병원에 내원하기 몇 달 전부터 가끔 가슴이 두근거렸다. 그러다 일주일 전부터는 밤에 잠을 잘 수가 없을 정도로 숨이 찼다. 감기 기운이 있고 전반적으로 기력이 떨어져 침대에서 나오기도 어려웠다.

　지방의 한 의원에서 엑스레이를 촬영한 환자는 "심장이 매우 크니 큰 병원을 가보라"는 이야기를 듣고 심장 전문 병원인 우리 병원을 찾아왔다.

　각종 검사로 살펴본 이 환자의 심장은 거의 기능하지 못하는 상태였다. 승압제(혈압을 올리는 약)로 버텨봤지만 심실빈맥(맥박이 자주 뛰는 상태)이 발생하고, 급격히 소변량이 줄어 어쩔 수 없이 에크모(체외막형산화기)를 삽입해야 했다.

　심장이 제 기능을 못하면 혈류가 줄어든 다른 장기 또한 기능이 떨어진다. 이 환자처럼 신장 기능이 저하돼 소변이 나오지 않으면 사망까지 이를 수 있다. 때문에 심장의 기능을 도와주는 에크모를 삽입하며 에크모 삽입 중 심장 기능이 호전되지 않을 경우 심장이식을 고려한다.

코로나19 시국에 뉴스에서 부쩍 자주 접한 에크모는 몸 밖에서 혈액에 산소를 공급해 다시 몸에 넣어주는 의료 장비다. 주로 다리의 굵은 혈관에 손가락만 한 굵기의 큰 카테터(관처럼 생긴 기구)를 넣어 심장으로 들어가는 혈액을 몸 밖으로 빼낸 다음, 이산화탄소를 제거하고 산소를 공급해 다시 혈관을 통해 환자의 몸속으로 돌려보낸다. 심장 기능이 떨어진 심부전 환자에게는 정맥에서 혈액을 빼내 동맥으로 돌려보내고, 폐 기능만 저하된 환자에게는 정맥에서 빼낸 혈액을 다시 정맥으로 보낸다.

에크모는 기능이 감소한 심장이나 폐를 일시적으로 쉬게 해주는 고마운 장비지만 오래 사용할 경우 합병증의 부담이 있다. 관을 통해 몸 밖으로 잠깐 나왔다가 들어가는 사이에 피가 응고돼 혈전이 생기거나, 혈전 또는 출혈 등의 이유로 다리에 괴사가 일어날 수 있다. 이를 막고자 혈전 방지제를 사용하면 머리 내 출혈 가능성도 고려해야 한다.

또한 장기간 에크모를 장착 중인 환자는 안정제가 필요하며, 중환자실에서 누워 있으면서 이제껏 경험하지 못한 환경들을 맞이하게 되고, 여러 내과적인 문제들로 몸의 전반적인 상태가 나빠지면서 섬망(흥분, 환각 등이 나타나는 의식장애)이 나타나기도 한다.

임 모 환자도 에크모를 오래 달고 있어야 했다. 워낙 공여자 자체가 없기도 했고, 그 와중에 환자의 혈액형이 O형이어서 받을 수 있는 심장이 몹시 제한적이었다. (A형과 B형은 자신의 혈액형뿐 아니라 O형의 심장도 이식받을 수 있지만, O형은 O형 공여자의 심장만 받을 수 있다.) 때문에 에크모를 삽입한 채로 장기간 기다려야 했던 환자는 다제내성균(다양한 항생제에 내성을 가진 병균)이 생기고, 혈소판 감소와 폐부종으로 객혈이 자주 일어났다. 에크모 카테터 하나만으로는 폐부종을 해결할 수 없다고 판단한 나는 크리스마스에 하트팀을 불러 모아 다시 관을 하나 더 삽입하는 등 온 힘을 다해 환자에게 매달렸다.

환자는 오랜 중환자실 생활로 섬망이 다소 있고 기관을 삽관한 채 마약성 진통제를 맞아 반 수면 상태였지만 손으로 의사소통이 가능했다. 그는 의료진과 부모님에 대한 고마운 마음을 손으로 표현했다. 잘 치료받고 나가면 부모님께 더 잘하겠다고, 목소리가 좋으니 의사 선생님과 노래 경연 프로그램에 나가보고 싶다는 농담도 손 글씨로 적었다.

이렇게 긍정적인 마음으로 버텨주는 게 고마운 한편 온몸에 에크모와 기관삽관, 콧줄 등 각종 관을 연결한 채로 객혈하는 환자를 바라보는 부모와 의료진의 마음은 정말 바짝바짝 타들어갔다. 하나님, 부처님, 산신령님까지 아는 모든 신을 총동원해 환자를 살리고 싶은 마음뿐이었다.

이런 간절한 기도가 닿았는지, 새해 1월 1일 공여자가 나타나 20살의 그에게 새 생명을 전했다. 비록 이식 후 힘들게 회복했지만, 환자는 결국 건강한 모습으로 퇴원했다.

5년이 지난 지금, 환자는 어떻게 지낼까? 그는 누구보다 멋진 청년으로 성장해 이제 곧 교사 생활을 시작한다. 운동을 열심히 해서 몸이 아주 건장해졌고, 누가 봐도 심장이식을 한 환자로는 보이지 않는다. 그는 입원 중 사용한 약제들 때문인지, 중환자실에서 부모님과 의료진에게 전했던 감사의 말이나 함께 노래 경연에 나가자고 이야기했던 건 기억하지 못한다. 하지만 그가 겪었던 병원 생활을 토대로 학생들을 더 이해하고 격려하는 훌륭한 선생님이 될 것을 믿어 의심치 않는다.

에크모란?

에크모(Extracorporeal Membrane Oxygenation, ECMO)는 심장과 폐가 제 기능을 하지 못하는 상태의 환자에게서 혈액을 빼내 산소를 공급한 후 다시 몸속으로 넣어 주는 장치로, 체외막형산화기라고 한다. 아래 그림처럼 다리나 목의 큰 혈관을 통해 혈액의 출구와 입구를 확보하고 출구에서 빼낸 혈액에 인공폐와 펌프로 산소를 공급해 입구를 통해 다시 넣어 준다. 대부분 다리에 연결하는데, 오래 거치할 경우 다리 혈관 괴사나 감염 혹은 에크모 기계에서 혈액이 지나가면서 응고 장애가 생겨 출혈이나 혈전 등이 발생할 수 있다.

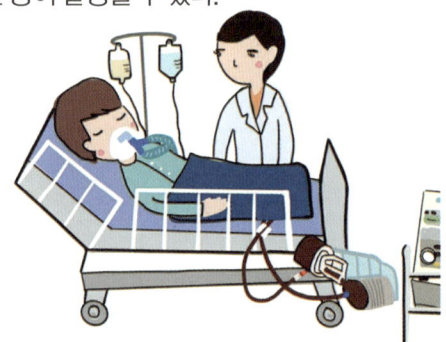

에크모를 장착한 환자를 돌보는 의료진의 모습을 병동 간호사가 직접 그림으로 남겼다.

임 모 환자가 직접 쓴 기록

입원 중

활동적인 성향인 저는 병원 침대에 온종일 누워 있는 것만으로도 고통스러웠습니다. 숨쉬기 어렵고, 밥도 잘 안 넘어가 기력이 달리는 데다가 주삿바늘을 계속 꽂고 있었어요. 나중에는 손과 팔에 주삿바늘을 꽂을 자리가 없어 발과 목에 연결했습니다. 신체적으로, 정신적으로 참 많이 힘겨웠는데 가장 힘들었던 건 부모님과의 면회였습니다. 제가 힘든 건 어떻게 참아보겠는데… 볼 때마다 수척한 부모님의 얼굴에 너무 걱정됐고, 저 때문에 하던 일도 멈추고 타지까지 올라오셔서 매일 힘든 하루를 보낼 것을 생각하니 너무 미안했어요.

물론 이렇게 힘든 일만 있었다면 치료 과정을 버티기 어려웠을 거예요. 고마운 분들도 많았습니다. 먼저 김경희 교수님께 감사하다는 말을 꼭 전하고 싶습니다. 교수님께 가기 전 거쳤던 병원들에서는 아픈 저를 그다지 신경 쓰지 않는 느낌이었어요. 병원 침대에 그대로 방치됐다 해도 될 만큼 담당 의사 선생님 얼굴을 보기가 어려웠거든요. 제 몸에 어떤 문제가 있는지 앞으로 어떻게 치료해야 할지 구체적인 이야기 또한 듣지 못했고요. 그러다 우연인지 운명인지 김경희 교수님을 만났고 교수님은 정말 가족처럼 옆에서 매일 나를 돌봐주셨습니다. 너무 지치고 힘든 날에는 카카오톡으로 하소연하곤 했는데 그때마다 교수님은 바로 달려오셨어요. 쉽지 않은 일이었을 텐데, 정말 감사합니다.

그리고 교수님만큼 옆에서 항상 케어해주신 간호사님들도 잊을 수 없어요. 원래 좀 성격이 예민하고 고집 있는 편이었는데, 몸과 마음이 힘들어진 만큼 더 예민하게 굴지는 않았는지 살짝 찔립니다. 그런 저를 불편한 내색 없이 가족처럼 걱정해주시고 치료해주셔서 감사합니다.

이식 후, 현재
아프기 전에는 운동을 매우 좋아했어요. 몸을 키우고 싶어 헬스를 열심히 했는데, 긴 병원 생활과 더불어 이식 수술까지 마치고 나니 몸무게가 20kg 넘게 빠져 40kg 대까지 내려갔습니다. 근육까지 빠져 앙상한 몸을 보면 속이 상하고, 기운이 없어 제대로 걷지도 서지도 못하고 있으면 정말이지 막막했어요.

이식 직후의 이런 기억이 무색하게 지금은 밥 잘 먹고 운동도 열심히 하고 있습니다. 오히려 아프기 전보다 몸이 좋아진 것 같기도 해요. 중요한 시험을 앞두고 있어 정신없이 바쁜 일상이지만, 몸이 고되지는 않습니다.

앞으로의 계획
기회가 된다면 저처럼 어린 나이에 이식 수술받은 환자들에게 경험을 공유하고 싶습니다. 어릴 때 병원 생활과 이런 큰 수술을 겪으면 특히 정신적으로 힘들어요. 제가 버텨온 과정을 이야기해 환자들이 마음을 다잡고, 하루하루를 견디는 데 조금이라도 보탬이 되면 좋겠습니다.

삶과 죽음이 공존해야 가능한 수술, 심장이식

　김 모 씨는 오래 전 남편과 사별한 후 홀로 자식들을 키웠다. 음식점을 운영하면서 가장으로서 자기 몸 돌아볼 새 없이 살아온 그녀는 45세경 유방암 진단을 받았다. 다행히 수술과 항암치료, 방사선치료를 받고 완치 판정 후 일상을 회복했다. 세월이 흘러 이제 그녀의 나이 60세. 호흡곤란을 느껴 다시 병원을 찾은 김 모 씨는 항암제에 의해 심부전이 심하게 발생했다는 이야기를 들었다. 심장은 커졌고, 좌심실과 우심실 기능이 모두 감소했다. 심장 보호 약제를 사용하면서 증상이 다소 호전됐으나 이미 섬유화된 심장은 회복되지 못하고 심한 호흡곤란이 다시 찾아왔다. 다니던 병원에서 심장이식이 필요할 것 같다는 소견을 냈고 이에 우리 병원으로 오게 됐다.

　환자는 우심실부전으로 장과 다리 부종이 동반됐고, 조금만 먹어도 소화가 안 됐다. 가뜩이나 호흡곤란으로 힘든 와중에 먹는 것도 시원찮으니 점점 말라갈 수밖에. 게다가 유방암으로 고생한 기억이 아직 또렷하건만 심부전까지 발생했다고 하니 서럽고, 우울했다.

심장초음파로 살핀 환자의 심장은 이미 커질 만큼 커져 있었다. 양 심실의 기능이 모두 감소한 상태로 이렇게 견디고 있는 게 신기할 정도였다. 심장이식 대기 명단에 환자를 등록하고, 그때까지 환자와 어떻게 버틸지 고심했다. 조금만 움직여도 숨이 차고 식사도 거의 할 수 없는 상태라 에크모 삽입을 여러 차례 고려했으나 승압제를 사용하면 환자가 약간의 차도를 보여 승압제 용량을 올리며 심장이식을 기다렸다.

심장이식은 혈액형, 나이, 응급도에 따라 대기 기간이 달라지는데 가장 응급한 환자에게 먼저 이식한다는 원칙은 전 세계 어느 나라에서나 마찬가지다. 우리나라에서는 장기이식관리센터에서 응급도를 0~3으로 나눈다. 응급도 0이 가장 중증의 환자로 중환자실에서 에크모를 삽입한 환자, 기관삽관을 한 심부전 환자 등이 이에 속한다. 다음으로는 대기 기간이 긴 환자가 이식을 받고, 나이와 혈액형 등에 따라 순서가 달라지기도 한다. 일률적으로 이야기하기는 힘들지만 승압제를 쓰면서 입원 중인 환자 혹은 좌심실 보조장치를 달고 외래에서 통원치료를 하면서 기다리는 환자라면 6개월에서 1년 이상 걸리고, 중증도가 심한 경우에는 보통 2주에서 2개월 정도 대기한다. 그러나 말기 심부전 환자는 언제든 악화될 수 있어 이식 대기 중 사망하는 경우가 종종 발생한다.

대기자 입장에선 공여자가 간절하지만 반대 입장을 생각하면 또 착잡하다. 심장 공여자는 곧 뇌사자로 당사자와 그 가족에게는 가슴 아픈 상황이 아닐 수 없다. 그러니 뇌사자가 발생하길 바라는 마음은 윤리적으로 올바르지 못하다. 결국 심장이식 수술은 의료인의 기술과 정성뿐 아니라 때와 인연이 맞아야 가능한 일이다.

말기 심부전의 이 환자는 승압제로 수 개월을 견디다 그 때가 맞아 심장이식을 성공적으로 받았다. 수술 후 빠르게 회복해 그토록 원하던 대로 밥 한 공기를 뚝딱

비웠다. 식사를 더 하고 싶을 정도로 식욕을 회복했고 소화도 물론 잘 됐다. 퇴원 후 외래에서 만난 환자는 한 시간 이상 걷거나 산에 올라도 전혀 숨이 차지 않아 하루하루가 정말 행복하다고 했다. 여러 병마와 싸우며 우울증이 심해 심장이식을 기다리던 중에도 자주 눈물을 보이던 환자라 밝게 웃는 얼굴이 정말 보기 좋았다. 그 미소에 나는 큰 보람을 느꼈더랬다.

그런데 정말 인명은 재천인가. 나는 미국으로 연수를 간 후에도 심장이식 환자들과 연락을 주고받았는데, 어느 날 이 환자의 가족에게서 청천벽력 같은 소식을 들었다. 이 환자는 심장이식 후 2년 동안은 하고 싶은 일을 하며 너무나 잘 지냈다고 한다. 등산하고 자식들과 여행도 다니면서 이제 살 것 같고 행복하다고 했다. 하지만 그 행복도 잠시, 시장에 물건을 사러 가다가 교통사고를 당해 숨을 거두었다고 한다. 유방암과 심부전, 심장이식까지 그 험난한 투병생활을 거쳐 이제야 살만해졌는데…. 정말 허망한 일이어서 통화를 하는 내내 그 말을 믿을 수가 없었다.

오늘도 심장이식을 대기하는 환자들을 보고 있으면 내 환자들의 간절함, 갑자기 사고로 가족을 잃은 뇌사자와 가족들의 안타까움이 교차한다. 사람의 인생이 한순간의 사고로 끝날 수도 있고 그런 일들을 결정하는 건 하늘이라는 생각도 든다. 이런 복잡한 마음을 다잡는 방법은 하나다. 지금 이 순간, 내가 할 수 있는 의료에 누구보다 최선을 다하는 것. 병마와 싸우는 심부전 환자들도 살아 있는 지금 이 순간 하루하루를 감사히 여기길 바란다. 오늘은 다시 오지 못할 소중한 순간이니까.

심부전 환자의 시간을 벌어주는 인공심장, 좌심실보조장치

일과를 마치고 퇴근길에 나서는데, 우리 병원에서 근무하다 타 병원으로 옮긴 교수님의 전화를 받았다. 어떤 환자의 상담 때문이었다.

이 50대 남자 환자는 몇 년 전 급성심근경색으로 인한 쇼크로 우리 병원에 입원했다가 에크모를 달고 겨우 관상동맥에 스텐트를 넣어 퇴원했다. 하지만 심근경색에 의해 심장근육이 모두 섬유화되면서 심부전에 이르렀다. 환자는 당뇨가 잘 조절되지 않았고, 고지혈증과 흡연력이 있었다. 심근경색 후 약물치료를 하면서 조절되는 듯했으나, 잦은 입·퇴원을 반복하며 승압제를 사용했고, 심장 기능이 정상의 4분의 1수준으로 많이 감소했다.

교수님이 병원을 옮기면서 같이 따라가 진료받은 환자는 최근 입원 기간 중 신장 기능까지 많이 감소했다고 한다. 이에 심장이식이 필요할 것 같아 주치의인 교수님이 내 의견을 구하고자 전화한 것이다.

심장 기능이 떨어지면 심장에서 신장으로 가는 혈류량이 줄어 신장 기능이 감소할 수 있다. 당뇨병도 신장 기능을 떨어뜨리는 요인 중 하나다. 만약 신장 기능이 더 감소되면 심장이식을 하게 될 때 신장 문제가 더 악화돼 추후 투석을 해야 할 수도 있다. 그러니까 신장 기능이 많이 감소하기 전에 심장이식을 고려하는 것이 좋다.

환자는 심장 기능저하, 섬유화, 좌심실부전으로 인한 2차적 폐고혈압 발생 등 여러모로 상황이 좋지 않아 심장이식을 적극적으로 고려해야 했다. 그래서 우리 병원으로 전원됐지만 심장이식까지 환자가 버텨줄까 하는 우려가 컸다. 공여자가 언제 나타날지 모르는 상황에서 심한 심부전 환자는 심장이식을 기다리다 심장이 기능을 다하면서 사망하는 경우도 종종 발생한다.

우리나라 장기 기증 데이터의 2020년 자료를 보면, 심장이식 대기 중 약 20%의 환자가 사망했다. 우리 병원으로 온 이 환자의 혈액형은 B형인데, 2020년도 데이터 기준 B형 환자는 약 1년 정도 이식을 대기했다.

공여자와 수혜자의 혈액형이 중요하며 심장 크기도 고려해야 할 요소이다. O형 환자는 O형 뇌사자의 심장만 이식 가능하며 AB형 환자는 A형, B형, AB형 그리고 O형까지 모든 심장의 이식이 가능하다. 때문에 O형 환자의 대기 기간이 길고 그에 따라 대기 중 사망률도 높은 편이며, 상대적으로 AB형 환자는 대기 기간이 짧다.

또한 공여자는 키가 작은 여자인데 수혜자는 체격이 큰 남자일 경우 심장 크기가 달라 이식을 할 수 없다.

이 환자는 심장이식이 필요할 만큼 상태가 나빴으나 상대적으로 젊고, 근육이 꽤 있으며 다른 장기들이 아직 정상적으로 기능한다는 긍정적인 요인도 있었다. 이런 상태라면 심장이식 대기 중의 위험요소를 줄이기 위해 좌심실보조장치(Left Ventricular Assist Device, LVAD)를 삽입할 만했다.

좌심실보조장치는 일반인에게 인공심장으로 알려져 있지만 사실 모든 심장 기능을 대신하는 진정한 의미의 인공심장(Total Artificial Heart, TAH)은 아니다. 진정한 의미의 인공심장(TAH)은 모두 기계로 만들어진 데다 크고, 책가방만한 배터리가 필요하며 밤새 기차소리 같은 기계 펌프 소리를 들어야 한다. 아울러 아직 한국에서는 장착이 불가능하다.

좌심실보조장치는 심장 전체를 대체하지는 않고 좌심실을 부분적으로 보조한다. 보다 구체적으로 설명하면 환자의 심장 활동과 관계없이 혈액을 우회해 순환시킴으로써 펌프 역할을 하고 심장을 보조하는 장치다. 펌프 역할을 하는 기계에 연결된 관을 하나는 좌심실에 연결하고 나머지 하나는 대동맥에 연결해 좌심실의 혈액을 기계를 통해 대동맥으로 보낸다. 이렇게 우회하는 동안 휴식한 심실은 회복의 기회를 얻거나 심장이식 때까지 시간을 벌 수 있도록 도와준다. 아울러 순환을 도와 다른 장기를 보호하는 역할도 수행한다.

좌심실보조장치는 말기 심부전 환자에게 심장이식 전 단계로 사용하거나 혹은 나이가 많아서 심장이식이 어려운 말기 심부전 환자에게 사용해 수년 간 생명을 연장할 수 있다.

다만 배터리 무게가 1.5kg 정도이고, 배터리와 기계를 연결하는 선이 심장에서 배 쪽으로 노출돼 있어 감염의 위험이 있다. 기계 삽입으로 인한 출혈 또는 혈전 발생의 부담도 있어 삽입 가능한 환자를 잘 선택해야 한다. 환자에게 충분히 이해시키고 시술한 다음에는 항응고제 등을 적절히 사용해 관리해야 한다.

우리나라에서 의료보험 적용을 받게 된 2018년 이전에는 시술 비용이 약 2억 원 가량으로 많은 환자들이 비용 때문에 엄두를 내지 못했다. 해외에서는 오래전부터 보험 적용이 돼 많은 심부전 환자에게 그 효용성이 입증됐다.

나는 2013년부터 미국을 방문해 좌심실보조장치를 단 환자들을 많이 살필 기회가 있었다. 환자들은 밖으로 노출된 배터리가 다소 부담스럽긴 하지만 전에는 너무 숨이 차서 계단 한 칸 오르기가 힘들었는데, 시술 후 호흡곤란이 전혀 없고 일상생활을 무리 없이 할 수 있어 단점보다 장점이 크다고 했다. 이 장치에 만족하는 환자들이 대부분이었기에 좌심실보조장치 시술에 대해서 어느 정도 자신이 있었다.

환자에게 좌심실보조장치에 대해 설명하고 시술 준비와 보험 승인을 위한 절차를 밟았다. 좌심실보조장치를 시술했을 때 문제될 만한 점은 없는지 꼼꼼히 확인하고 흉부외과, 재활의학과, 정신건강의학과 등과 다학제협진을 했다. 환자가 심장이식이 필요한 상태라 좌심실보조장치 시술은 무리 없이 의료보험 적용이 승인됐다. 비용 부담을 던 채로 시술도 성공적으로 끝난 환자는 퇴원 후 외래를 다니며 심장이식을 대기했다. 걷거나 일상생활을 하는 데 문제가 없고, 직장 생활도 했다. 호흡곤란도 더는 없었으며, 신장 기능이 정상적으로 회복돼, 심장이식을 하기에 적당한 몸상태가 됐다.

약 9개월이 지난 후 2022년 설 명절 직전, 환자에게 적합한 공여자가 나타나 심장이식을 진행했다. 뇌사자 가족의 아픔을 공감하는 만큼 심장이식은 반드시 성공해야 한다. 심장이 수혜자에게 들어가 새롭게 생명을 이어나갈 수 있게 해야 한다는 사명감도 든다. 우리 심장이식팀 모두가 한마음으로 환자의 심장이식에 정성을 쏟았다. 명절 연휴도 모두 반납하고 오로지 심장이식에 올인한 우리 팀은 성공적으로 환자의 심장이식 수술을 했고 환자도 무사히 퇴원했다. 몸 밖에 달고 다니던 좌심실보조장치 배터리도 사라진 지금, 그는 누가 보아도 심부전을 앓았던 환자 같지가 않다.

말기 심부전 환자를 위한 약물, 기계, 그리고 인공심장 등은 점차로 발전하며 더 많은 환자에게 삶의 기회를 제공하고 있다. 환자를 살릴 방법이 다양해진 건 사실이지만 그렇다고 이에 기대서는 안 된다. 심부전으로 인한 증상이 발생하지 않도록 혈압, 고지혈증, 당뇨, 비만을 잘 조절하고 예측하지 못한 심부전이 발생했을 때 제대로 된 전문적 치료를 받는 것이 필수다.

좌심실보조장치 구조와 장착

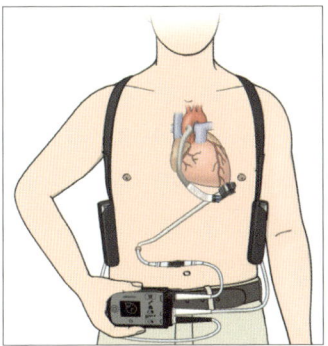

좌심실보조장치는 그림과 같이 환자의 몸속에 삽입되며 드라이브 라인을 통해 몸 밖의 배터리와 연결된다.

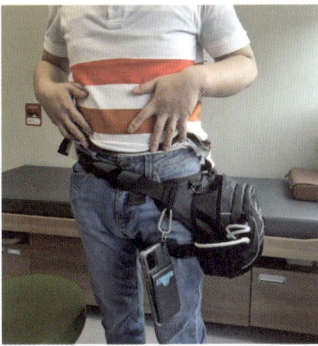

편의성을 높이기 위해 다리 쪽에 배터리를 장착하기도 한다.

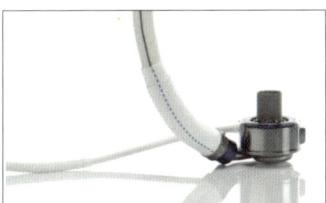

좌심실보조장치(하트메이트 3 펌프)

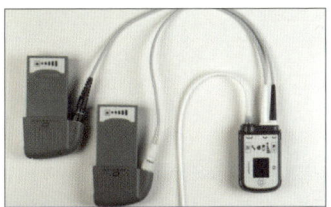

시스템컨트롤러와 리튬이온배터리, 배터리클립(이동 시 사용)

좌심실보조장치의 발전

이제 76세가 된 수(Sue) 환자는 약 8년 전, 심한 심부전에 기인한 지속적인 호흡곤란을 겪었다. 그녀의 의료진은 이 환자의 여명 생존 기간이 1년 남짓이며, 심장 기능 회복은 불가능하다고 판단해 환자와 상의 후 좌심실보조장치를 삽입했다. 그녀가 장착한 모델은 당시 가장 최근에 개발된 하트메이트 3(Heartmate 3)로 아직 임상실험 중이었으며 FDA(Food and Drug Administration, 미국식품의약국)의 승인이 떨어지지 않은 상태였다.

좌심실보조장치 장착 후 환자는 잘 회복됐지만 항응고제 와파린 복용 중 머리 출혈이 발생했다. 다행히 출혈이 크지는 않아 치료 후 항응고제는 중단하고 아스피린만 복용하며 9년째 살아가고 있다.

이 환자는 좌심실보조장치 장착 후의 삶을 알리는 데 적극적이다. 배터리 가방을 메고 남편과 함께 해외여행이나 등산을 마음껏 즐긴다. 자신처럼 좌심실보조장치를 장착한 환자들에게 희망을 전하고자 심부전 학회가 있을 때마다 참석해 자신의 경험을 사진으로 보여주고, 원하는 환자에게는 경험담을 편지로 적어 보낸다.

내가 10년 동안 참석한 국제심폐이식학회는 2020년과 2021년에는 팬데믹 때문에 비대면으로 진행됐다. 그러다 2022년 대면 회의로 개최돼 전 세계의 심장이식과 말기 심부전을 다루는 의료진들을 다시 만날 수 있었다.

이 환자를 만난 곳도 2022년 미국 보스턴에서 열린 국제심폐이식학회였다. 남편과 함께 학회 부스에서 만나는 사람들에게 환하게 웃으며 자신이 겪은 일을 설명했다. 원하는 환자에겐 편지도 보내준다고 했는데, 물론 이 환자는 미국인이니 국제 편지가 될 것이다.

좌심실보조장치는 2018년 10월부터 우리나라에서 건강보험이 적용됐다. 그 전까진 기계 값만 1억 7,000만 원 정도 했기 때문에 보통의 서민은 엄두가 나지 않는 시술이었다. 현재는 국민건강보험공단의 승인을 받은 환자에 한해 보험 적용 시술이 가능하며, 이 경우 기계 값이 약 700만 원 정도로 환자들의 금전적인 부담이 크게 줄었다.

좌심실보조장치는 심장이식 전 가교 역할을 해 심장이식을 받을 수 있을 때까지 버티는 용도로 사용된다. 여기에 더해 수 환자처럼 말기 심부전에 이식이 어려운 환자에게 최종 치료 요법으로 고려하는 경우도 있다.

10년 전 처음 국제심폐이식학회에 참석했을 때 이미 전 세계적으로 좌심실보조장치가 활성화됐고 환자들의 만족도 또한 매우 높았다. 가장 최신형인 하트메이트 3는 2018년 FDA의 허가를 받았다. 2021년 10월 기준, 전 세계 누적 시술 건 수가 2만 건을 넘었고 한국은 70건 정도로 보고된다. 좌심실보조장치 시술 건은 대부분 미국과 유럽이 차지하고 아시아는 한국과 일본, 싱가폴 정도이며 아프리카에서는 전무한 실정이다.

한국이 미국이나 유럽 국가보다 인구 수가 훨씬 적지만 의학 분야의 발전 속도는 웬만한 나라와 비교해 훨씬 빠르고 성적도 뛰어나다.

2013년 처음 참석한 국제 학회에서 한국에 대해 알려진 것은 그저 김연아의 스케이팅과 싸이의 노래 '강남 스타일' 정도뿐, 의학 분야 영향력은 미미했다. 그러나 현재는 한국의 위상이 정말 많이 달라졌다는 걸 학회에서도 실감한다. 학회에서 만난 의사들과 넷플릭스 한국 드라마 〈오징어 게임〉, 공중파 예능 프로그램 〈런닝맨〉 등에 대해 이야기 나누기도 했고, 어떤 의사들은 K팝도 많이 알고 있었다.

문화 콘텐츠의 영향력뿐 아니라 의료 기술도 많이 알려졌다. 한국 의료 분야에 누적된 의미 있는 발표와 성과를 접한 의사들은 한국에 꼭 한 번쯤 방문하고 싶다고 했다.

물론 아직 갈 길이 멀다. 심장이식 분야에서 예를 하나 들자면, 심장이식 후에는 거부 반응을 확인하는 검사를 해야 한다. 현재는 심장조직검사를 하는데 침습성과 합병증에 대한 부담으로 이 검사 시행 건수가 점차 줄고 있다. 대신 유전자검사나 여러 가지 바이오마커(Biomarker, 생체표지자)*를 개발해 검사하는 추세다. 그런데 아직 우리나라에서는 단 한 개의 검사도 진행되지 못한다. 아울러 공여자 부족을 해결하기 위한 사후 장기기증과 적출** 등은 외국에서 점차 활성화되고 있으나 우리나라에서는 아직 엄두도 나지 않은 실정이다. 그 외에도 완전 인공심장 등 심부전 환자를 위해 활성화할 연구분야가 무궁무진하다.

전 세계 이식 전문가들이 모두 모이는 국제심폐이식학회지만 아직 프로그램을 개발하는 위원들 중 아시아인은 본인, 한 명뿐이다. 많은 의료진의 노력으로 우리나라가 어느 아시아 국가보다 국제 학회에서 우뚝 서길 바라는 마음이다.

* 단백질이나 DNA, RNA, 대사물질 등을 이용해 몸 안의 변화를 살피는 지표로, 이를 이용해 병의 유무와 정도, 약물에 대한 반응 등을 측정할 수 있다.
** 현재 한국에서는 뇌사자의 심장만 적출 가능하며, 만약 수술 준비 중 뇌사자의 심장이 멈추면(심장사라고 한다), 심장 적출이 불가능하다.

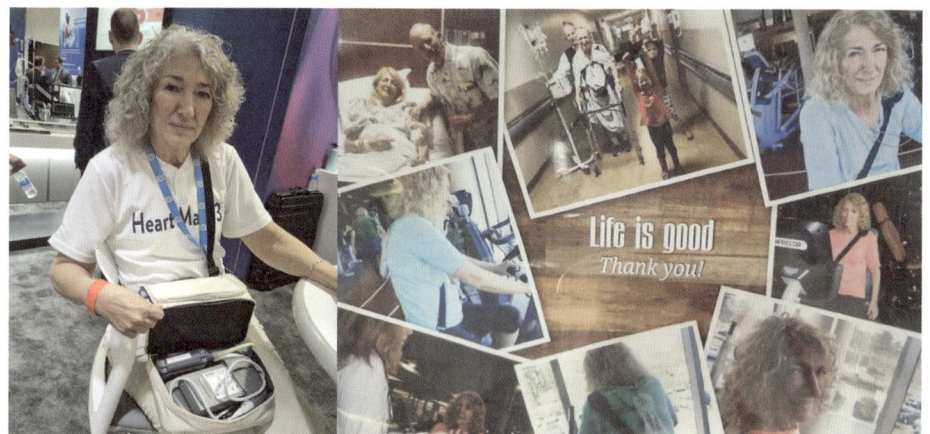

국제심폐이식학회에서 만난 수와 그녀 경험이 담긴 사진들

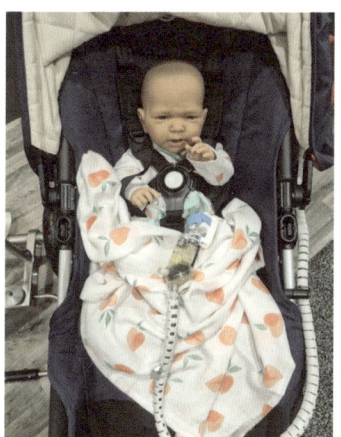

소아용 좌심실보조장치

하늘이 도운
전격성 심근염 환자

　만으로 60세가 된 김 모 환자는 혈압 말고 다른 기저질환이 없고 평소 마라톤까지 할 정도로 매우 건강했다. 그러던 어느 날 감기 기운이 있어 혹시나 하는 마음에 코로나19 PCR 검사를 받았다. 다행히 음성 판정을 받고서 감기약을 복용했다. 약을 먹고 콧물 등의 증상은 호전됐으나 며칠 후 갑자기 호흡곤란이 발생해 가까운 병원 응급실을 찾았다. 당시 심근 효소 수치가 크게 상승됐으며 심전도 상 심근경색이 의심돼 응급으로 관상동맥조영술을 시행했고 크게 이상은 없어 보였다. 그런데 심장초음파로 살핀 심장은 전반적으로 기능이 심하게 감소됐고, 콩팥 기능을 반영하는 크레아티닌(Creatinine) 수치도 높았다. 심부전 치료는 물론 에크모 삽입까지 고려해야 하는 상황에서 환자는 심장 전문 병원인 우리 병원으로 전원됐다.

　우리 병원 응급실에서 살핀 환자는 심장 기능이 매우 떨어져 있고 소변량이 감소하며 혈압이 유지되지 않았다. 응급으로 에크모 삽입 후 다행히 소변량은 유지가 됐으나 심장은 전혀 움직일 생각이 없어 보였다. 이 일이 있기 1년 전쯤 찍어본 흉부 엑스레이에서는 환자의 심장이 크지 않았고 그때도 여전히 마라톤을 하는 데 문제가 없었기 때문에 기저질환으로 인한 심부전은 의심 목록에서 제외했다.

내원 일주일 전부터 감기 증상과 호흡곤란을 느꼈다는 타임라인을 고려할 때, 급성 심근염에 의한 심부전이 의심됐다. 환자의 심근은 잔뜩 부었고, 주변으로 심낭염이 동반됐다. 더 큰 문제는 환자의 심장이 전혀 기능을 하지 못한다는 점이다. 수축기와 이완기를 반영하는 맥압도 전혀 없었고 에크모가 없다면 환자는 사망에 이르렀을 것이다.

급성 심근염은 다양한 원인에 의해 심장근육에 급성 혹은 만성으로 염증 세포가 침윤한 상태를 말한다. 실제 어떤 빈도로 발생하는지 정확한 통계 수치는 존재하지 않으나 전 세계적으로 10만 명당 10명에서 105명가량 나타난다고 추산되며, 한국의 데이터는 현재 다기관 연구 중에 있다.

심근염의 주된 원인은 바이러스 감염, 약물이나 주변 환경의 독소, 면역학적인 이상 혹은 방사선 치료 등이 꼽힌다. 최근에는 코로나19 백신 중 mRNA 백신에 의해 발병했다는 보고도 종종 있었다.

김 모 환자처럼 혈액검사 상 염증 수치와 심근 효소 수치 상승이 나타나면 관상동맥조영술을 통해 관상동맥 관련 질환 여부를 확인하고, 배제해야 한다.

급성 심근염이 유력해지면 대부분의 경우 급성기에 감소된 심장 기능을 지지하는 게 우선이다. 약물치료도 가능하지만, 김 모 환자처럼 혈압이 유지되지 않고 심장 기능저하에 의해 소변량이 감소하고 대사성산증*이 발생하는 경우 에크모를 삽입해 심장을 쉬게 해야 한다. 아쉽게도 심근염 자체를 치료하는 성공적인 방법은 없으며 대부분 감기처럼 심부전에 대한 대증치료를 시행한다.

급성 심근염은 원인에 따라 다소 차이가 있으나 많은 경우 완전히 회복될 수 있

---

* 체액, 특히 혈액의 산-염기 평형이 산쪽으로 기우는 상황 중, 외부 요인이 아닌 체내 대사 결과로 산이 증가해 발생하는 증상.

다. 그러나 급격히 나빠지는 임상 양상을 갖는 전격성 심근염 환자 중 회복되지 않고 심부전 및 사망에 이르는 경우도 드물지 않다. 에크모를 삽입한 경우 손쓸 틈도 없이 환자가 나빠지기도 하고 에크모로 환자의 심장을 쉬게 해도 결국 합병증으로 인한 사망, 또는 심장이식 밖에 답이 없는 상황에 이르기도 한다.

또한 완전히 회복한 후, 재발하는 경우도 드물지만 존재한다. 심근염 때문에 부정맥이 발생해 심근염을 치료한 후 급사하는 경우도 있다.

김 모 환자는 심한 심부전과 혈압 저하로 신장과 간 기능이 모두 악화됐고 에크모 삽입 후에도 상태가 그리 좋지 못했다. 우리 팀이 밤새 환자를 돌보아 신장과 간 기능은 호전됐지만 심장은 도대체 돌아올 기미를 보이지 않았다. 환자의 혈액형이 O형이어서 심장이식도 미리 신청해두었다.

환자의 두 딸과 배우자는 환자에게 매우 극진했다. 평소 딸 바보라 불릴 만큼 자녀 사랑이 극진했던 터라 가족들의 슬픔이 컸다. 에크모 삽입 8일째, 환자의 심장은 전혀 돌아올 기미가 보이지 않았고 움직임도 없었다. 에크모 삽입 기간이 늘어날수록 그에 따른 합병증이 심해지기 때문에 이제는 심장이식도 적극적으로 고려해 보아야 하지만 코로나 이후 뇌사자가 줄었고 심장이식이 전반적으로 줄어든 상황이라 공여자가 나올지 불분명했다.

환자와 환자 가족에게 여러 가지로 마음이 쓰이던 차, 공여자가 나왔고 본원이 1순위로 이식이 가능한 상태였다. 보호자에게 상황을 설명한 후 다른 과 의료진과 다학제협진을 진행했다. 환자의 심장이 돌아오길 며칠 더 기다려볼 수도 있지만, 그 사이 에크모 합병증이 발생할 수 있고 기다림 끝에 심장이 회복된다는 보장도 없었다. 공여자가 더욱 희귀한 상황이라는 점도 고려할 요소였다. 여러 의사 간 논의를 거친 끝에 심장이식을 진행하기로 했다.

그런데 우리 이식팀이 수술 준비를 하던 중 공여자의 뇌파가 아직 남아 있다는 소식을 들었다. 공여 가능 여부를 재평가해야 하는 상황. 하루는 더 걸린다는 평가를 기다리던 중 기적 같은 상황이 펼쳐졌다.

환자가 살 운명이었는지, 그간 꼼짝하지 않던 환자의 심장이 그날 밤부터 조금씩 뛰기 시작했다. 다음날 새벽 무렵에는 심장의 움직임이 더욱 나아졌다. 희망을 본 우리 의료진은 장기기증원에 연락해 1순위였던 본원의 차례를 다른 병원에 양보했다. 에크모 사용을 줄이면서 환자를 살폈고, 수일간 더 치료한 후에 환자는 에크모 제거 후 일반 병실로 옮겨졌으며 심장 기능이 완전히 회복됐다.

만약 그날 심장을 이식했다면 평생 면역억제제를 복용해야 했을 텐데 결과적으로 너무 다행이었다. 일반 병실에서 만난 환자는 중환자실에 있을 때 하늘나라에 다녀온 것 같다며 본 것들을 이야기해주었다. 환자가 본 것이 섬망인지 아니면 진짜로 겪은 신비한 경험인지 모르지만 신기하게도 우리 환자들 중 생사의 고비를 넘긴 환자들은 비슷한 광경을 이야기한다.

환자는 잘 퇴원했고 외래 진료 시 딸과 배우자의 손을 잡고 방문했다. 심장 기능은 완전 회복돼 상당히 예후가 좋을 것이라 생각된다.

의사로서 죽을 힘을 다해도 죽음을 막지 못하는 경우가 있다. 그때마다 하늘이 정한 운명이라는 게 진짜 있나 싶을 정도다. 하지만 아무리 운명이 정해져 있다 해도, 의사인 나는 한 분 한 분 기도하는 마음으로 최선을 다한다. 그러다 보면 이 환자의 경우처럼 때로 기적일지, 행운일지, 극적인 회복을 경험할 때도 있다.

어떤 운명 같은 요인으로 이식 수술이 지연된 그 하루 사이, 심장이 호전된 환자의 케이스를 들여다보며 새삼 다짐한다. 의학적으로 최선을 다하는 것은 물론, 그간의 경험과 지식에 근거해 환자의 결과를 미리 짐작하는 대신 늘 기도하는 마음으로 겸손하게 환자를 돌봐야겠다.

말기 심부전 환자의
마지막 희망, 심장이식

　선천성 심장질환이 있는 이 50대 환자는 가슴을 수차례 열었다. 어릴 때만 두 차례, 성인이 돼 한 번 더 추가로 심장수술을 받았다. 수술이 끝이 아니었다. 지속적인 양심실부전으로 두 다리가 붓고, 조금만 걸어도 숨이 차 입·퇴원을 반복했다. 그러다가 심부전이 더욱 심해지며 식사도 어렵고, 근육이 빠져 갈수록 야위었으며 간 기능도 나빠졌다. 부정맥에 더해 심박동수가 느려지면서 실신한 그녀에게 박동기도 삽입했다.

　심장이식 외에 다른 방법이 없지만 여러 차례 심장수술을 하면서 이미 항체가 많이 형성돼 이식한 심장에 거부 반응이 생길 확률이 높았다. 심리적 요인도 커다란 장벽이었다. 지긋지긋한 심장수술을 또 해야 한다는 부담감, 심장이식의 위험성, 언제 이식을 받을지 알 수 없다는 불확실성 때문에 고심한 환자와 가족들은 결국 심장이식을 포기했다. 워낙 어릴 때부터 심장수술을 받아 평생을 숨이 찬 상태로 살아온 환자는 늘 우울했고 감정 기복도 컸다. 나는 외래 때마다 힘들어하는 환자의 모습이 늘 눈에 밟혔다.

심장이식을 포기하고 다른 치료로 겨우겨우 삶을 이어가던 환자는 내가 해외에 연수를 다녀온 후 상태가 급격히 나빠졌다. 이제는 정말 심장이식뿐이었다. 환자를 영영 잃을 수도 있다는 생각에 환자와 가족들을 불러 손을 꼭 잡고, 주치의로서 마지막 설득을 시작했다.

"현재는 말기 암과 같은 말기 심부전 상태입니다. 여기서 더 나빠지면 다른 장기도 손상돼 심장이식이 어렵습니다. 여러 차례 심장수술을 해서 인공심장을 달기도 힘들고요. 공여자의 심장을 만들 수 없기 때문에 대기 기간이 오래 이어진다면 환자분의 심장이 견디지 못하고 돌아가실 수도 있습니다. 환자분의 상태가 나빠져서 이식 성공 가능성이 떨어지면 공여자가 나타나도 이식하지 않습니다. 공여자의 귀한 장기를 반드시 살려야 할 의무가 있기 때문입니다. 그렇지만 저와 심장이식팀은 누구보다 있는 힘을 다해, 온 정성을 모아 도와드리겠습니다."

가족과 환자 모두 오래도록 함께해온 나를 믿고 이식을 결정했다. 환자의 결정에 기쁘면서도 환자가 워낙 고위험군에 속해 주치의로서 심적 부담이 매우 컸다.

심장이식은 여러 가지 심장질환으로 인해 심장근육이 심하게 손상돼 더 이상 회복이 불가능한 환자에게 건강한 심장을 뇌사자로부터 제공받아 이식하는 수술이다. 말기 심부전 환자의 1년 생존율은 25%, 2년 생존율은 8%에 불과하지만 좌심실보조장치를 사용하면 1년 생존율이 70%까지 증가한다. 그리고 심장이식을 받은 말기 심부전 환자의 1년 생존율은 90%에 가깝다. 특히 우리나라에서는 심장이식 후 중위 생존 기간이 15년 이상으로 다른 치료보다 월등한 효과를 보인다. 그야말로 심장이식은 말기 심부전 환자의 마지막 희망과도 같다.

이러한 심장이식은 1967년 남아프리카의 버나드(Barnard)라는 의사가 처음 시도했다. 당시에는 이식과 감염에 대한 개념이 부족하고 면역억제제도 없어서 수술한 환자가 18일 만에 사망했다. 그러나 1980년대 초반 시클로스포린(Cyclosporine)이라는 면역억제세가 개발되고 이식 수술에 쓰이기 시작하면서 심장이식 후 성적이 급격히 향상됐다.

우리나라에서는 1992년 처음 심장이식 수술을 했다. 다소 늦은 감이 있지만 다른 나라보다 예후가 좋고 건수도 점차 증가해 현재는 매년 180례 이상의 수술이 시행된다. 허나 안타깝게도 아직은 유럽이나 미국 등에 비해 장기기증 희망자 수가 모자라 2020년에는 약 600여 명의 환자가 심장이식을 대기하다 수술을 받지 못했고, 이 중 100여 명이 넘는 환자가 대기 중 사망했다.

심장이식 대기 중인 말기 심부전 환자와 가족은 공여자를 매우 절실하게 기다리겠지만, 다른 고형 장기와는 다르게 뇌사자의 심장만을 이식받을 수 있는 이 수술은 결국 누군가의 죽음이 필연적이다. 수술 대기 환자가 많다 해도 공여자가 많이 생기게 해달라고 감히 원할 수 없다.

그렇기 때문에 의료진의 정성과 노력이 몹시 중요하다. 어쩔 수 없이 사고를 당한 뇌사자의 심장을 말기 심부전 환자에게 이식해 반드시 환자를 살려내는 것, 그리하여 고귀한 생명을 이어나갈 수 있도록 하는 것이 심장이식팀의 사명이다. 이식에 성공하도록 병원의 많은 인력이 한마음으로 정성을 다해야 한다.

말기 심부전 환자의 심장은 언제라도 멎을 수 있다. 혈액과 영양을 제대로 공급하지 못해 다른 장기에 문제가 생기면 이식 후에도 감염에 취약하고, 장기가 잘 견디지 못한다. 뇌사자의 심장 상태는 시간에 따라 변하고 가슴을 열어보기 전까진 뇌사자와 수혜자의 정확한 심장 크기를 알 수 없어 경험적으로 예측해야 하는 등 심장이식은 늘 여러 가지 변수가 따른다. 이식에 영향을 미칠 변수를 조금이나마 줄여 보고자 뇌사자 발생 후 우리 병원 환자가 심장을 받을 확률이 생기면 뇌사자 발생 병원이 2시간 이내의 가까운 거리에 있을 경우 반드시 직접 가서 심장초음파를 진행한다.

우리 병원의 환자에게 적합한 심장이라는 판단이 들면 팀을 활성화시켜 심장이식을 진행한다. 중환자실 밖에는 불의의 사고를 당한 환자의 가족들이 망연자실한 모습으로 있다. 사랑하는 가족의 장기를 안면도 없는 타인에게 기증하도록 결정한 가족과 뇌사자를 보면 의료진은 더욱 절실해진다. 반드시 이 심장이 내 환자에게 안착해 오래 살 수 있게 해달라고 간절히 기도하며 우리 팀 모두가 정성을 다해 이식에 임하게 된다.

이식을 받는 환자의 마음은 또 어떠한가. 자신의 심장을 완전히 꺼내는 수술이다. 오늘이 마지막은 아닐까 하는 불안감이 누구보다 클 수밖에 없다. 환자의 불안과 두려움을 공감하기에 수술장에 들어갈 때는 꼭 손을 잡고 함께 기도한다. 예기치 못한 일이 생기지 않도록 정성을 다하고자 하는 마음에서.

그런 기도와 정성으로 이 환자 또한 수개월이 지난 후에 심장이식을 받았다. 수술은 성공적이었고 한 달이 지나서 퇴원을 했다. 이식 후 다소 어려움이 있었으나 환자는 잘 견뎌주었다.

외래에서 만난 환자는 "살면서 이렇게 몸이 가볍고, 숨쉬기 편한 날이 없었다"고 했다. 두 시간 이상 걸어도 숨이 전혀 차지 않다니! 이 감격과 고마운 마음을 오래 잊지 않고 공여자의 삶을 뜻깊게 이어갈 수 있도록 봉사하겠다는 다짐도 했다. 환자의 말에 새삼, 밤을 새워서 환자를 돌보고 정성을 다한 우리 심장이식팀이 뿌듯하고 고마웠다.

심장이식 후 새 삶을 사는 환자를 볼 때 그 기쁨은 이루 말할 수 없다. 그러나 그 기쁨의 말미에는 꼭 아쉬움이 남는다. 말기 심부전의 다른 환자들도 이 환자처럼 수술을 받아야 할 텐데…. 이식 대기 중 심장이 더 이상 기능하지 못해 사망하거나 공여자가 나타나도 상태가 악화돼 이식받지 못하는 환자가 있다. 마지막 희망을 잃고 오열하는 환자의 가족을 보면 주치의로서 누구보다 마음이 아프고, 나도 사람이니까 힘들 수밖에 없다. 인명은 재천이라고, 의학 기술을 갈고 닦은 후 하늘에 닿을 정도로 정성을 다하면 낫지 않을까 하는 심정으로 환자들을 살피지만 어쩔 수 없는 한계가 분명히 존재한다.

하루를 살더라도 편안하게 숨 쉬며 살고 싶고, 가족들과 조금이라도 더 시간을 보내고 싶다는 말기 심부전 환자들을 보면서 오늘 하루도 숨 쉬고, 일상을 살아가는 것에 감사한다. 하루하루 값진 시간을 보내기 위해 최선을 다하는 한편, 나의 최선이 환자가 편히 숨쉬는 데 도움이 되기를 간절히 바라고 또 바란다.

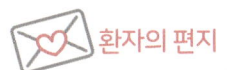 환자의 편지

선천성 심장질환과 심장이식, 이렇게 이겨냈어요!

저는 1992년에 선천성 심장질환 수술, 2003년에 판막수술을 받고 2014년에 김경희 교수님을 만났어요. 날이 갈수록 점점 몸 상태가 안 좋아지니까, 김 교수님이 심장이식을 권하셨죠. 심장이식 수술이 필요한 상황을 받아들이기가 힘들었지만, 오랫동안 절 봐주신 김 교수님에 대한 신뢰 하나로 수술을 결심했습니다. 이식 대기 중 심실부전으로 양 다리가 많이 부었는데 김 교수님께서 수술받으려면 체력이 중요하다며 심장재활 운동을 하자고 하셨어요. 재활 전문 선생님들도 많이 도와주셨고 덕분에 복도를 돌아다니며 할 수 있는 운동을 했습니다. 재활 운동으로 다리에 근력이 붙는 걸 느꼈어요. 저는 보약이나 음식보다 재활 운동이 더 큰 도움이 됐습니다. 이식을 기다리는 다른 분들도 수술 전 체력을 꼭 기르고, 심장재활 운동을 잊지 않길 바랍니다. 그리고 심장이식 수술을 결정하기까지 많은 고민을 할 텐데, 너무 겁먹지 말고 '한 번 해보자!'는 마음을 가지면 좋겠어요. 의료 기술이 발전했고, 이식 수술 전후로 지칠 때마다 곁에서 공감하고 도와주셨던 김경희 교수님 같은 분들이 계시니까요.

 심장이식 환자들의 인터뷰

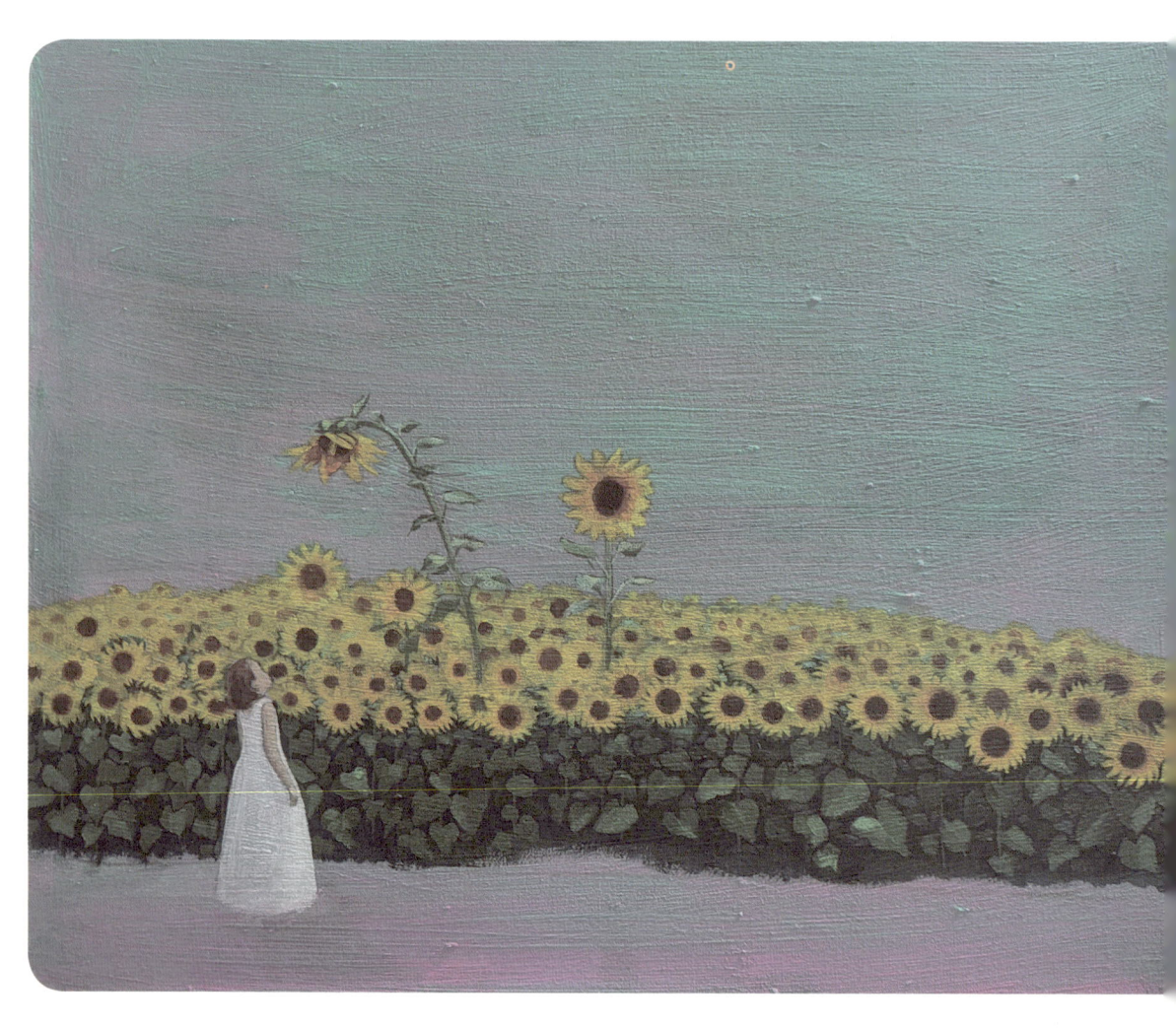

"덕분에 꽃구경도 다녀왔어요"

도무지 틈이 안 나 꽃이 피고 지는 줄도 몰랐습니다만,

하나도 아쉽지 않은 건 점점 밝아지는 환자들의 미소를 볼 수 있기 때문입니다.

그 어떤 꽃보다 예쁘고 멋진 그 웃음이 저는 더 좋습니다.

거기에 더해 편하고 즐거운 일상을 소중하게 누리는 분들을 볼 때면

이 일의 보람이 배가 되지요.

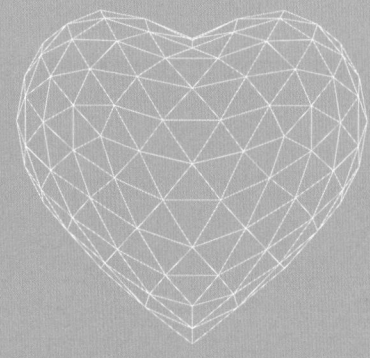

SECTION 10

심장재활 & 의료 환경

마음속부터 손끝까지, 의료진과 함께 가꾸는 심장재활
"나는 심장질환으로 일찍 죽나요?"
진정한 의료 복지는 무엇일까?
3분 진료의 진실

마음속부터 손끝까지,
의료진과 함께 가꾸는 심장재활

    60세의 이 여성 환자는 젊을 때 신증후군(신장 기능이 떨어져 단백뇨, 부종 등의 증상이 나타나는 질환)에 의한 합병증으로 말기 신부전(신장 기능이 거의 소실된 상태)이 발생해 최근까지 매일 복막투석을 받았다. 그러나 어느 날부터 집에서 복막투석을 한 후에도 숨이 너무 차고 힘들었다. 소화불량에 식사량이 점점 줄었고, 근육량도 감소했으나 체중이 늘면 호흡곤란이 심해질까봐 식사 시간이 더욱 두려워졌다.

    키가 160cm인데 몸무게가 40kg까지 줄 정도로 야윈 환자는 화장실 가는 일조차 힘겨울 만큼 숨이 차 다른 병원 응급실을 방문했다. 흉부 엑스레이 상에서 심장이 매우 컸고, 폐부종이 심해 엑스레이로는 검게 보여야 할 폐가 모두 하얀 색이었다. 의료진은 복막투석이 제대로 되지 않은 탓인가 싶어 혈액투석을 시행했으나 폐부종은 해결되지 않았다. 심장 기능도 매우 감소한 상태여서 환자는 우리 병원으로 전원됐다.

환자의 폐에 물이 차고 혈압조절도 되지 않은 게 심장 기능에 영향을 미쳤으리라 판단한 나는 우선 환자의 복막투석을 중단하고 신장내과와 협진해 일주일에 세 번 혈액투석을 시행했다. 동시에 심장을 보호하는 약물들을 사용하면서 최대한 혈압을 조절했다. 정상보다 훨씬 커진 환자의 심장은 박출률이 정상인의 1/4에 못 미쳤다. 결국 수축 기능저하 심부전으로 진단됐다.

오랜 투석으로 힘들었는데 심부전까지 왔다니…. 환자의 불안과 우울은 날로 몸집을 키웠다. 움직이면 망가진 심장이 멈춰버리지 않을까 두려워 침대 밖으로 나오려 하지 않았다. 이런 상황에서 밥이 제대로 넘어 갈리 없다. 가뜩이나 야윈 몸은 기운이 점점 떨어졌다.

환자는 심장재활과 더불어 불안감과 우울감을 덜어내는 게 시급해 보였다. 회진 때마다 나는 환자의 손을 잡고 눈을 마주 보면서 최대한 용기를 주고자 노력했다.

"많이 불안하고 힘드신 것 잘 압니다. 심장 기능이 떨어져 있지만 사용할 수 있는 약제가 많습니다. 혈액투석으로 폐의 물을 빼고 심장을 보호하는 약제들을 잘 사용해 혈압을 조절하면 심장 기능이 회복될 수 있어요. 식사는 하실 수 있는 만큼 골고루 드시고 천천히 움직이면서 근력을 키우도록 하세요. 저희 심장재활팀이 운동을 함께해줄 겁니다. 그것 만으로는 부족할 수 있으니 제가 회진 오기 전까지 운동을 조금만 더 해볼까요? 누워서 다리 들어올리기 10번, 앉아서 다리 들어올리기 10번씩 하시는 겁니다. 그리고 회진 때마다 같이 웃으며 '할 수 있다'라고 한 번씩 외쳐 보면 어떨까 해요."

환자의 상태가 호전되려면 약제와 의료 기술만으로는 부족하다. 환자 스스로 병을 이겨내겠다는 의지가 무엇보다 중요하다. 말처럼 쉽지는 않지만, 의료진이 곁에서 지속적으로 격려해주면 환자가 더욱 용기를 내는 것 같다. 그런 맥락으로 환자에게 함께 "할 수 있다"는 말을 외치자고 권했다. 다소 부끄럽고 유치해 보일 수 있지만, 환자에게 격려와 용기를 전할 수 있다면 나도 약간의 부끄러움쯤은 감수할 수 있었다.

이 다짐 같은 외침이 거듭될수록 환자의 얼굴에서 그늘이 걷히고 웃음이 맺혔다. 혈액투석과 약물요법으로 급성기를 넘기면서 폐부종이 많이 호전된 환자는 심장재활을 더욱 적극적으로 받았다.

심장재활은 이상 부위의 치료를 넘어 환자의 전인적인 치료와 치료 후 관리까지 함께하는 토탈 의료 서비스이다.

심부전이나 심근경색 혹은 심장수술 이후 급성기를 넘긴 환자에게는 두 가지 큰 목표가 주어진다. 첫째는 약해진 심폐기능과 전신의 근육, 운동기능을 회복시켜 정상적이고 건강한 삶을 유지하는 것, 둘째는 심장병 위험인자를 철저히 관리해 병의 재발을 막는 것이다. 위험인자라 함은 고혈압, 당뇨, 흡연, 고지혈증, 과음, 비만이 대표적이며 약물의 순응도 감소, 우울감도 함께 관리해야 한다.

심장재활의 시작은 환자의 심장질환에 대한 교육이다. 의료진은 환자가 자신의 병에 대해 정확하게 이해하도록 그림이나 쉬운 말로 설명한다. 퇴원 후 응급 시 대처 방안과 일상 지침, 식이와 약물 관련 교육은 물론 어떤 운동을 얼마나 해야 할지도 알려준다. 이를 위해 입원 중 환자의 심폐기능과 운동능력을 파악하는 운동부하검사를 하고 결과를 근거로 개인에 맞는 운동을 처방한다. 예를 들어 가볍게 걷는 것조차 어려운 환자라면 침상 옆에서 할 수 있는 호흡운동, 누워서 근력을 키우는 운동, 밴드운동, 일어나는 운동을 보조하면서 근력을 키우도록 돕는 식이다.

처음에는 심전도와 혈압을 관찰하면서 의료진의 감시와 통제 하에 운동치료를 시행하고 환자가 안정돼 퇴원하면 통원 운동치료를 받는다. 통원 시 환자에게 해당되는 심장병 유발 혹은 재발의 여러 위험들을 찾아내고, 교정과 교육을 통해 잘못된 생활 습관이 반복되지 않도록 개선을 유도한다.

과거에는 심부전으로 입원하면 4주간 침상 안정을 시키고 퇴원 후에도 부담스러운 일상생활 동작이나 운동을 금하도록 했지만, 최근에는 심부전 환자도 운동을 해야 회복이 빠르고 재발이 덜 된다는 게 의료계의 중론이다. 많은 심장병 환자들이 퇴원 후 병원에서 주는 약만 잘 먹으면 원래의 기운을 되찾으리라 기대하지만 일상을 회복하고 싶다면 처방약 복용만큼 운동을 규칙적으로 해야 한다.

심부전 환자는 상대적으로 낮은 강도의 운동도 더 힘들게 느껴 운동을 포기하는 경우가 많다. 심장의 최대 수축력이 떨어져 무산소성 대사가 일찍 나타나고 젖산이 빠르게 쌓이면서 근육피로와 호흡곤란이 심해지기 때문이다. 설령 약물로 심장 기능이 호전된다 해도 곧바로 운동능력이 향상되지 않는다. 심부전 환자의 운동능력 저하는 심장 박출량의 감소보다 말초 기관의 산소 이용률 감소가 더 큰 원인이 될 수 있다. 이는 말초 혈관 내피 기능, 말초 골격근 기능의 감소 등이 포함된다. 이런 기관을 활성화하려면 상체의 이두근과 삼두근, 하체의 허벅지와 엉덩이 근육 같이 큰 근육을 키워 두는 게 좋다. 이런 근육이 적당히 자리를 잡으면 운동능력이 발달하는 데 탄력이 붙고, 삶의 질도 개선된다.

우리 환자도 심장재활을 통해 점차 근력을 늘려 나갔다. 혈압 관리를 위한 약물 요법과 혈액투석을 병행하면서 골고루 식사하는 것도 잊지 않았다. 더불어 긍정적인 마음을 갖기 위해 하루에 한 페이지씩 좋은 글귀와 '할 수 있다'는 다짐을 쓰기로 나와 약속했다. 이러한 노력 덕분에 1년 정도 지난 시점에서 환자의 심장 기능은 모두 정상화됐다. 근육도 늘어나서 160cm에 52kg의 건강한 몸으로 회복됐다.

내가 미국으로 연수를 떠나자 주치의와 떨어진다는 생각에 걱정도 했지만, 수년간 적어온 글귀를 보면서 마음을 잡고, 연수 후 돌아올 나에게 더욱 건강한 모습을 보여 주겠노라 멋진 다짐도 했다. 그리고 다짐대로 환자는 현재 등산도하고 친구들과 어울리며 즐겁게 지낸다.

여전히 투석을 하고 심부전 약물을 복용하지만 일부러 이야기하지 않으면 심부전 환자라는 걸 아무도 모를 것 같다. 호흡곤란이 사라진 환자의 목소리에는 자신감이 있고 표정도 밝다.

과거 환자가 치료받는 데 있어 가장 큰 장벽은 우울감이었다. '예전의 난 건강했는데….' '그때 신장을 잘 관리했다면 지금 투석을 안 할 텐데….' '난 매우 활동적인 사람이었는데….' 과거의 '나'를 끄집어내는 일은 환자의 치료에 도움이 되지 않았다. 오히려 앞을 보고, 긍정적인 생각을 하면서 의료진과 함께 정확한 지식을 습득하고, 약물을 제대로 복용하며 운동을 병행하는 등 '오늘'에 충실할 때 건강해졌다. 얼핏 당연하고 쉬워보이지만 환자들이 부정적인 마음을 떨쳐내기란 여간 어려운 일이 아니다. 그 어려운 일을 해낸 이 환자처럼, 건강한 삶을 위해 하루하루 꾸준히 운동하고, 거울을 보며 한 번씩 웃고, 노트에 긍정적인 마음을 한 글자씩 적어본다면 시간이 흘러 더 발전하고 건강해진 자신을 발견할 수 있을 것이다.

심장재활 운동 따라하기

소개하는 모든 운동을 하루에 다하려고 하지 말고 매일 10분이라도 꾸준히 운동한다는 마음으로 점차 운동량을 늘려가는 게 좋다.

테라 밴드 이용 운동

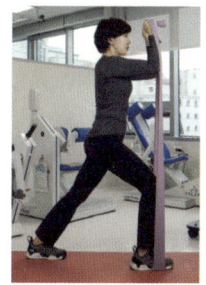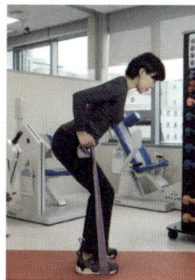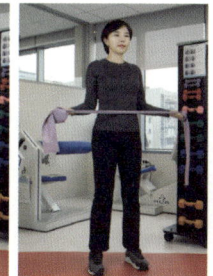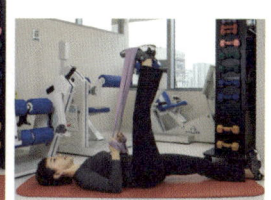

덤벨을 이용한 가벼운 운동

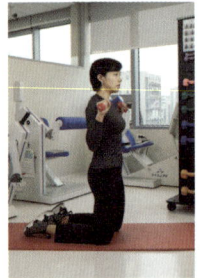 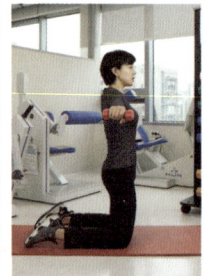 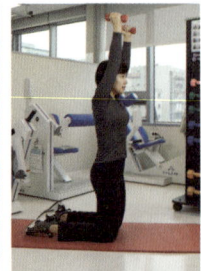

하체 근력운동

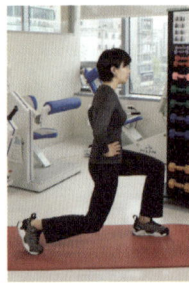 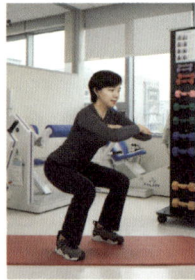 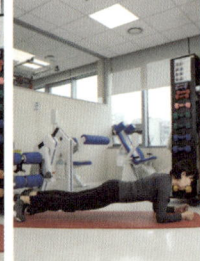

▶ 정형외과 전문의인 김범수 교수의 하체 재활 정보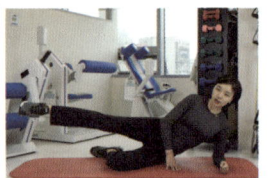

▶ 스트레칭과 폼롤러로 근막 풀어주기

▶ 심부전 전문의와 함께하는 심부전 재활 운동

감수 : 부천세종병원 물리치료팀장 김세윤

"나는 심장질환으로 일찍 죽나요?"

45세 김 모 환자는 혈압이 높았지만 조절하지 않았고, 수개월 전부터 호흡곤란을 느꼈으나 별다른 조치 없이 두었다. 그러다 누워 자는 게 힘들 정도가 돼 외래를 거쳐 입원했다. 환자는 좌심실 구혈률이 15%까지 감소한 심부전으로 진단됐다.

환자는 고혈압에 의한 심부전으로 이런 경우 대개 술과 담배를 하지 않고 약을 꾸준히 잘 복용하면 큰 문제없이 호전된다. 환자는 생활 습관을 정말 잘 조절했고 술과 담배를 끊었으며 규칙적인 운동을 하고 약물 복용을 잘했다. 사업도 무리 없이 잘 운영하는 등 일과 일상생활을 잘 유지했다. 6개월 정도 지난 시점에서 환자의 심장 기능은 거의 일반인과 동일한 수준으로 회복됐다.

외래에서 만난 환자에게 "지금처럼만 하시면 다른 건강한 사람처럼 심장 걱정 없이 잘 살 수 있다"고 설명한 후, 혹시 몰라 약 복용에 대해 당부했다. 좌심실 구혈률이 감소됐다가 호전된 환자의 경우 중간에 약물을 중단하면 다시 나빠질 수 있으므로 지금 상태가 좋아 보여도 약을 꾸준히 복용해야 하기 때문이다.

환자의 상황은 나쁠 것이 없었다. 환자와 의사의 관계가 매우 좋았으며 건강에 더 관심을 갖고, 내가 다시 당부할 일 없이 환자 스스로 약을 잘 복용했다.

심부전 진단 후 초반 6개월 이내에 심장 기능이 다 회복되지 않았을 때 다른 감염이 발생한 경우 또는 혈압이 조절되지 않을 경우 상태가 더 나빠질 수 있다. 하지만 심장 기능이 모두 회복된 후에는 약물 복용을 잘 한다면, 특히나 나이가 젊은 환자라면 큰 문제없이 살아갈 수 있다.

그러나 이 환자는 6개월이 지나서 심장 기능이 다 회복된 후에 오히려 걱정이 늘었다. 흉통, 두통 등의 증상이 나타나면 심장 문제일 것이라 생각했다. 특히 유튜브나 블로그 등에서 "심부전 환자 생존율은 50%도 안된다"거나 "암보다 더 무서운 병이 심부전"이라는 이야기를 듣고는 불안이 더욱 커졌다. 종종 가슴이 답답하면 심장에 문제가 있구나 싶어 잠까지 설쳤다고 한다. 몸이 조금이라도 불편하면 심장 문제 때문인 건 아닌지 주치의에게 확인받기 위해 한 달에 서너 번씩 외래를 방문했다.

이런 환자의 심정도 이해되는 바, 환자의 치료 전 엑스레이 사진과 최근의 엑스레이 사진을 비교해 심장 크기가 눈에 띄게 줄어든 것을 함께 확인하면서 최근의 엑스레이 사진을 핸드폰으로 찍어 두고 걱정될 때마다 열어보라고 권했다. 아울러 심장초음파검사도 진행해 문제없음을 거듭 확인한 후 초조하고 불안할 때는 걱정보다 운동과 취미 생활을 하도록 격려했다.

그럼에도 불안을 떨치지 못하는 환자를 보며 초기 공황장애 혹은 불안장애는 아닐까 싶어 정신건강의학과에 의뢰해 협진했다. 환자는 정신건강의학과 약물을 복용했고 2주 후 외래를 방문했을 때, 가슴이 답답한 증상이 한결 호전됐으며, 흉통과 호흡곤란은 모두 사라졌다고 했다.

심장은 자기 주먹만 한 크기로 가슴뼈의 중앙에 있다. 엑스레이로 보면 심장이

3분의 2 정도는 정중선의 좌측에, 3분의 1 정도는 우측 있어 살짝 좌측에 있는 것처럼 보인다. 이는 심첨부가 좌측으로 향해 있는 데다 좌심실이 두껍고 크기가 더 커서 왼쪽으로 치우쳐 보이는 것이다.

좌심실 구혈률 저하 심부전 환자의 경우 처음 진단 시 엑스레이를 보면 심장이 크고 폐 주변으로 울혈이 있는 경우가 대부분이다. 그러나 엑스레이 상으로 보는 건 사실 심장의 그림자다. 해의 기울기에 따라 그림자 크기가 달리 보이는 것처럼 경우에 따라 엑스레이로 보는 심장 크기도 왜곡이 있다. 실제로 심장이 큰 경우가 훨씬 많긴 하지만, 작거나 크지 않은데도 크게 보이는 경우가 있다.

심장 주변 심낭에 물이 찬 경우, 체중 과다나 여성호르몬 등의 문제로 인해 심장 주변에 지방이 유독 발달한 경우, 혹은 위치와 호흡에 따라 엑스레이 상의 심장이 다소 크게 보일 때가 있다. 그렇기 때문에 실제로 심장이 크고 기능이 떨어졌는지 확인하려면 심장초음파검사를 해봐야 한다. 또한 과거에 촬영한 엑스레이가 있다면 비교해서 보는 것이 좋다.

외래에서는 호흡곤란이나 흉통으로 처음 내원한 환자에게 가슴 엑스레이와 심전도검사를 진행한다. 심전도는 피부에 붙인 전극을 통해 심장에서 만들어내는 전기신호를 그림으로 기록하는 검사로, 자리에 누워 10초 정도 심장의 전기신호를 파악해 결과를 분석한다. 10초가량의 검사로 모든 문제를 확인하긴 어려우나 부정맥이나 혹은 좌심실 비대, 우심실 비대, 전도 장애 등을 확인할 수 있으며 검사 비용이 저렴한 편이다.

최근 우리 병원에서는 인공지능 연구로 심부전을 진단하는 데 사용할 검사 기술을 개발했다. 스마트워치의 심전도검사 기능을 이용한 심부전 연구도 진행해, 점차 신속하면서도 간편하게 심장 문제를 발견할 수 있게 됐다.

우리 외래에는 여러 가지 이유로 흉통과 호흡곤란이 발생한 환자들이 심장 문제가 아닐까 걱정해 방문한다. 초기 검사인 흉부 엑스레이와 심전도검사로 환자의 심장 그림을 그린 후 병력 청취로 여러 가지 질환을 감별한다. 피검사와 심장초음파검사 혹은 24시간 심전도검사 등을 진행하고 필요하다면 추가적으로 CT 촬영이나 관상동맥조영술 혹은 MRI검사를 단계별로 진행한다. 급성기 환자들은 중간 과정을 건너뛰고 바로 입원시키거나 관상동맥조영술을 시행하는 경우도 있다.

그런데 흉통이나 호흡곤란을 호소하는 환자들이 모두 심장질환을 겪는 것은 아니다. 외래를 방문한 환자 중 유방암이 뼈에 전이되면서 가슴이 아팠는데, 심장 문제인 줄 알고 찾아온 환자도 있었다. 심장 앞을 싸고 있는 근육과 뼈에 발생한 근골격계 질환이나 혹은 근막 주변에 미세 염증이 생겨도 심한 흉통이 느껴진다. 폐결핵이나 폐렴으로 늑막염이 생겨도 흉통이 발생한다.

호흡곤란도 마찬가지다. 천식 등 폐질환으로 인한 호흡곤란도 있기 때문에 여러 가지 감별진단을 해야 한다. 심장 문제로 외래에 다니다가 호흡곤란을 호소하는 환자들이 있다. 대부분 심부전이 악화된 탓이지만 기흉이나 천식, 앞서 언급한 환자처럼 공황장애 때문에 호흡곤란을 겪는 환자도 있었다.

요즘에는 건강정보가 그야말로 쏟아져 나온다. 정말 좋은 정보도 많지만, 몹시 단편적인 정보나 허위 정보가 무시할 수 없을 정도로 많다. 사람들이 혹할 만한 제목의 글이나 영상, 자극적인 말에 현혹된 환자들이 "나는 ○○병인 것 같아요"라며 불안해서 찾아오는 경우가 종종 있다.

앞의 환자는 의사의 권고를 철썩같이 지켰고 그 결과 예후가 좋았다. 그럼에도 스스로를 말기 심부전 환자처럼 생각해 지속적인 불안과 초조에 시달렸다.

자기 병을 잘 아는 것은 분명 필요한 일이다. 앎을 바탕으로 한 꾸준한 건강관리도 물론 중요하다. 그렇지만 과한 걱정과 내 병에 대한 지레짐작은 그 걱정의 궁극적인 목표, 그러니까 '내 건강'의 마이너스 요소가 됐으면 됐지 도움이 되지 않는다. 지나친 걱정이 병을 더하는 경우를 종종 목격하는 의사로서 다시금 당부하고 싶다. 날로 간편하고 정확해지는 검사법이 속속 등장하는 시대다. 혼자 걱정하거나 엉뚱한 말에 현혹되지 말고, 염려되는 부분이 있다면 꼭 주치의와 상의해 검사받길 바란다.

흉부 엑스레이와 심전도

흉부 엑스레이

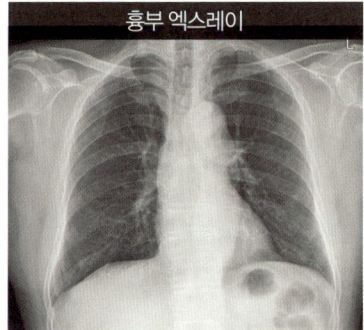
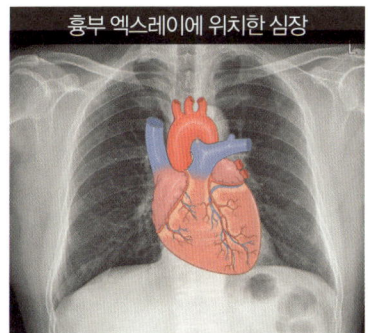

심장은 자기 주먹만한 크기로 가슴의 중앙에서 다소 왼쪽으로 치우쳐 있으며 엑스레이에서는 위의 사진처럼 흰색 그림자로 보인다.

정상 심전도 그래프

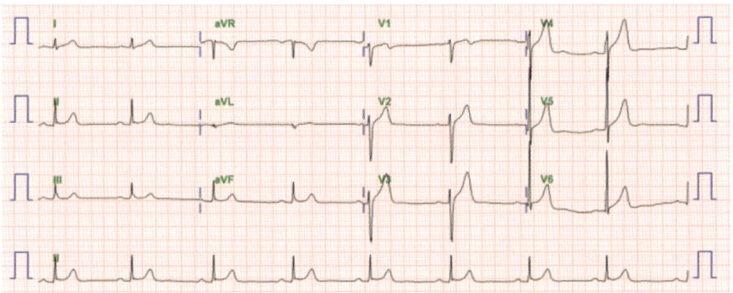

심장 박동수와 부정맥 여부를 알 수 있으며 그래프 모양에 따라 질병을 간접적으로 예측할 수도 있다.

진정한 의료 복지는 무엇일까?

"할머님, 이제 리어카 그만 끄시고 박카스도 마신 걸로 할 테니 그만 가져오세요. 그리고 제가 주민센터에 전화 다시 해볼게요."

만으로 75세가 된 이 할머니 환자는 심부전과 심방세동으로 외래를 오래 다녔다. 심한 호흡곤란과 폐부종으로 처음 내원했는데, 약물치료로 호전되자 약값과 병원비가 비싸다면서 한동안 외래에 걸음 하지 않았다. 그러다 폐부종이 생겨 응급실로 오게 된 후 다시 외래를 다녔다.

이 할머니 환자가 비싸다고 했던 약값은 한 달에 2만 원 남짓. 한 끼 식사나 커피 한 잔 값을 생각하면 한 달 약값으로 그렇게 부담될 금액은 아닐 듯한데, 내원할 때마다 비싸다고 말씀하기에 하루는 조심스레 여쭈었다. 혹시 자녀분들은 어찌 계시느냐고.

슬하에 두 남매를 두었으나 딸은 어릴 적 교통사고로 유명을 달리했고, 아들은 사업이 잘 안돼서 그런지 가끔 방문한다고 했다. 배우자인 할아버지는 거동이 불편해 할머니가 실질적인 가장이었다. 할머니는 리어카를 끌고 다니면서 폐지를 주워 생계를 잇고 있었다. 폐지 팔아 얼마나 나올까 싶으면서도 그마저 소중한 할머니의 형편이 안타까웠다. 폭염이나 한파 때라도 댁에서 쉬시면 좋으련만….

이렇게 가족 중 정기적인 경제활동을 할 수 있는 사람이 없는 상황임에도, 차트를 보니 일반 의료보험 환자로 분류돼 있었다. 할머니에게 주민센터에 가서 의료급여수급자로 바꾸어 줄 수 있는지를 물어보시라고 하면서 진단서를 써드렸다.

다음번 외래에서 만난 할머니께 물었다. "할머니 주민센터 다녀오셨어요? 사회사업실은요? 거기서 뭐라고 하던가요?" 할머니는 조금 어두운 얼굴로 "의사 양반, 나는 뭐 지원이 안 된다던대? 아들이 어디서 사업자등록이 돼 있는 모양이야. 그리고 허름해도 우리가 집이 하나 있어. 그게 안 팔리기도 하고 팔면 갈 데도 없는데 집이 있어서 의료급여 신청이 안 된다는데 어쩌겠소. 그냥 리어카 끌어야지. 암튼 치료 잘해주어 고마워."

그러면서 내원할 때마다 사 오는 음료수를 또 내미시는데 만감이 교차했다. 혹시나 할머니의 설명이 부족했던 건 아닐까 싶어 내가 직접 주민센터에 문의했지만, 여전히 답변은 같았다. 할머니는 의료급여 지원을 받을 수 없다고 했다. 나라에서 약간의 지원이 나오긴 하지만 그것만으로 생계를 유지하기는 어려워 보였다. 먹고 살기도 팍팍한 와중에 약값을 벌기 위해 리어카를 끄는 할머니 사정이 안타까웠다.

얼마 전, 서울 한복판 창신동에서 80대 어머니와 50대 아들이 숨진 지 한 달 만에 발견됐다는 뉴스를 보았다. 작고 노후한 주택에 살면서 변변한 소득도 없는 상태였으나 복지 지원이 거의 없었다고 한다. 주민센터에 계속 방문해 기초생활수급자 신청을 했지만 탈락한 것 같다고 하는데 우리 환자 중에도 비슷한 경우가 종종 있어서 충분히 그 상황이 이해된다.

따져 보니 신청 자격이 되지 않는 경우도 있지만, 신청 방법이나 그런 지원이 있다는 것 자체를 모르는 환자들도 있다. 복지 서비스를 향상하기 위해 스마트폰 앱 등을 통해 신청하도록 한 것까진 좋으나, 할머니와 같은 어르신들은 앱을 사용해 비대면으로 신고하기가 무척 어렵다.

아이러니하게도 우리 외래에는 젊고, 심장 기능이 많이 회복돼 일 해도 괜찮은 환자들이 "일할 수 없으니 근로 능력 평가서를 써달라" "심부전으로 약물을 먹는다고 진단서를 써달라"라며 요청하는 경우가 가끔 있다. 이런 환자들은 여러 가지 법령을 따져보고 수단과 방법을 동원해 의료급여 지원을 받아 무상에 가깝게 약물을 타간다. 머리부터 손끝, 발끝까지 공들여, 돈 들여 꾸민 테가 나는 환자들이 노동하지 않고 의료급여를 받아 가는 모습이 얼마 되지 않는 병원비 때문에 추운 겨울에도 리어카를 끌고 다니는 할머니와 대조적이다.

내가 미국 연수를 떠난 이후로, 여태 다시 뵙지 못한 이 할머니 환자가 창신동 모자 비극 사건을 보면서 다시금 생각났다. 부동산 가격이 오르며 보유 자산이 늘었을 거라 하지만 허름한 집이라 팔기도 어렵고 팔아서 그 값에 이사할 곳도 마땅치 않은데 소득마저 부실한 할머니 같은 사람들이 몸이 아프면 어떻게 해야 하나. 대출받아 아파트 한 채 겨우 장만하고 대출금 갚으랴, 직장 눈치 보랴, 병원 다니기가 쉽지 않다던 심부전 환자들도 마음이 쓰인다.

일하느라 바빠 나라에서 어떤 혜택을 주는지 모르는 사람이 있는가 하면, 심장 기능상으로는 충분히 일할 수 있는데도 일할 수 없는 상태라고 해달라며 지원을 받으려는 사람도 있다.

물론 어느 나라든 완벽한 복지란 없다. 하지만 부족한 부분을 보완하기 위한 노력은 필요하지 않을까? 창신동 모자의 비극이 하루 이틀의 이슈에 그칠 뿐 복지 사각지대에 놓인 사람들에 대한 심도 있는 논의로 이어지지 않는 것이 아쉽다.

의료 복지 분야에는 해결해야 할 문제들이 많다. 희귀질환자 및 중증 환자의 의료비 지원이나 신약의 보험 적용, 균형적인 의료 서비스 발전을 위한 지역 및 준·종합병원에 대한 지원 등 국민들이 의료 복지를 고루 누릴 수 있는 정책이 나와야 한다. 의료를 정치에 이용하지 않고, 언론 또한 정치인의 행보나 불필요한 트집과 언쟁을 다루기보다는 진정으로 환자에게 도움이 될 움직임을 조명하길 바란다.

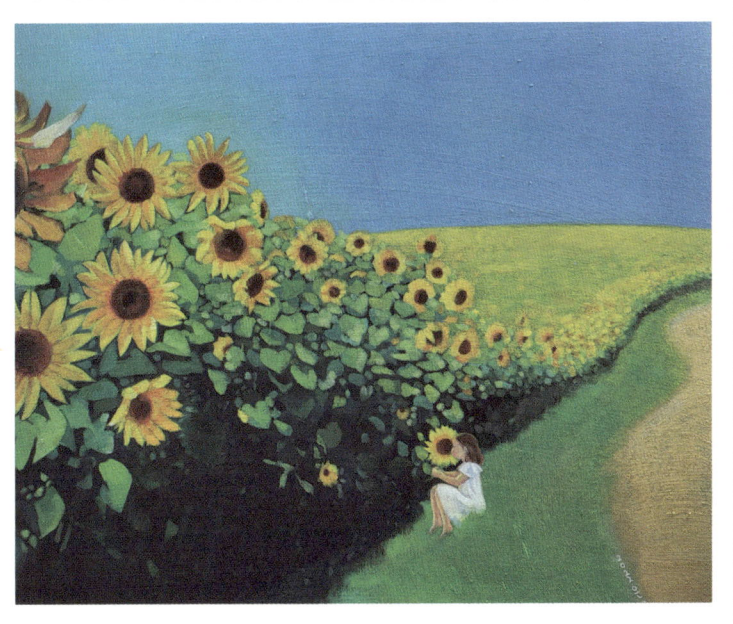

3분 진료의 진실

60세 김 모 환자는 참 맵시 있고 고운 분으로 얼핏 환자로 보이지 않는다. 그런 환자가 실은 5년 전 류마티스열에 의한 승모판협착증과 대동맥판막협착증으로 두 개의 판막을 기계판막으로 치환하는 수술을 받았다. 이후 기계판막이 막히지 않도록 와파린을 복용 중이며, 와파린 수치를 맞추기 위해 정기적으로 수술한 병원에서 피검사를 했다. 그러다가 이사를 하면서 심장 전문 병원인 본원으로 옮겼다.

와파린 수치는 INR이라는 피검사 결과로 알 수 있다. 정상인의 INR 수치가 1이라면 와파린을 복용하는 환자는 INR 수치를 다소 높게 유지한다. 대략 2~3 정도이다. 이보다 이하일 경우 기계판막에 혈전이 잘 생기고, 그 이상일 경우 혈액 응고가 잘되지 않아 출혈이 생길 수 있어 정기적으로 피검사를 해야 한다.

이 환자가 처음 우리 병원을 방문한 날이 기억난다. 환자는 진료실에 들어서자마자 다소 언짢은 기색을 보였다. "혈액응고검사를 받기 위해 왔는데 예약 시간보다 한 시간이나 더 걸렸다"며 "교수님 환자가 왜 이리 많으냐"고 말씀했다. 거기에

"진료 후 다른 일정이 있는데 늦게 생겼다"는 걱정까지 듣고 나니 내심 '진료를 짧게 해 서둘러 가실 수 있도록 해야 하나?' 갈등도 됐다. 이를 어쩐다. 그래도 할 건 해야지….

"오래 기다리시게 해서 정말 죄송합니다. 오늘 와파린 수치인 INR은 2.3으로 잘 조절되고 있네요. 엑스레이 상으로 특별한 건 없고 심장 청진 소리도 좋아요. 다만, 심전도검사 결과를 보니 심장이 조금 커 보입니다. 다른 병원에서 마지막으로 심장초음파검사 받으신 때가… 2년 전이네요?"

환자가 내원할 때 가져온 심장초음파 데이터를 열어서 함께 살폈다. 현재 기계 판막이 어디에 있는지 짚어본 후, 약을 복용하면서 주의해야 할 점들을 설명했다. 본원에 방문한 건 처음이라 다른 질환은 없는지, 폐경 후 골다공증 검사를 한 적이 있는지, 위·장내시경검사는 언제 했는지 꼼꼼히 묻고 대답을 들었다.

그러느라 진료 시간이 좀 더 길어졌지만, 환자의 표정은 점점 풀어졌다. "심장초음파 사진은 처음 보았다"며 "와파린 복용 법도 잘 이해되고, 무엇보다 이제껏 다른 교수님들은 컴퓨터만 보면서 설명해 마주 볼 겨를이 없었는데, 선생님은 눈을 맞춰줘서 좋다"는 칭찬도 건네왔다.

훨씬 밝은 모습으로 진료실을 나선 환자는 이후 좋은 관계가 형성돼 외래를 잘 다녔다. 적어놓고 보니 간단한데 환자에게 다가서는 과정에서 나로서는 인내와 노력이 필요했다. 그녀가 특별히 까다로운 환자라서가 아니다. 오히려 이 환자는 본래 쾌활한 성격이라 내가 건네는 조언과 권고 사항을 흔쾌히 귀담아들었다.

문제는 지속적인 관리가 필요한 상태의 환자가 사실상 제대로 된 케어를 받지 못했다는 것이다. 의사로서 건넬 말은 잔뜩인데 이걸 다 하려니 기본적으로 우선 주어진 시간이 부족했다. 아울러 처음 보는 환자에게는 자칫 많은 말들이 잔소리처럼 들려 관계가 깨질 수 있기에 조심스러웠다.

다른 병원을 수년간 다녔던 환자는 와파린을 복용하며 간간히 수치 확인 정도만 했다. 그런데 우리 병원에서 혈압을 재보니 약간 높았고 가족력도 있었다. 아버지는 심근경색을, 언니는 유방암을 앓아 항암치료를 받았다고 했다. 환자는 우리 병원에 첫 내원할 즈음 약간의 호흡곤란이 있었지만 심하지 않아 지켜보았고, 가슴통증도 간헐적으로 있었으나 심하지 않고 누르면 약간 아픈 정도였다. 이전 병원에서 다녔던 과가 심장내과인데다, 수술까지 했으니 별문제 없을 거라 짐작한 환자는 매번 외래에 환자가 너무 많고 담당 교수님도 괜찮은 상태라고 이야기해서 증상을 호소하거나 증상에 대해 묻지 않았다고 했다. 꾸준히 병원을 다녔으니 당연히 문제없을 것이라고 여겼지만 나중에 살펴본 환자는 고지혈증이 있고, 혈압도 잘 조절이 안 되고 있었다.

환자가 우리 병원을 처음 왔을 때는 아직 환자와 의사 간의 관계가 다져지기 전이라 우선 현재 상태를 설명하고, 혈압이 다소 높은 것으로 생각되니 집에서 혈압을 재서 적어올 것을 당부했다. 아울러 조심스럽게, 최근 2년간 고지혈증 등 다른 검사를 받아본 적이 없고, 심근경색의 가족력이 있으니 고지혈증검사를 받아보라고 권했다. 또한 가능하다면 폐경에 따른 골다공증검사와 유방암의 가족력을 고려한 산부인과 진료를 받아볼 것을 추천했다.

환자가 느꼈다는 호흡곤란은 판막 문제라기 보다는 혈압으로 인한 것으로 판단돼 와파린 외 혈압약을 사용해보기로 했다. 한 달 후에 앞서 추천한 검사를 포함해 고지혈증검사를 받은 후 외래에서 다시 뵙자고 했더니 환자는 "전에는 3~6개월에 한 번씩 외래를 다녔다"며 한 달 후 오는 것에 다소 난색을 표했다. 다행히 자세한 설명을 듣고서 납득했고, 집도 멀지 않아 괜찮을 것 같다며 우선 수긍했다.

다음 외래 날짜에 만난 환자는 내가 낸 '숙제'를 모조리 해치웠다. 집에서 처음 혈압을 쟀을 땐 아니나다를까 수치가 높았는데 약을 복용하고 일주일 정도 지나면서부터 점점 혈압이 내려갔고, 호흡곤란도 나아졌다며 좋아했다. 검사도 두루 받았는데 피검사 상 심한 고지혈증이 있고, 골다공증이 심해 추가로 약물을 처방하고, 운동을 지속적으로 하도록 권고했다.

처음에는 검사를 이렇게 많이 받아야 하느냐고 혀를 내둘렀던 환자는 검사 결과에 대한 설명을 귀 기울여 들었다. 약제를 쓰면서 증상이 많이 좋아져 외래에 올 때마다 본인보다 내 걱정을 더 했다. "바쁠 텐데 식사는 했느냐"면서.

이런 와중에 혈압을 조절해도 흉통이 완전히 사라지지는 않는 게 미심쩍었다. 피검사 상 간 기능을 따져보는 ALP(ALkaline Phosphatase, 알칼리성 인산가수분해효소검사) 수치도 다소 높았다. 아무래도 심장이 아니라 근골격계 문제로 생각돼 유방초음파검사를 권했다. 환자는 바로 검사를 받았고 그 결과 유방암이 발견됐다. 이 소식을 들은 나는 환자가 유방절제술과 항암치료를 함께 진행할 수 있도록 연결했다.

내가 심장내과 수련을 받던 시절 한 교수님의 외래를 들어간 적이 있다. 오전 8시 45분에서 오후 12시 반까지의 오전 외래에서 교수님은 100명의 환자를 봐야 했다. 4시간 동안 100명의 환자를 보려면 1시간에 25명을 만나야 한다. 환자 한 명에게 할애할 수 있는 시간은 3분 이내였다. 이 짧디짧은 시간에 환자와 면담하고 오더를 넣어야 했다. 어떤 환자는 의자에 앉기도 전에 약만 처방받아서 나갔다.

다른 병원을 다니다가 명의라는 소문에 교수님을 찾은 어떤 환자들은 차트를 한 아름 들고 왔지만 실상은 엑스레이 사진을 열어 보기도 빠듯했다. 의사도 사람인데 고작 몇 분 안에 환자의 모든 면을 다 파악할 수 있을까? 장기가 심장만 있는 것도 아니고, 심장도 판막, 근육, 혈관, 전도계 등 여러 부분으로 나뉘어져 있으니 각 부분에서 최고라는 교수님이라 하더라도 이 짧은 시간 안에 두루두루 파악하기가 어렵다.

나도 환자를 꼼꼼히 살피고 환자가 병에 대해 최대한 이해할 수 있도록 설명하려 하지만 진료실 밖에서 1시간 넘게 기다리는 환자들을 보거나, 대기 시간이 길다며 간호사에게 항의하는 거친 목소리가 들려오면 몹시 마음이 급해진다. 게다가 환자는 한 질환만 있는 게 아니라 각각 다른 병이 유기적으로 얽힌 경우도 있고, 같은 병이라도 나이와 성별, 기저질환에 따라 다 개별화해야 하는 경우가 있다. 이를 3분 내에 다 파악할 수 있을까? 대다수의 의사들이 많은 환자들을 짧은 시간에 상대하다 보면 자신의 전문 분야가 아닌 이상 놓치는 부분이 당연히 있을 수밖에 없고, 다른 과로 보내고 왜 보내야 하는지 설명할 시간조차 부족하다.

미국에서 가장 평판이 좋다는 메이요클리닉에서 연수받을 때 나는 현지 의사들이 참 부러웠다. 환자 한 사람의 진료 시간이 30분이 넘고, 하루에 보는 환자 수가 10명을 넘기지 않았기 때문이다. 하지만 환자 입장에서 이런 시스템에 장점만 있진 않았다. 외래를 한 번 예약하려면 몇 달을 기다려야 했다. 거쳐야 할 관문도 많다. 예를 들어 심장내과 진료가 필요한 경우 우선 일반 의사를 만나고, 내과 전문의를 거치고 나서야 심장내과 전문의에게 진료받을 수 있다.

나도 진료를 받은 적이 있는데 일반 의사에게 거주지와 아픈 곳들을 이야기하고, 내 생각에는 정말 환자의 시간이 아까울 정도로 쓸데없는 대화를 하는 데 드는 비용이 우리나라 돈으로 30만 원 정도였다. 이후 전문의를 보는 데는 50만 원이 들었다. 약을 처방받고 처치를 받는 데 또 100만 원이 들었다. 당시 나에게 메이요병원 직원으로 혜택을 받는 보험이 없었다면 그 비용을 다 감당하기 어려웠을 것이다.

백신을 하나 맞는 데도 30만 원씩 들었기 때문에 비용적인 측면, 시간적인 측면은 환자에게 부담이 될 수밖에 없다. 미국의 경우 우리나라와는 다른 개인 사보험이 있고, 보험회사마다 병원이나 혹은 진료에 대한 환급금이 달라 보험 처리가 여러모로 복잡하다.

우리나라는 국가에서 건강보험에 가입하게 해 환자들이 비교적 저렴하게 진료를 볼 수 있지만 마치 박리다매처럼 환자 수를 늘려야 병원에 수익이 창출된다. 이에 3분 동안 외래 환자를 봐야 하는 상황이 벌어지는 것이다. 단순 고혈압이나 고지혈증 환자들도 명의를 찾아 나선다고 3차 병원의 외래를 찾기도 한다. 3차 병원 진료가 꼭 필요한 환자들 입장에서는 수 시간을 기다려 몇 분 이내의 진료를 보고 나가는 상황이 못마땅할 수밖에 없다.

우리 오전 외래도 오후까지 넘어가기가 일쑤다. 아침부터 오후까지 계속 이야기를 하고, 점심은 챙겨 먹는 날이 드물 정도인데 시간이 점점 밀린다. 기다리는 환자들의 모습에 미안해서 마음에 돌이 얹힌 듯하다가도, 혹여나 눈앞의 환자에게서 내가 놓치는 게 있을까 이것저것 살피게 된다. 눈앞에 없는 환자도 챙겨야 하기에, 외래 환자와 환자 사이 짬을 내서 전화를 건다. 이럴 시간도 절대적으로 부족해 밤에 환자에게 전화를 거는 경우도 있다.

한편, 3분 진료 못지않게 건강보험료를 불만 요소로 꼽는 사람들도 있다. 상대적으로 많이 낸다고 생각하기 때문이다. 막상 진료를 보는 입장에서는 조금 다른 생각이 든다. 행정적인 부분을 속속들이 파악하기 어렵지만, 해외여행을 매우 자주 다닐 정도로 부유한 사람이 건강보험료를 전혀 납부하지 않는 경우도 있다고 한다. 해외에 거주하다가 병원 진료가 필요해지면 우리나라 건강보험료가 상대적으로 싸니까 몇 년치 보험료를 내고 검사받는 경우도 보았다. 이 때문에 보험료가 정말 효율적으로, 꼭 필요한 환자들에게 가고 있는지 궁금하기도 하다(이건 전적으로 개인 의견이기 때문에 정말 필요한 곳에서 노력하는 분들이 행여나 마음이 상하지 않으셨으면 한다).

물론 모든 행정 절차 혹은 사회 시스템이 모든 개인을 만족시킬 수는 없다. 국가별로 저마다의 의료보험과 의료 체계가 있으며, 각기 다른 장단점이 존재한다.

의료진으로서 현장에서 느끼는 단점, 환자가 느끼는 단점이 모두 해소되면 좋겠지만 아픔은 그때까지 기다려주지 않기에 각자의 자리에서 현실적으로 대응할 필요가 있다. 우리나라 의료 현실에서 합리적인 방법을 찾는다면 평소 몸에 꾸준히 관심 갖고, 병이 있다면 이를 잘 알아두는 게 좋다. 복용 중인 약에 대한 이해도 필수다. 시간에 쫓기면서 진료를 보는 의사도 조금은 고려해주면 좋겠다. 평소에 궁금한 점이 있다면 미리 적어두었다가 외래에서 물어보는 건 어떨까? 상태나 증상이 이전과 다르다면 의사가 보다 일찍 이해할 수 있도록 설명해주는 것도 좋다. 또한, 비교적 간단한 진료는 거주지로부터 가까운, 접근이 쉬운 병원이나 의원에서 받는 게 낫다.

그리고 마지막으로 과학적인 근거에 접근한 정보를 취하고, 의사와의 시간이 부족하다고 해서 "~하더라" "~가 좋다더라" 하는 '카더라' 정보에 현혹돼 병을 키우지 않기를 간곡히 바란다.

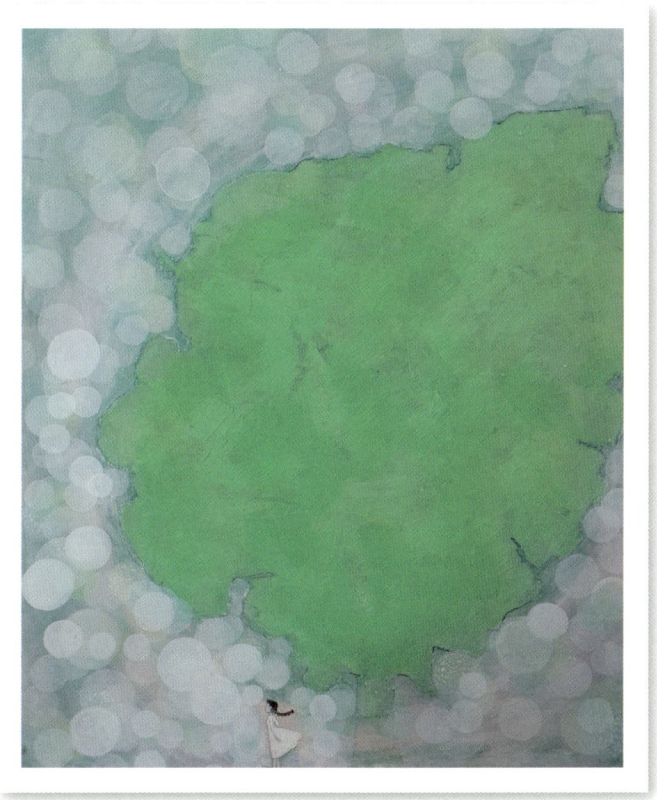

심부전과 살아가기

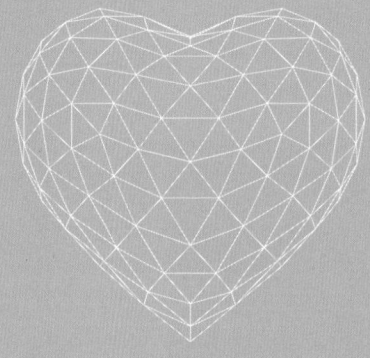

SECTION 11

코로나19와 심장병

코로나19 백신과 심혈관계 부작용
"코로나19에 독감, 폐렴 예방 백신 맞아야 하나요?"
코로나19 시대에 맞이하는 심부전 환자의 임종
코로나19 바이러스 오미크론과 심부전

코로나19 백신과
심혈관계 부작용

70세의 김 모 환자는 코로나19 백신 1차 접종 후 계속 숨이 찼다. 동네 의원을 찾았다가 큰 병원으로 가라고 해서 불안한 마음을 안고 우리 병원으로 왔다.

외래에서 만난 환자는 평소 혈압이나 당뇨 등의 기저질환이 없다고 했다. 가슴 엑스레이로 본 심장 크기도 정상이었다. 그런데 심장초음파에서 이상이 발견됐다. 좌심실벽이 매우 두껍고, 심장의 확장이 안 되는 심한 이완기심부전이 동반돼 있었다. 심장벽이 두꺼운 데 반해 환자는 혈압도 없었고 심전도검사 상 심장벽 두께를 반영하는 QRS라는 파형 모양이 오히려 너무 낮게 나오고 있었다.

환자는 백신 접종 후에 증상이 나타났다며, 피해보상을 받고 싶으니 질병관리청에 보고해달라고 요청했다. 하지만 의료진의 생각은 달랐다. 심장을 침범한 아밀로이드증이 강하게 의심돼 심장 조직검사와 피검사를 진행했다. 그 결과 환자는 AL 아밀로이드증으로 진단됐으며, 안타깝게도 치료하지 않으면 1년 이상 살기 어려운 4기 단계까지 진행돼 있었다.

심장 침범 AL 아밀로이드증은 아직까지 명확한 원인이 밝혀지지 않아 특별한 예방법이 없다. 혈액암과 치료법이 같아 항암치료를 기본으로 하고, 나이가 상대적으로 젊을 경우 골수이식이나 심장이식도 고려한다. 하지만 이 환자는 이식이 어려워 항암치료를 시행했다.

환자는 계속 백신 부작용이라 주장했다. 나는 더 심한 호흡곤란이 생기기 전에 백신 후 부작용이라 생각해 우리 병원에 오셔서 병을 발견하신 게 오히려 다행이라고 설명드렸다. 보호자에게는 치료받지 않을 경우 예후가 몹시 좋지 않고, 치료를 받아도 평균 생존 기간이 길지 않다고 말씀드렸다. 환자는 다음 항암치료 전 백혈구가 정상화됐을 때 코로나19 백신 2차 접종을 했다. 이후 3일이 지나 항암치료를 진행했는데 특별히 불편감을 호소하지 않았다.

비슷한 시기에 60세 최 모 환자가 배우자의 손에 이끌려 외래를 방문했다. 최근 들어 자주 앞가슴에 뭐가 얹힌듯한 느낌이 들어 위내시경검사를 해보았는데, 별이상이 없다고 해서 심장내과를 방문한 것이었다. 평소 술, 담배를 즐겨했지만 고혈압, 당뇨 등의 기저질환이 없던 환자는 심부전 수치가 정상의 100배 이상 높고 심근 효소 수치도 다소 올라가 있었다. 그에 비해 호흡곤란이나 운동 시 흉통은 심하지 않았고 그냥 다소 답답하다고만 말씀했다. 심전도와 엑스레이 상으로는 이상 소견이 없었지만 심장초음파 상으로는 앞선 김 모 환자와 같은 양상으로 좌심실의 두께가 심히 두꺼웠다. 다만 이완기나 수축기의 이상은 보이지 않았다.

환자는 혈압은 없었지만 남자, 흡연력, 나이, 심근 효소 수치의 상승 등을 고려해 우선 관상동맥 관련 문제는 배제한 후 다른 검사를 진행했고 결과는 깨끗했다. 심근질환에 대한 정밀검사에서도 아밀로이드증이나 파브리병과 같이 심장근육을 침범하는 병은 발견되지 않았다.

환자는 내원하기 2주 전에 화이자 백신 2차 접종을 했고 증상은 접종 후 1주가량 지나면서 발생했다고 했다. 이에 심근염 가능성을 고려해 관련한 치료를 하며 외래에서 경과관찰을 했다. 2주 후 심장초음파와 심부전검사를 해보니 심장의 두께, 심부전 수치 또한 모두 정상화됐다. 백신 후 면역 반응에 심근염이 발생한 케이스로 분류하고 질병관리청에 보고했다. 최 모 환자는 이후 술, 담배를 끊고 더 건강한 생활을 하려고 노력한다.

코로나19 백신은 뉴스뿐 아니라 일상 대화 속에서도 연일 화제였다. 백신 부작용에 대한 걱정, 그 때문에 처음부터 맞지 않겠다는 사람들, 접종했지만 돌파 감염돼 억울함을 호소하는 사람들도 있었다. 유튜브에서는 기저질환이 있으면 비 접종을 권고한다는 영상이나 유전자 변이로 수년 후 문제를 겪을 거라는 음모론도 간혹 보였다.

내 외래의 초진 환자 중에는 백신을 맞고 흉통과 호흡곤란이 생겼다며 찾아온 환자가 많았다. 검사받고 결과 확인 차 외래에 온 날에는 검사 결과가 모두 정상임을 확인하고 증상도 완화됐지만, 더이상 백신을 맞기 힘드니 다중 시설 이용을 위해 2차 접종이나 추가 접종은 어렵다는 소견서를 써달라는 사람들도 있었다. 이런 경우 다시금 현재 심장에는 문제가 없음을 전한 후 정상적인 반응이니 좀 쉬다가 예정된 추가 접종을 맞도록 권고했고, 대부분 큰 문제없이 추가 접종을 맞았다.

코로나19 백신을 맞으면 접종 부위의 통증이나 부기 같은 국소 부작용, 오한이나 근육통, 피곤함, 메스꺼움, 두통 등의 전신 부작용을 겪을 수 있는데 대부분 항체 형성 과정에서 생기는 자연스러운 반응이다.

부작용의 정도도 각자 다르다. 어떤 사람은 너무 경미해 아무것도 못 느끼지만, 어떤 사람은 침대를 못 벗어날 정도로 끙끙 앓는다. 얼굴이 다르듯 면역체계의 반응 폭 또한 사람마다 다르기 때문이다. 부작용이 있어도 대부분 2~3일 내로 낫지만 일주일에서 한 달 이상 흉통을 앓는 환자도 있고 이런 경우 병원을 방문해 검진을 받아야 한다. 한 달 이상 증상을 겪고 공황장애를 호소하는 경우도 있지만 검사상 이상이 없다면 안심하고 일상생활을 하는 편이 낫다. 과도한 염려와 걱정은 없는 병을 만들고 있는 병은 더 심하게 한다.

다만 특정 음식이나 약물, 백신 등에 알레르기가 있는 사람은 반드시 의사에게 알리고 백신 접종 여부를 상의해야 한다. 200만 명에 한 명 꼴로 백신에 대한 심한 알레르기 반응이 발생하기 때문이다. 이는 어떤 백신을 맞든 동일하다. 심한 알레르기 반응을 아나필락시스(Anaphylaxis)라고 하는데 갑자기 아나필락시스가 생기면 혈압이 감소하고 쓰러질 수 있다. 이 때문에 접종 후 15분 정도 대기하며 반응을 관찰하고 이상 반응이 없으면 귀가한다. 아나필락시스가 생기더라도 대부분 치료하면 호전되지만 분명 심한 부작용을 겪는 경우도 있다.

급성기 알레르기 반응은 아니지만 핵산 백신의 특성인 유전물질이 세포에 주입되고 나서 스파이크 단백질이 세포 표면에 나타날 때까지의 기간을 고려해야 한다. 접종 직후 문제가 없다가 8시간 정도 지나서부터 심하게 앓거나 근육통 또는 열이 나타날 수 있어 소염 진통제나 타이레놀 같은 약을 먹고 쉬면서 수분을 충분히 섭취하는 것이 좋다. 두통이나 복통이 지속되는 경우 시야가 흐려지거나 몸에 이유 없이 멍이 드는 경우에도 의사와 상담을 받아야 한다.

얀센과 아스트라제네카, 바이러스 벡터 백신에서 혈소판감소성혈전증이 보고됐으나 사례가 매우 드물었다. 백신 접종 초창기에는 백신으로 인한 혈소판감소성혈전증에 혈액 응고를 막는 약물 헤파린을 사용하면서 오히려 사망률이 늘었으나 치료 방침이 정립되면서 이제 관련 사망률은 제로에 가깝다.

한편 화이자, 모더나에서 개발한 mRNA 백신을 맞고 심막염과 심근염이 나타나는 경우가 있었다. 심근염은 심장근육에 염증이 생긴 것으로 심장근육과 전도체계를 손상시키고, 주로 흉통과 호흡곤란, 비정상적인 심장박동을 유발한다. 심할 경우에는 부정맥과 급사를 일으킬 수 있다. 심막염은 심장을 둘러싼 막에 생기는 염증으로 심근염과 함께 발생할 수 있으며, 호흡 시 날카로운 것에 찔리는 느낌과 함께 호흡곤란을 유발한다. 심막염과 심근염은 대부분은 경도나 중등도로 자연스럽게 치유되거나 치료를 통해 완전히 회복하지만 아주 드물게 중증으로 진행된다.

하지만 지나친 걱정은 필요 없는 것이 심근염, 심막염은 약물에 잘 반응하고 회복이 빠르며 미디어에서 종종 언급하는 데 비해 매우 드물게 발생한다. 상대적으로 백신 접종이 빨랐던 이스라엘에서는 화이자 백신 접종자 500만 명 중 136명에게서 심근염이 발생했다고 보고했다. 사실상 5만 명 중 1명 꼴로 이 중 95%가 경도의 증상을 보였고 사망자는 1명이었다.

미국 CDC 질병통제예방센터는 12세에서 39세 2차 접종자 기준으로 100만 명당 12.6명에게 심근염 또는 심막염이 발생했다고 전했다. 백신 접종자 중 0.00126% 확률로 심근염 혹은 심막염이 발생한 셈이다. 코로나19 확진자의 심근염 발생률이 1~3%라는 것과 비교하면 매우 적은 수치다.

또한 최근 연구에 따르면 심근염 발생 확률이 상대적으로 높은 사람의 경우는 청소년과 젊은 남자였다. 그러나 백신 접종 시 코로나19로 인한 입원률이 10배 정도 적고, 중환자실 입원률은 3~4배 적어 결과적으로 맞는 편이 이득이라고 알려준다.

백신이 우리나라에 처음 도입됐을 때 심혈관질환이 있는데 코로나19 백신을 맞아야 하느냐고 묻는 사람들이 많았다. 나는 심혈관질환 환자가 코로나19에 걸리면 치명률과 사망률이 더 높고 인공호흡기나 에크모 등을 달 가능성도 있으니 반드시 접종하라고 권했다. 백신을 맞으면 심부전 환자가 코로나19에 걸리더라도 중증도가 덜한 편이다. 다만 기저질환이 없고 젊은 사람의 경우는 평소 약물 등의 반응을 잘 살펴 접종을 하는 것이 좋다.

어느 백신이든 접종 후 반응이 사람 따라 다르다. 나도 코로나19 백신 1차 접종 후 2~3일간 고열과 부정맥에 시달렸다. 면역반응을 이기지 못하는 노약자들은 기저질환이 악화돼 사망에 이를 수 있겠다는 점을 간접경험한 셈이다.

분명한 점은 백신 부작용이 심장질환 환자에게 더 심하게 나타난다는 보고는 없다는 것이다. 백신 부작용에 대한 부담보다 코로나19에 걸릴 경우의 사망률이 훨씬 더 크기 때문에 나는 우리 환자들의 백신 접종을 추천하는 편이다. 물론 심장이식이나 심장수술을 받은 환자, 급성심근경색을 앓은 환자는 한 달 정도 지나 상태가 안정된 후에 백신 접종을 권한다.

아울러 심장질환 때문에 복용 중인 약물과 코로나19 백신은 상관없는지 묻기도 한다. 항응고제나 항혈소판제 복용 중에는 출혈을 조심해야 하지만, 코로나19 백신은 혈관이 아닌 근육에 놓는 주사인 데다 접종 후 약을 복용하면 문제가 되지 않는다. 다만 접종 부위에 멍이 들 수는 있어 접종 후 충분히 압박해주는 게 좋다. 이 외의 심장질환 약제도 백신과 큰 상관이 없으니 평소처럼 제때에 복용하면 된다.

내 환자들은 대부분 중증의 심근병증 환자거나, 고령에 고혈압과 당뇨 등을 앓는 기저질환자라서 처음에는 백신 접종에 대한 걱정이 많았다. 그래도 충분한 시간을 들여 잘 설명하자 보다 편한 마음으로 백신 접종을 했다. 부스터샷까지 맞은 환자들에게 물으니 경미한 근육통과 미열, 2~3일 정도의 표현할 수 없는 불편감 정도는 느꼈으나 그보다 심각한 부작용은 전혀 없었다. 호흡곤란이나 흉통이 느껴지면 언제든 바로 내원하라고 당부했는데도 백신 접종 후 갑자기 내원한 환자가 없다는 게 신기했다.

별다른 고민 없이 백신을 맞았다가 접종 후 예상치 못한 증상이 나타나면, 건강한 사람이라도 우려하기 마련이다. 환자가 느낄 두려움을 공감하고 공들여 설명해야 하는 이유다. 백신 부작용과 대처 방안, 그리고 병원에 와야 하는 상황에 대해 충분히 인지한 후 백신 접종의 이득을 따져보면 우리 환자들처럼 낯선 백신에 대한 두려움을 무난히 극복할 수 있다.

한편 "백신을 맞아도 돌파 감염되는데 왜 접종해야 하는가"라고 묻는 사람도 있다. 결론부터 말하자면, 돌파 감염되더라도 백신을 맞는 편이 이득이라는 다수의 보고가 있다.

어떤 백신이든 접종 후 항체 형성 여부와 속도, 지속 기간에 개인차가 존재한다. 예를 들면 B형 간염 백신을 3차까지 다 맞고도 항체가 생기지 않는 사람이 있다. 코로나19 백신은 여타 백신에 비해 항체 형성이 잘되는 편이지만 시간이 지나면서 항체가 점차 감소한다.

2021년 8월, 세계적으로 가장 유명한 학회지인 〈뉴잉글랜드저널오브메디슨〉에 의료인의 돌파 감염에 대해 다룬 논문이 게재됐다. 연구진은 화이자 2차 백신 접종 후 적어도 12일이 지난 의료계 종사자 1,497명을 대상으로 코로나19 PCR 검사를 했는데, 이 중 39명이 돌파 감염자로 나왔다. 돌파 감염자 중 여성 그리고 당뇨, 고혈압, 비만 등 대사증후군 기저질환자가 다수였다. 가장 흔한 감염원은 백신 미접종자와의 접촉으로, 53.8%가 백신을 맞지 않은 가족으로부터 감염됐고, 그 다음 백신 미접종 환자, 백신 미접종 의료종사자 순으로 감염 경로가 파악됐다.

이 연구에서 주목할 만한 점은 돌파 감염자의 항체 상태다. 돌파 감염자의 항체(확진 전 1주일 이내)는 코로나19에 감염되지 않은 대조군 항체의 36%에 불과했다. 항체가 적은 사람이 돌파 감염에 취약했다는 뜻이다. 또한 대부분의 돌파 감염자는 증상이 없거나 있더라도 경미했다. 이 논문을 보면 항체 감소 시기에 추가로 맞는 부스터 백신의 필요성을 느낄 수 있다. 또 당연한 말이지만, 백신 접종 후라도 손 씻기와 마스크 착용 등 개인 방역을 지속해야 한다는 점을 보여준다.

내 외래의 어떤 환자는 미디어에서 소개한 부작용에 겁을 먹고 백신 접종을 하지 않았다가 코로나19에 걸려 폐 기능이 몹시 떨어졌고, 두 달이나 병원을 오가며 치료받은 끝에 겨우 회복했다. 외래를 찾은 환자는 "왜 그때 백신 맞으라는 교수님 이야기를 듣지 않았을까요?" 하며 후회했다.

코로나19로 많은 이들이 사망하고, 병실이 없어 심한 심부전 환자나 심장이식을 받아야 하는 환자들이 입원을 못하기도 했다. 이런 상황을 해결하고자 모든 의료진이 자신의 자리에서 최선을 다하는 가운데, 과학적으로 증명되지 않은 이야기를 꺼내는 사람들은 결코 도움되지 않는다. 미디어와 유튜버의 근거 없는 주장에 혹해 두려움에 떨고 백신을 거부하는 사람이 있다면, 부디 오늘이라도 백신을 맞기를 바란다. 특히 기저질환이 있는 사람은 백신 접종을 하길 거듭 당부한다. 혹여 이상 반응이 생기더라도 너무 놀라지 말고, 곧바로 병원을 찾아오면 된다. 객관적으로 어떤 문제가 있는지 확인하고 해결하고자 함께 고민하는 것, 코로나19 시대의 병원과 의료진이 여러분을 위해 기꺼이 할 일이다.

"코로나19에 독감, 폐렴 예방 백신 맞아야 하나요?"

현재 75세가 된 이 여자 환자는 9년 전에 처음 만났다. 좌심실부전과 심방세동이 있는 환자는 숨이 심하게 차지 않아 일상생활에 큰 무리는 없었으나 근력이 부족하고, 감기에 걸리면 심부전이 악화돼 입·퇴원을 반복했다. 다니던 병원에서 심부전 교육을 받고 약물치료와 함께 근력운동을 병행했다. 우리 병원에 오면서는 매년 독감예방접종을 했으며 폐렴구균 백신도 두 차례 맞았다. 코로나19가 퍼지면서 감염될까 걱정이 컸던 환자는 화이자 백신을 두 번 맞고 부스터샷까지 추가접종 했다.

환자는 백신을 맞을 때 약간의 근육통과 두근거림이 있었으나 견딜 만했다고 말했다. 그러다 외래에 와야 하는 날 방문하지 않아 전화했더니 코로나19에 확진돼 자가격리 중이었다. 이미 손녀 등 가족들이 모두 걸린 상태에서 인후통과 약간의 미열이 있어 검사를 받았더니 결국 확진됐다고…. 아마도 초등학생 손녀에게서 옮은 것으로 추정되며 시기와 증상으로 보아 오미크론 변이일 것이라 짐작한다.

나는 기존에 드시던 심부전 약물을 지속 복용하면서, 따뜻한 물을 자주 마시고, 타이레놀을 복용하는 등 대증적 요법을 권했다. 이틀은 약간의 미열이 있었으며 인후통은 오래 지속됐으나 확진 후 3~4일 후부터는 견딜만해졌고, 호흡곤란은 심하지 않았다고 한다. 일주일 자가격리가 끝난 후 10일이 더 지난 시점에 외래에 왔는데 흉부 엑스레이 상에서 폐가 깨끗했으며, 심장 기능도 더 나빠지지 않았다. 심한 심부전이 있지만 독감과 폐렴구균 예방접종을 잘했고, 다행히 오미크론 변이 감염이었으며, 코로나19가 걸린 이후 폐렴 등의 2차 감염이 없어 병을 잘 극복하게 된 것이라 생각된다.

또 다른 환자를 살펴보자. 고혈압과 당뇨를 앓고 있던 55세 여자는 외래에서 약물을 처방받아 복용 중이었다. 이 환자에게 독감예방접종을 권했으나 원치 않았고, 폐렴구균 백신 역시 맞지 않았다. 코로나19 백신 또한 부작용에 대한 두려움이 커서 접종하지 않았다. 그러다가 델타 변이 바이러스가 우세종일 때, 함께 지내는 아들을 통해 코로나19에 감염됐다. 환자의 증상은 가볍지 않았다. 두 달 이상 다른 병원에서 입원치료를 받았으며 산소포화도가 떨어져 기관삽관을 했다. 중환자실까지 갈 뻔했으나 산소포화도를 겨우 유지해 산소치료와 스테로이드, 렘데시비르 치료를 받았다. 여기에 더해 합병증으로 폐렴이 발생해 항생제 치료를 받고 겨우 퇴원했다.

몇 달이 지나 외래를 방문한 환자는 당뇨와 고혈압이 있는데도 자기가 예방접종에 대해 너무 안일하게 생각했다며 후회했다. 흉부 엑스레이 상에서는 이미 폐 섬유화가 많이 진행돼 까맣게 보여야 할 폐의 곳곳이 하얗게 변해 있었고 폐 기능도 다소 감소한 상태였다.

심장내과 전문의로서 어떤 환자가 제일 치료하기 어려운지 묻는다면 내 대답은 늘 한결 같다. 감염 환자, 소변이 안 나오는 환자 그리고 보호자가 힘들게 하는 환자다. 요즘 같이 전염병이 창궐하는 시대에는 감염 환자 걱정이 더욱 크다. 환자들에게 더욱 적극적으로 개인 방역하도록 강조하고, 예방접종을 권고한다.

심부전이 악화되는 주요 원인 중 하나가 감염이다. 특히 상기도감염과 독감 혹은 폐렴은 환자의 호흡곤란을 더욱 악화시킨다. 심부전 환자의 감염은 특징적인 증상인 열, 기침, 가래 등이 초기에 나타나지 않고 대신 기력 없음, 호흡곤란, 식은땀, 식욕부진 등으로 나타나 감염 여부를 일찍 알아차리기 어렵다.

이에 따라 코로나19 같은 전염병이 유행하면 심부전 환자는 독감예방주사와 폐렴구균 백신을 맞아야 한다. 과거 유행성 독감(인플루엔자)으로 많은 사망자가 나온 경우도 있으며 코로나19 감염과 감별이 되지 않는 경우도 있기에 예방 또는 최소한 병의 악화를 막는 예방접종은 필수다.

유행성 독감을 예방하는 가장 좋은 방법은 손 씻기, 마스크 쓰기와 함께 매년 유행 전에 예방접종을 맞는 것이다. 매해 유행하는 바이러스 유형이 다르며, 바이러스 예방 효과는 접종 후 6개월 정도 유지된다. 예방접종 후 2주 정도가 경과하면 항체가 생성되는데, 보통 유행성 독감은 11월에서 4월까지 기승하므로 10월말까지 예방접종을 하는 것이 좋다. 다만 인플루엔자 바이러스 유행이 지속되는 경우도 있어 제때 접종하지 못했다면 늦은 시기라도 접종을 받는 것을 추천한다.

폐렴구균 예방접종은 코로나19를 막는 것은 아니지만 코로나19 환자에서 2차적으로 나타날 수 있는 폐렴구균 폐렴이나 폐렴구균 감염 합병증을 예방할 수 있어서 특히나 면역력이 약한 노인에게 폐렴구균 예방접종을 권장한다. 종류는 13가지 균을 막는 '13가 백신'과 23가지 균을 방어하는 '23가 백신'이 있는데 65세가 지났다면 보건소에서 무료로 다당질백신(23가)을 맞을 수 있다. 65세 이전 다당질백신을 첫 접종했다면 접종 후 5년이 넘어가면 2차 접종을 하는 게 좋다. 최근에는 다당질백신을 접종하고 1년 후 13가 백신을 맞으면 평생 유지될 면역력이 생긴다고 알려져 있다.

이와 함께 코로나19 백신 또한 맞아야 한다. 이쯤 되면 "무슨 백신을 이렇게 많이 맞아야 하냐"고 이야기할 수도 있다. 코로나19가 막 퍼지기 시작한 2020년 초, 나는 미국 연수 중이었는데 그때 이미 다수의 미국 내 감염내과 석학들이 심부전 환자는 매년 독감예방접종과 코로나19 백신을 맞게 될 거라고 예상했다. 코로나19 백신이 보편화 되면, 비교적 간단한 접종 과정을 거쳐 질병 발생 가능성을 낮출 수 있기 때문이다.

물론 백신 부작용을 간과할 수는 없다. 위에 말한 폐렴구균 백신도 길랑바레증후군(Guillain Barre Syndrome)이라는 신경을 침범하는 병이 합병증으로 발생할 수 있다. 내 환자도 폐렴구균 백신 접종 후 길랑바레증후군이 와 몇 달을 병원 생활을 하고 겨우 회복됐다. 이런 경우도 있기 때문에 과거에 백신 부작용이 있거나 달걀 알레르기가 있거나 아나필락시스 쇼크를 경험한 환자는 주의를 요해 백신을 맞아야 한다.

코로나19 백신은 다른 백신과 달리 근육통이나 흉통이 발생하는 편이고, 아주 드물지만 심근염이나 심낭염도 유발할 수 있다. 코로나19에 걸렸을 때의 심근염이나 심낭염 발생률에 비하면 빈도가 매우 떨어지지만 아무래도 기저질환이 없는 상태에서 백신을 맞고 불편해지면 어쩌나 하는 걱정이 들 수 있다.

그러나 세계적인 의학회지 〈뉴잉글랜드저널오브메디슨〉에 발표된 한 연구결과에 따르면 코로나19 mRNA백신을 투여한 후 심근염과 심낭염에 걸리는 사람들은 대부분 회복했다고 한다. 심근염과 심낭염에 걸린 환자도 주로 20대의 젊은 남성이었다. 이에 나이든 기저질환 환자들은 코로나19 백신의 부작용은 적고, 이득이 훨씬 큰 것으로 보고됐다.

우리 일상 깊숙이 퍼진 코로나19 방역은 이제 개인 위생과 증상치료 중심으로 패러다임이 바뀌었다. 오미크론은 치명률 많이 떨어진다는 보고가 많으나 강한 전파력으로 누구나 걸릴 수 있으며, 면역력이 저하된 심부전, 고령의 환자는 2차 감염과 폐렴에 주의해야 한다. 때문에 예방접종과 더불어 자기관리와 개인 위생을 철저히 해야 한다. 오미크론 변이가 상기도 점막에 주로 증식하고 활동하므로 구강 위생에 신경을 써야 한다. 아울러 입이 마르면 세균 증식이 더 쉬워지므로 침이 충분히 분비되게 수분을 자주, 충분히 섭취하는 게 좋다. 개인 위생과 더불어 코로나19 환자와 접촉하거나 감염이 의심될 경우 증상이 지속되거나 호흡곤란, 심한 흉통 등이 발생하면 반드시 의료진과 상의해서 추가적인 검사와 진료가 필요하다.

코로나19 시대에 맞이하는 심부전 환자의 임종

환자를 처음 만난 건 그분의 연세 만 68세 때다. 환자는 나와 만나기 5년 전 다른 병원에서 처음 확장성심근병증으로 인한 심한 심장 기능저하로 심부전을 진단받았다. 외래를 통해 약물치료를 받았지만 차도는커녕 잦은 호흡곤란으로 입·퇴원을 반복하다가 말기 심부전과 심장이식에 대한 상의를 위해 나에게 방문했다.

환자는 아내 그리고 5명의 자녀와 함께 내원했다. 환자에게 극진한 가족들은 환자를 치료할 수 있다면 할 수 있는 건 모두 다 하겠다고 했다. 환자는 심장의 기능을 호전시키는 승압제에 반응을 잘하고, 신장이나 간 기능에도 문제가 없었다. 심장이식이 가능하다고 판단돼 권유했다.

하지만 환자가 극구 거부했다. 이제껏 농사 지으며 잘 살았고, 자녀들이 잘 컸으니 괜찮다는 환자는 큰 수술을 받기가 무섭다고 했다. 심장이식은 환자의 의지와 주치의의 판단 그리고 환자와 주치의의 관계가 가장 중요하기 때문에 환자의 의견을 최대한 존중하면서 현재의 의학적인 판단에 대해 설명했다.

"제가 최대한 잘 돕겠습니다. 다만 지금 심장 기능이 너무 저하됐고, 수년간 복용하던 약물은 더 이상 효과를 보지 못하는 것 같습니다. 아무리 명약이라도 사람을 100살 넘게 살게 하긴 어렵고, 이미 기능을 다한 심장을 더 이상 살릴 방법은 없으니 이식밖에 방법이 없습니다. 하지만 심장이식 또한 쉬운 문제가 아니고, 거부하시니 우선 최대한 약물치료를 하지요. 불편하시면 바로 입원하고 최소한 급사 방지를 위해 제세동기라도 하면 좋겠습니다. 이전에 비해 좋은 약제가 많이 나오고 있으니 약물 조정도 조금씩 해보겠습니다. 그리고 행여나 나중에 숨이 너무 차서 이식을 원하실 경우 다른 장기 손상이나 연세 때문에 어려우실 수 있으니 너무 늦지 않게 신중히 결정하시면 좋겠습니다."

환자는 승압제를 사용하면 좋아지고, 퇴원하면 다시 소화불량과 호흡곤란이 발생해 여러 차례 입·퇴원을 반복했다. 몇 달이 지나 환자의 자녀들이 외래를 방문해 서울의 큰 대학병원을 찾아가고 싶다며 조심스럽게 의뢰서를 써달라고 요청했다. 심장 전문 병원을 믿고 찾아왔지만 그래도 이식 말고 또다른 방법은 없을지 알아보고 싶다는 의견에 나는 아주 흔쾌히 응했다.

"잘 알겠습니다. 보호자분들 걱정이 많으시죠. ○○병원으로 가시면 ○○교수님께, 그리고 ○○병원으로 가시면 ○○교수님께 예약을 잡아 드리고, 연락 드리겠습니다."

보호자들이 원하는 병원의 심부전 담당 교수에게 정성스럽게 의뢰서를 쓰고 현재 상태를 적었다. 따로 연락을 하고 예약도 잡았다. 주치의가 부족해 병원을 옮긴다고 오해할까봐 그런지 보호자와 환자 모두 거듭 내게 미안하고 감사하다며 병원을 나섰다.

심부전은 심장 기능이 떨어져 몸 전체로 혈액을 충분히 공급하지 못하는 상태를 말한다. 호흡곤란, 다리 부종, 피로감, 소화불량 등이 주요 증상이다. 심부전은 단일 질병이라기보다는 고혈압, 관상동맥질환, 심근병증, 심장판막질환 등 다양한 심장질환에 의해 발생하는 일종의 증후군이라 할 수 있다.

2020년 기준, 전 세계의 심부전 환자가 2,600만 명 이상이라는 발표가 있었다. 심부전 유병률이 계속 증가하는 추세이니 지금은 훨씬 더 많을지도 모른다. 우리나라에서도 유병률이 급상승 중인데, 2002년에 전체 인구의 0.8%였던 심부전 환자 비율이 2013년엔 1.5%로 약 2배나 뛰었다. 2~3년 전 자료에 75만 명이 넘을 거라는 보고가 있었으니 지금은 그보다 더 많을 것이라 짐작한다.

심부전 유병률은 나이와 밀접한 관련이 있다. 60세 미만은 1% 정도인 유병률이 60세 이상에서는 5.5%, 80세 이상에서는 12.6%로 껑충 뛴다. 연구마다 분석에 포함된 환자군의 성격에 따라 다르지만 전체 심부전 환자의 1년 생존율은 50~70%, 2년 생존율은 30~50% 정도로 알려져 있다.

다만 증상이 심한 말기 심부전의 경우 2년 사망률이 80% 정도로 암 사망률보다 높은 것이 사실이다. 심부전은 위암이나 대장암 등 대부분의 암보다도 예후가 나쁜 것으로 알려져 있다.

하지만 이전에는 제한된 몇 가지의 약제 외에는 특별한 치료 방법이 없었지만 심부전의 예후를 현저히 호전시킬 수 있는 여러 약제와 시술, 수술법 등이 개발돼 적절히 치료받으면 일상생활에 큰 지장 없이 오래 살 수 있다.

심부전의 치료 목표는 환자의 증상을 완화하고, 수명을 늘리는 데 있으며 크게 약물치료와 시술 및 수술 치료로 나뉜다. 말기 심부전의 경우 인공심장이라 불리는 좌심실보조장치와 심장이식이 대안이 될 수 있다.

심부전, 심장이식, 희귀질환을 전문으로 살피는 심장전문의로서 정밀검사를 통해 질병을 정확히 진단하고 할 수 있는 모든 힘을 다해 치료한다. 우리 지역의 환자들이 굳이 멀리 가지 않아도 가까이에서 최고의 진료를 받도록 말이다. 심부전으로 힘들어하는 환자들을 위해 가족을 보는 마음으로 따뜻하게 다가가려 노력한다. 설령 다른 병원으로 가길 원하는 분이 있더라도 그 마음은 변치 않는다.

심부전은 주치의와 환자의 관계가 매우 중요하다고 생각하기 때문에 타 병원으로 가실 분들은 각 지역 최고의 심부전 전문의에게 미리 연락을 드려 현재 환자의 상태, 특이했던 점, 주의할 점들을 적어 꼼꼼하게 인계한다. 주치의로 최선을 다했지만 내가 놓칠 수도 있는 것, 혹은 내가 보지 못한 부분을 다른 의사가 찾아내 환자를 더 좋은 방법으로 치료할 수 있다면 의사로서 부끄럽지 않다고 생각하기 때문이다.

그런데 내게 의뢰서를 받아 병원 두 곳을 더 방문했던 환자의 보호자들이 결국 우리 병원으로 다시 왔다. 다른 병원이라고 치료 방법이 다르지 않고, 환자가 나를 의지해 편하게 생각한다는 이유였다. 시간이 흐른 만큼 환자의 상태가 좋지 않았다. 승압제를 쓰면서 심장이식을 원치 않는다면 급사만이라도 막게 제세동기를 달자고 간곡히 설득했지만 환자는 그 마저도 거부했다.

환자의 선택을 존중하지만 걱정이 앞섰다. 그러다 불행 중 다행인지 환자가 병원에서 화장실을 가다가 심실세동이 발생해 쓰러졌고, 심폐소생술과 전기충격을 통해 겨우 고비를 넘긴 환자가 결국 제세동기를 받아들여 시술받고 퇴원했다. 이후 외래 진료를 하는 사이 심부전 약제가 몇 가지 더 개발돼 조금씩 약물을 조정하고, 급성기 증상이 올 때는 빠르게 입원했다.

이렇게 치료와 재활을 하면서 몇 년을 더 버틴 환자는 나와 만난 지 6년 후, 안타깝게도 폐암이 생겨 또 한 번 위기가 찾아왔지만 그것도 잘 넘겼다. 다만 심장 전반에 섬유화가 진행돼 한 달에 두세 번씩 입·퇴원을 반복하고, 숨이 찬 증상과 소화불량이 지속됐다. 폐암 치료를 했지만 완치된 건 아니라서 인공심장을 달 수 있는 상황도 아니었다. 안타깝지만 지켜볼 수밖에 없었다.

다시 시간이 흘러 만으로 76세가 된 환자는 너무 숨이 차고 소화가 안된다며 응급실로 왔다. 이번에는 간 수치가 100배 이상 상승하고 신장 수치도 많이 올랐다. 혈압은 승압제로 겨우 유지했다. 나는 착잡한 심정으로 아직까지 의식이 있는 환자의 손을 잡고 말했다.

"이제껏 잘해오셨어요. 그리고 자녀분들도 정말 잘 키우셨고 고생도 많으셨습니다. 이제는 더 고통받지 않으셔야죠."

응급실에서 중환자실로 올라온 환자는 하루만에 답답하다며 일반 병실로 가고 싶어 했다. 이제 심장은 기능을 거의 하지 않았다. 임종이 얼마 남지 않았다는 생각이 들어 가족들을 모두 불러 모았고, 상의 끝에 연명의료는 하지 않기로 결정했다.

환자는 아직 의식이 있지만 얼마 못 버틸 것 같았다. 점점 악화되는 병세를 보며 남은 시간을 가늠해보았다. 예상 기간은 고작 일주일 남짓. 그 시간만큼은 환자가 사랑하는, 그리고 환자를 사랑하는 가족과 보내도록 하고 싶었지만 팬데믹 중의 병원에서는 면회도, 외출도 어려웠다. 병원 내 모두의 안전을 위해 어쩔 수 없는 부분이라, 우선 1인실에 환자를 모셨다. 가족들은 코로나19 PCR 검사에서 음성 판정을 받은 후 그 어떤 타인과도 접촉하지 않은 상태에서 환자의 병실로 입장했다.

가족들은 한 명씩 돌아가며 환자에게 하고 싶은 말을 전했다. 그 시간이 끝나고 나는 환자에게 고통을 줄 수 있는 승압제를 중단했다. 환자는 이틀 정도 배우자와 함께 있으면서 여러 이야기를 나누다가 점차 의식이 떨어졌다. 정말 작별의 시간이 다가왔음을 직감한 가족들은 다시 코로나19 PCR 검사를 거쳐 병실에 모였다. 그렇게 환자는 사랑하는 가족 사이에서 정말 편하게 아프다는 이야기 없이 눈을 감았다.

다음날 나는 장례식장에 찾아갔다. 가족들은 슬퍼하면서도 환자의 임종을 지켜 다행이라고 했다. 코로나19 때문에 병원 출입이 어려운 상황 속에서도 환자가 중

환자실에서 홀로 떠나지 않고 마지막을 가족과 함께할 수 있었던 건 교수님 덕분이라며 고마워했다. 순간, 환자를 잃어 아픈 마음이 가족들의 인사에 위로받았다.

심부전이나 희귀질환 환자들을 치료하는 전문가지만 모든 환자를 고칠 수는 없다는 걸 안다. 안타깝지만 환자를 최선의 방법으로 놓아주는 것도 의사의 소명일 터. 팬데믹 때문에 이전과 다른 임종을 지켜보면서 환자를 위한 최선이 무엇인지 거듭 고민하고 마음에 새긴다.

코로나19 바이러스 오미크론과 심부전

심장질환 진단을 받고 심장이식까지 한 내 환자들은 코로나19 고위험군에 속한다. 이 중에 코로나19에 걸린 환자들도 있다.

4년 전 심장이식을 받은 48세 김 모 환자는 면역억제제를 복용 중이며, 당뇨 등의 다른 질환은 물론 호흡곤란 같은 문제없이 잘 지냈다. 2021년 12월까지 부스터샷을 포함해 세 차례의 코로나19 백신 접종을 마쳤는데, 2022년 2월 자녀들이 코로나19에 확진된 후 얼마 안 있어 환자도 확진됐다. 증상이 심하지는 않았다. 인후통과 38°C 정도의 열이 있고, 약간의 콧물이 나왔다. 열은 증상 발현 후 사흘 째에 다 떨어졌고, 콧물과 약간의 기침이 남았지만 전반적으로 컨디션이 좋아졌다. 열흘 후 혹시나 싶어 흉부 엑스레이를 찍어봤으나 폐에 이상은 없었다.

2021년 하반기에 심장이식을 한 55세 최 모 환자는 심장이식 후 한 달이 지나 퇴원했고 호흡곤란 없이 일상생활을 잘 했다. 코로나19 백신을 2022년 2월까지 두 차례 맞았지만 2022년 3월 초에 확진됐다. 외부 활동을 거의 하지 않고 마스크를 철저하게 착용하는 등 집 안팎으로 개인 방역을 잘 지켰던 환자라 어디에서 걸렸는지 도통 알 길이 없다. 아무튼, 다행히 이 환자도 증상이 심하지는 않았다. 인후통과 약간의 기침 정도였다. 수분을 충분히 섭취하고 타이레놀을 비롯한 기침 감기약을 복용했으며 구강 살균소독제인 헥사메딘(Hexamedine) 가글을 적절히 사용하면서 경과를 살폈다. 면역억제제는 평소 용량에서 아주 소량을 일시적으로 감량했다. 환자는 사나흘 정도 약간 컨디션이 떨어졌지만 큰 문제가 없었고 일주일 후 약간의 기침만 하는 상태로 일상에 복귀했다.

3년 전에 심장이식을 한 52세 양 모 환자도 코로나19 백신을 3차까지 맞았다. 2022년 3월 초 코로나19에 확진된 후 목이 약간 아프고 콧물이 나서 감기약을 복용했다. 입술 주변에 헤르페스로 인한 물집이 생겨 약물 처방을 받고 호전됐다. 콧물 등의 증상도 일주일 후쯤에 다 사라져 일상생활을 하고 있다.

심한 좌심실부전으로 호흡곤란이 있어 외래를 다니고 있던 60세 환자는 약물을 복용하면서 호전됐고 최근 3년간 입·퇴원은 하지 않았다. 이 환자는 코로나19 백신을 불신해 내가 거듭 접종을 권했으나 맞지 않았다. 대신 스스로 굉장히 조심했다. 외출을 자제했고 나갈 일이 있으면 마스크도 꼬박꼬박 착용했다. 그런데 어느 날부터 기침과 전신 쇠약감이 심해 코로나19 PCR 검사를 받았고, 양성으로 확진됐다. 감염 경로는 오리무중이다. 확진 후 2주가 지나 격리해제 됐으나 환자가 전신 쇠약감, 식욕부진, 호흡곤란이 심해 응급실을 찾았으며 흉부 엑스레이 상에서 폐부종이 발견됐다. 심장 기능이 더욱 감소해 승압제를 사용하고 심부전 치료를 진행했다. 덕분에 조금씩 호전됐으며 다행히 폐렴으로 진행되지도 않았다.

이 글을 쓸 무렵, 누적 확진자 수가 1,000만 명을 넘었다. 우리나라 인구가 5,100만 명 정도 되니까, 5명 중 1명 꼴로 감염된 셈이다. 한 집 건너 한 사람이 아니라 우리 가족이 걸리고 내 옆의 직장 동료가 걸리는 상황이라 마스크를 한 몸처럼 착용해도 피해 가기 쉽지 않다. 특히 오미크론 변이는 강력한 전파력 때문에 감염 경로 파악도 어려워 그야말로 어디서 어떻게 걸릴지 모른다.

코로나19 등장 후 한동안은 심한 심부전이나 심장이식 환자들이 걸리면 어쩌지 싶고, 코로나19에 확진된 환자가 심부전이 악화되지는 않을지 마음을 졸였다. 그런데 이제는 대처 방법이 조금 달라졌다. 확진된 환자들의 양상이 변했기 때문이다. 변이에 또 변이가 발생하며 끝이 없을 것 같았던 코로나19였는데, 역설적이게도 오미크론 변이로 아주 조심스러운 기대가 생겼다.

감염병이 번지는 데는 3대 요소 즉 미생물, 숙주(사람 혹은 동물), 그리고 환경이 필요하다. 코로나19 상황을 이해하려면 코로나라는 미생물과 숙주의 면역관계를 제대로 알아야 한다. 코로나 바이러스는 외피에 왕관 모양의 돌기와 멤브레인(Membrane) 단백이 있고 외피 안쪽에는 핵산인 RNA가 있으며 이 핵산을 뉴클레오캡시드(Nucleocapsid) 단백이 싸고 있다. 유전 정보가 RNA로 이뤄진 바이러스를 통칭해 RNA 바이러스라고 하며 체내에 침투한 후 복제하는 과정에서 돌연변이가 잘 발생한다는 특징이 있다.

RNA 바이러스라는 큰 카테고리 안에 코로나 바이러스가 속하는데, 사람에게 감염을 일으키는 코로나 바이러스는 모두 7개로 알려져 있다. 그 중 4개는 감기를 유발하는 토착형 코로나 바이러스이며 나머지 3개는 신종 코로나 바이러스로 2003년 홍콩에서 번진 사스(Severe Acute Respiratory Syndrome, SARS), 2015년 국내에서도 유행한 메르스(Middle East Respiratory Syndrome, MERS), 그리고 이번에 팬데믹을 일으킨 코로나19이다.

다른 RNA 바이러스들과 마찬가지로 코로나19 바이러스도 증식 과정에서 돌연변이가 일어난다. 지난 2년 동안 코로나19의 유전적 변이는 규칙 없이 무작위로, 끊임없이 나타났다. 전 세계 연구자들이 변이를 발견할 때마다 하나씩 등록했는데 현재까지 약 750만 건의 변이가 등록됐다고 한다.*

세계보건기구는 수없이 많은 변이 중 전파력, 중증도, 백신 면역에 중대한 변화를 초래하는 변이를 추리고, 그리스 알파벳을 딴 이름을 붙여 발표했다. 알파벳을 붙인 이유는 낙인을 피하고자 지명(아마도 스페인독감 같은)이나 인명, 동물 이름 등을 붙이지 않는다는 규칙 때문이다. 이런 명명 규칙에 따라 알파(a), 베타(β), 감마(γ), 델타(δ), 엡실론(ε), 제타(ζ), 에타(η), 세타(θ), 이오타(ι), 카파(κ), 람다(λ), 뮤(μ), 그리고 오미크론(o)까지 등장했다. 참고로 12번째 뮤의 등장 후 다음 변이는 뉴(ν), 크시(ξ)라는 이름이 붙을 거라 예상했으나 발음과 영어 스펠링이 기존 단어와 비슷해 피했다고 한다.

이렇게 따로 구분한 변이라도 시간이 지남에 따라 각 지역에 나타났다가 사라진다. 2020년 10월 인도에서 최초 확인 된 델타는 2021년 여름 최고치를 찍었다가 점차 사라졌으며 2021년 11월에 여러 국가에서 등장한 오미크론은 미국에서 2022년 2월경 정점을 찍고 우리나라의 경우 한 달 정도 늦은 3월경 정말 많은 수의 환자들을 배출했다.

오미크론은 늦게 등장했음에도 단숨에 전 세계 코로나19 확진자 중 60%가 넘는 점유율을 차지했다. 이제까지의 변이와 유전자 족보상 다소 떨어진 오미크론은 바이러스 표면의 돌기 단백을 구성하는 아미노산에 여러 변이가 발생해 숙주 세포와 융합이 잘 안된다는 특징이 있다. 오미크론 전에 자주 언급된 델타 변이가 숙주 세포와 융합하는 방식으로 감염을 일으켰다면, 오미크론은 세포막을 직접 밀고 들어가는 방식으로 침입한다. 이런 특징 때문에 기도 상부에 주로 증상이 나타나고, 폐렴 같은 기도 하부 감염까지 못 가는 경우가 많다고 한다. 코로나19에 확진된 우리 환자들만 보아도 그 차이가 실감된다. 2021년 여름에 비해 2022년 상반기에 감

* www.who.int/en/activities/tracking-SARS-CoV-2-variants

염된 환자들의 중증도가 훨씬 낮고 흉부 엑스레이 상에서 이상 소견이 적다.

    중증도가 낮은 편이라고 해서 방심할 수는 없다. 숙주 요인인 기저질환, 특히 당뇨나 심부전 등의 질환이 있는 경우 그리고 고령 환자의 경우는 분명 계절 독감보다는 그 증상이 심하고 면역력 저하에 의해 폐렴이나 중증으로 발전할 가능성이 있다. 그렇기 때문에 고령이고 기저질환이 있는 환자라면 이른바 부스터샷, 3차 백신까지 접종할 것을 추천한다. 3차 백신까지 맞은 경우 오미크론 감염 시 증상이 좀 더 가볍고 회복도 빠른 편이다.

    물론 백신 접종 부작용을 배제할 수 없고 이를 경험한 환자도 있기 때문에 과학적인 근거는 제시하되 접종 여부에 대한 판단은 본인이 해야 한다. 그러나 비과학적이고 "백신을 맞으면 ○○가 생긴다더라" 하는 식의 '카더라'에 현혹되지는 않기를 바란다.

    아울러 면역력이 각자 다르기 때문에 증상도 다 제각각이다. 지나치게 두려워할 것도 없고 그렇다고 얕보아서도 안되며 늘 개인 방역에 충실해야 한다.

    2021년까지는 심부전 환자가 호흡곤란으로 병원에 오면 우선 코로나19 검사를 하고 격리해야 했다. 때문에 응급실 격리실이 모두 차서 우리 환자가 응급실에 못 온 경우도 있다. 그러나 오미크론이 우세종으로 자리잡으면서 상황이 달라졌다. 우리 병동과 동료 의료진 가운데 확진자가 다수 나왔다. 그 모든 환자들을 격리하고 음압실을 쓴다면 이런 공간이 정말 필요한 환자, 즉 심근경색, 급성심부전 환자들을 위한 병실이 없고 의료 인력도 부족할 것이다. 이런 환자뿐 아니라 예컨대 출산 직전의 임산부가 확진됐다면, 격리 등의 추가 조치를 하는 게 더 위험할 수 있다. 이런 일은 없어야 하기에 나라에서도 방역 체계나 의료 현장의 대응을 조금씩 달리하는 것이다.

    많은 전문가들이 오미크론을 코로나19의 변곡점이라 말한다. 공포에 사로잡히지 않고 현명하게 대처한다면 분명 의료 발전에 보탬이 될 경험으로 남으리라 확신한다.

현명한 대처란 것도 거창하지 않다. 기저질환자는 처방받은 약을 중단 없이 복용하고 무리한 활동과 과한 스트레스를 피하며 수분을 충분히 섭취하는 것. 아울러 개인 방역에 힘쓰고, 백신 접종을 하길 추천한다.

코로나19에 걸리더라도 너무 두려워하지 말고 증상을 잘 살핀 후 숨이 심하게 차거나 흉통 혹은 지속적인 열, 노란 가래 등이 나올 경우는 주변에 적극적으로 알리고 병원을 방문한다. 필요시 항바이러스제를 복용하고 2차 감염 시 항생제를 처방받거나 입원할 수도 있다.

> ### Q. 코로나19 4차 백신을 맞아야 하나?
> 역사를 보면 크고 작은 전염병이 늘 존재했다. 그중 가장 유명한 전염병은 100년 전쯤 유행한 스페인독감이다. 5,000만 명이 희생됐다고 하는데 코로나19로 인한 피해의 10배 정도 되는 수치다. 그렇게 무시무시한 스페인독감은 매년 시즌마다 돌아오는 독감인 H1N1 인플루엔자 바이러스로 현존한다. 유행할 때마다 변이해 독감 백신도 그에 맞춰 매해 맞는 게 좋다.
>
> 많은 전문가들은 코로나19 바이러스도 결국 스페인독감과 같은 길을 가게 될 거로 예측한다. 그렇게 되면 역시 매년 변이형에 맞는 백신 접종이 필요할 테다.
>
> 현재 유행하는 코로나19 바이러스는 변이를 거듭한 것으로 처음 중국 우한에서 발생한 코로나19 바이러스는 이제 존재하지 않는다.
>
> 현재 유통되는 백신으로 현재의 코로나19 바이러스의 완벽한 예방은 불가능하지만, 기저질환이 있는 사람들이 코로나19에 감염됐을 경우에 생존율을 높인다는 보고가 대부분이다. 백신 접종 등으로 얻은 면역의 지속 기간도 사람마다 다르며 코로나19에 감염된 후 면역을 획득한 자 또한 면역의 지속 기간이 얼마나 될지 불분명하다. 대부분의 감염내과 전문의들이 코로나19 바이러스가 토착화될 것이라고 입을 모은다.

심장내과 전문의로서 지켜본 바로는 코로나19에 감염된 후의 임상 양상이 20~40대, 40~60대, 그 이상의 고령 심부전 환자가 다 다르다. 연령뿐 아니라 백신 접종 여부, 기저질환 또는 원인 모를 어떤 이유로 임상 양상이 제각각이다. 코로나19 백신에 대한 반응도 마찬가지다.

아직 코로나19에 대한 사회적 합의가 잘 이루어지지 않아 서로의 생각만 가지고 이야기하는 경우가 있다. 그래서 의료진으로서 연구 결과를 토대로 한 설명이 필요할 듯싶다.

코로나19 4차 백신까지 등장한 현재까지의 연구 결과를 살펴볼 때, 심부전이 기저질환으로 있는 60세 이상의 환자 중 3차 백신까지 부작용이 없는 환자라면 마지막 백신 접종 후 4개월이 경과했거나 혹은 코로나19에 걸린 후 4개월이 흘렀다면 추가 백신 접종을 추천한다.

그러나 이전 백신 접종 후 강한 부작용을 겪었다면 좀 더 기다려볼 수도 있다. 현재 유통 중인 모더나, 화이자 백신이 지금의 변이형 코로나19에 어느 정도 방어력이 있는지 확실하지 않으므로 변이형 코로나19 백신이 나오면 접종하기를 권한다. 노바 백신 접종이 가능하다면 이를 맞는 것도 권고한다. 아마도 심부전 환자들은 매년 독감 백신과 더불어 N차 백신이라기보다는 매년 변이형 코로나19 백신을 맞게 되리라 예측한다. 백신 접종도 중요하지만 자주 손 씻기, 마스크 쓰기, 기침은 소매에 가려서 하기 등의 기본적인 개인 방역에 힘을 써야 한다.

Q. 백신이 이렇게 빨리 개발될 수 있나?

바이러스는 핵산과 껍질로 구성돼 있으며 스스로 단백질을 만들지 못한다. 이런 바이러스가 사람의 몸에 들어오면 바이러스의 DNA 혹은 RNA가 숙주세포의 단백질과 결합해 침투하고 이후 새로운 바이러스 입자를 만들어 낸다.

그러면 이 바이러스의 단백질 구조를 파악하면 백신 개발의 실마리를 찾을 수 있지 않을까? 바이러스의 단백질 중 병을 일으키지 않고 항체를 만들어내는 DNA 혹은 RNA를 가려내 이를 몸에 주입하는 방식으로 백신을 만드는 것이다. 사실 이 방법은 1960년대에 처음 고안됐다. 다만 바이러스 핵산을 분류하는 기술과 핵산이 작동하게끔 보관하는 기술이 부족해 난항을 겪다가, 2000년대 이후 관련 기술이 급격히 발전하면서 변이형 바이러스를 분석하는 시간이 단축됐다. 2010년도 이후에는 나노파티클(Nanoparticle) 기술이 개발되면서 백신 개발에 가속도가 붙었다.

우리 주변을 보면 빠르게 발전하는 기술이 한두 개가 아니다. 핸드폰 기술이 얼마나 빠르게 개발되고 발전했는지 보면, 백신 개발 분야의 빠른 발전에 크게 놀랄 필요가 없다. 코로나19 백신도 한순간에 만들어진 것이 아닌, 백신 개발의 원리에 대한 오랜 연구로 탄생한 산물이다. 백신에 대한 이해를 돕기 위해 영상을 첨부한다.

 백신 개발의 원리

 코로나19 백신의 빠른 개발이 가능한 이유

에필로그

그때 그 첫 마음으로

제24회 서울 올림픽, 우리에겐 '88 올림픽'이란 말이 더 익숙하죠. 아무튼 저는 이 올림픽을 준비할 무렵 잠실종합운동장 근처에서 학교에 다녔습니다. 우리나라에서 처음 열리는 큰 행사인 만큼 주변 환경을 깨끗하게 정비하는 작업이 대대적으로 진행됐습니다.

정비 작업은 쓰레기를 줍고 거리의 묵은 때를 벗기거나 보도블록을 다시 까는 데 그치지 않았습니다. 하루는 팔에 완장을 찬 공무원들이 트럭을 타고 와 시장 근처 길가에서 생선을 팔던 할머니의 좌판을 빼앗아 갔습니다. 할머니는 "뭘 먹고 살라는 거냐?"며 통곡하시고 도로 위에는 생선이 나뒹굴었지만, 누구도 할머니를 돕지 않았습니다.

시장 주변에는 한 병원이 있었습니다. 어느 날 눈이 아파 병원에 갔더니 엄청 많은 환자가 기다리고 있었습니다. 오랜 대기 끝에 만난 의사 선생님은 내 눈을 아프게 뒤집어 보시고는 "알레르기 결막염이네. 저기 가서 치료받아라"라고 하시더군요. 짧은 진단을 듣고 되물었습니다. "그게 왜 자꾸 생기나요?" 제 딴에는 용기를 낸 질문인데 "그걸 네가 왜 알아야 하냐?"며 핀잔만 들었죠. 이후 바삐 다음 환자를 돌보던 그 선생님의 모습이 지금에 와서는 이해되는 부분도 있습니다마는….

그 무렵의 경험으로 저는 힘이 없는 누군가를 도우려면 저부터 힘을 갖춰야 한다는 생각이 들었습니다. 누군가에게 무시당하지 않고 다른 이를 도울 수 있는 사람은 누굴지 고민하다가 의사가 되는 것을 목표로 공부했습니다. 병을 제대로 볼 줄 아는 실력 있는 의사, 환자의 눈을 아프게 뒤집지 않고 따뜻하게 손잡아주며 병에 대해 친절하게 설명하는 의사가 되고 싶어 누구보다 열심히 공부했습니다.

의대 본과 3학년 때, 병원에서 환자 실습을 시작했습니다. 환자 한 분 한 분이 저의 또 다른 스승이라 생각하며 열심히 챙기고 배웠습니다. 이론도 재미있었지만 환자를 직접 보는 일은 매일 매일이 새로웠지요. 누구보다 열심히 실습하고 밤에도 인턴 선생님과 전공의 선생님들을 도우며 환자를 보았습니다.

당시 제가 만난 환자 중에는 크론병(Crohn's disease, 만성 염증성 장질환)이라는 희귀질환을 앓는 환자가 있었습니다. 저와 동갑인 그 여성 환자는 장을 잘라내는 수술을 2번이나 받아 힘들어하면서도 아직 학생이었던 저에게 자신의 병에 대해 많은 이야기를 해주었습니다. 저도 열심히 들어주며 그녀에게 공감해주었죠. 환자가 저와 나누는 대화 덕분에 마음이 치료되는 것 같다고 말했을 때는 제가 오히려 치유받는 느낌이었습니다. 그리고 이렇게 무엇 하나 녹록지 않은 병 때문에 힘겨워하는 환자들을 돕고 싶다는 마음도 강해졌고요.

의대 재학 당시 심장학이 어렵고 힘든 학문이었지만 심장을 보고 있으면 설레고 두근거렸습니다. 심장에 대한 마음이 저를 심부전 전문의의 길을 걷도록 자연스럽게 인도했지요.

한국에서는 의사가 진료와 연구를 하면서 환자 한 분 한 분 신경 쓰기가 현실적으로 어렵습니다. 시간이 절대적으로 부족하지요. 그럼에도 어린 시절 막연히 꿈꿔왔던 실력 있고 따뜻한 의사가 되고 싶어 나름대로 꽤 애쓰고 있습니다. 초심을 잃지 않고 저를 도와주시는 분들께 감사하며 절 믿고 따라 주시는 환자분들께 최선을 다하려고 노력합니다.

현대 의학은 큰 발전을 이뤄왔고, 앞으로도 그럴 겁니다. 많은 사람이 질병의 고통에서 벗어나거나 혹은 병을 잘 달래 일상을 살 수 있을 정도로 몸을 관리하는 방법이 많습니다. 저는 우리나라의 유일한 심장 전문 병원인 세종병원의 심장이식센터장으로 근무하면서 말기 심부전, 심장이식, 희귀난치질환을 전문으로 봅니다. 일선에서 올바르게 치료받고 극적으로 생존한 환자들도 많이 알고 있습니다. 그들의 이야기를 나누며 몸이 불편한 분, 마음이 고통받는 분에게 조금이나마 도움이 되고자 이 책을 펴냅니다.

이 책은 환자들이 겪은 질병에 대해 그리고 그 질병을 어떻게 극복했는지를 기초적인 개념부터 생활 습관에 관한 이야기까지 그림과 글로 알기 쉽게 설명했습니다. 아무쪼록 이 책이 한 분이라도 삶의 희망을 찾는 데 보탬이 되기를 기도합니다.

인천세종병원 심장이식센터장 김경희 올림

심부전과 살아가기

펴낸 날	초판 1쇄 발행 2022년 8월 23일 2쇄 발행 2022년 9월 1일 3쇄 발행 2023년 2월 15일
펴낸 곳	이데일리
지은이	김경희
기획·편집	이데일리 출판마케팅팀
디자인	코코넛커뮤니케이션
인쇄	엠아이컴
등록	2011년 1월 10일(제318-2011-00008)
주소	서울시 중구 통일로 92 KG타워, 이데일리
전자우편	edailybooks@edaily.co.kr
가격	15,000원
ISBN	979-11-87093-20-6 (03510)

파본이나 잘못된 책은 교환해드립니다.
이 책은 이데일리 신문사가 발행한 것으로 무단 전재와 무단 복사를 금하며,
이 책의 내용을 이용할 시에는 반드시 저작권자의 동의를 얻어야 합니다.